新文京開發出版股份有限公司
NEW WCDP
新世紀・新視野・新文京 — 精選教科書・考試用書・專業參考書

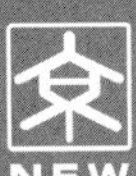

New Wun Ching Developmental Publishing Co., Ltd.

New Age · New Choice · The Best Selected Educational Publications — NEW WCDP

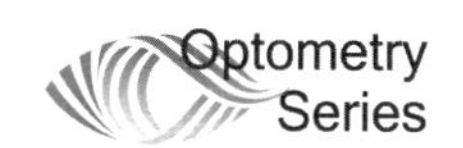

2025

全方位驗光人員
應考祕笈

低視力學

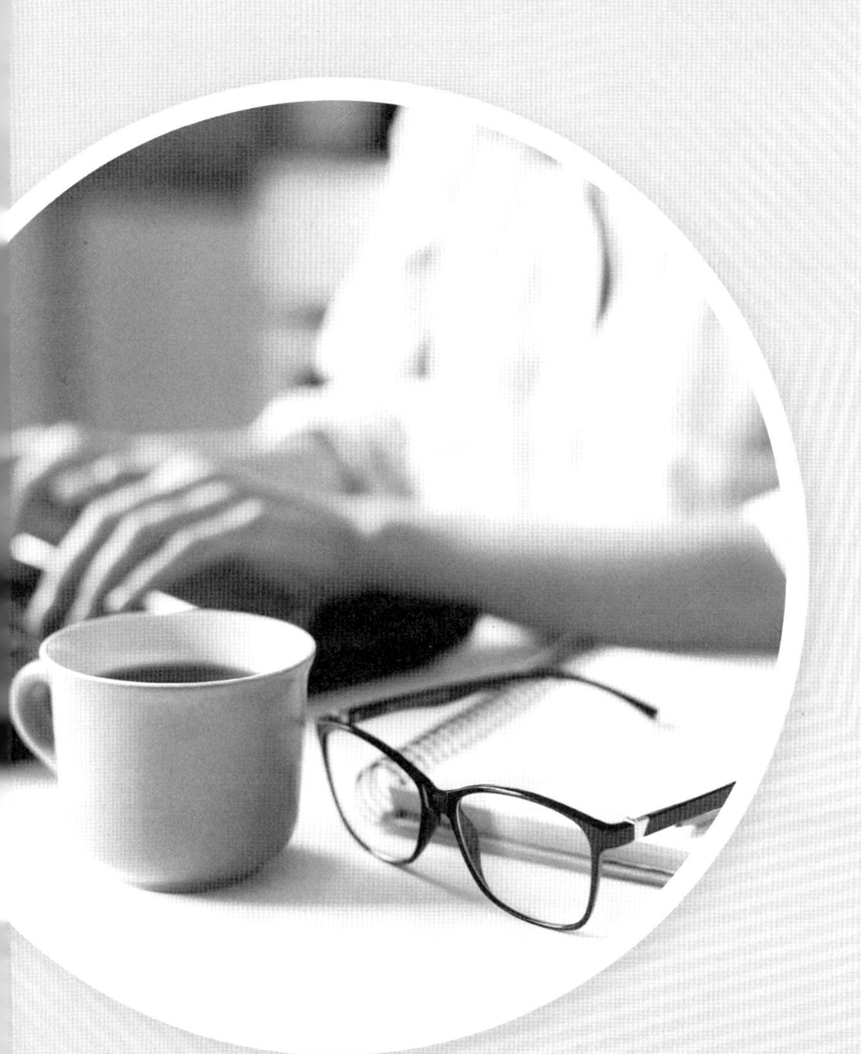

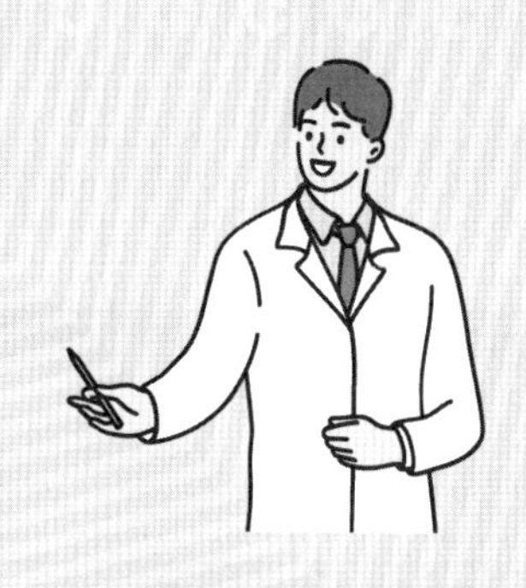

卓達雄．編著

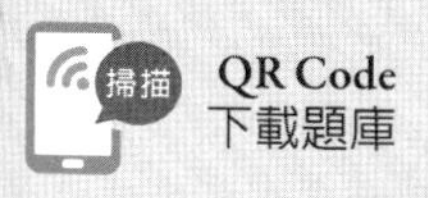

EXAMINATION REVIEW FOR
LOW VISION

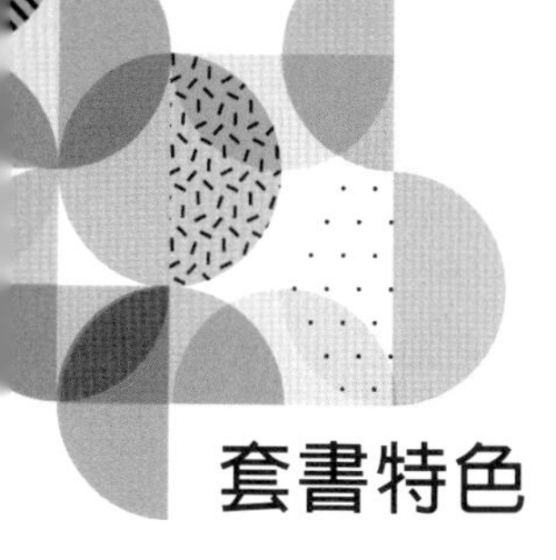
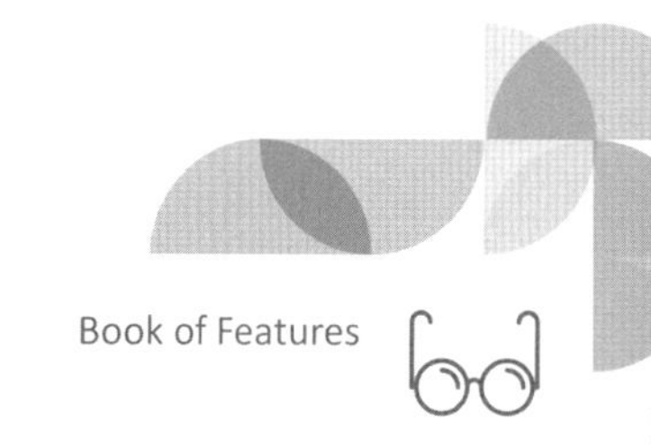

套書特色

Book of Features

為提供視光相關科系學生能輕鬆應考驗光人員考試，我們誠摯邀請教學與實務經驗豐富的視光名師精心彙整常考重點與重要概念，精心編寫出這套《全方位驗光人員應考祕笈》，務求提供最詳實完整的資訊，讓應試考生在短時間內掌握考試重點！

套書特色包括：

1. **收錄歷屆考題：**包含驗光人員（含驗光生及驗光師）特種考試及高普考試題，以供應考複習所需。
2. **完整的學習架構**，包括：重點彙整及題庫練習，清楚呈現各章重點所在。
3. 內文編排上，以**列點式**呈現，簡單精闢，輔以圖表說明。
4. 各章精彙**歷屆考題**，並由**專家闢析**正確答案及相關概念，使學生能融會貫通，觸類旁通。
5. 「☆」符號代表**歷屆考題出題比例**，數目越多代表出題比例越高，最多 5 顆，以供讀者備考參酌。

新文京編輯部 謹識

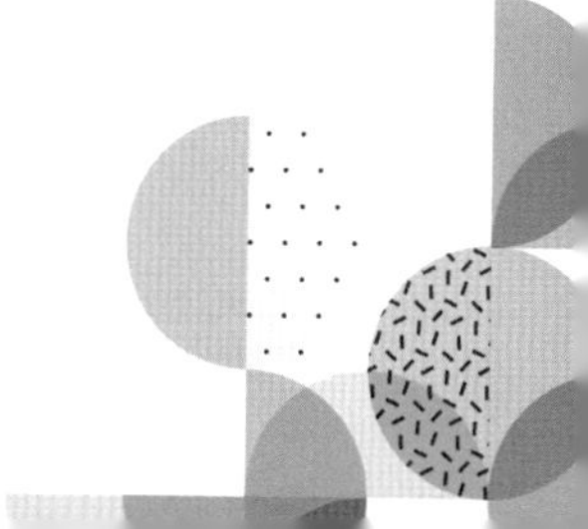

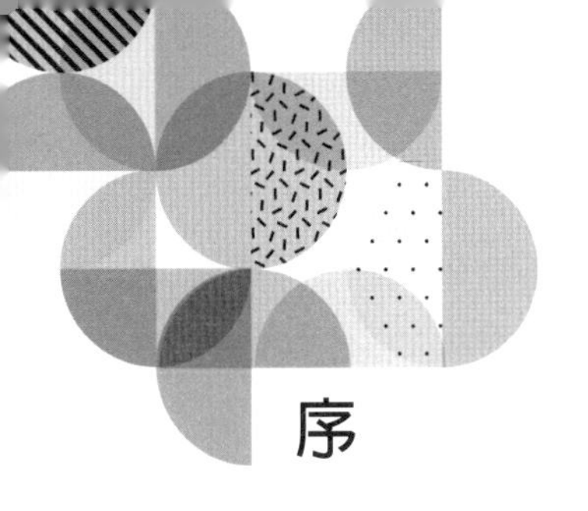

序

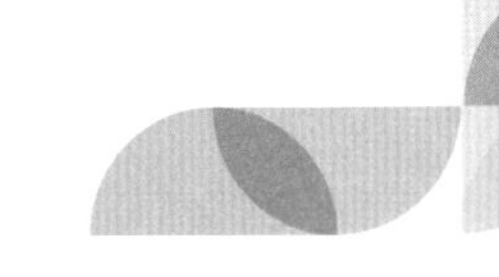

本書以深入淺出及系統歸納的方式，解說低視力學的相關知識與視覺輔具指導使用之臨床技術，是專門為視光及眼科專業技術人員所編撰的教材，可以做為視光科系低視力學課程的教科書，也是參加驗光師國家考試必備的參考用書，本書特地依照驗光師國考命題大綱，即視障的分類及流行分布，低視力光學原理，低視力的檢測、評估與處理，低視力輔具的評估與應用，低視力的照護與重建等單元編寫，並收錄歷年考古題並做試題解析，供讀者研習精進。

低視力(Low Vision)是一種視覺障礙狀態，起因於老化、疾病、意外傷害等因素，導致不可恢復性的視力退化或視野扭曲與缺損，進而影響眼睛對物體顏色、型態、視野等的可用視力減少，如果不積極介入與處理，最終將會導致全盲。但如果透過驗光師的專業檢查，並結合眼科醫療、視覺評估、屈光矯正、視覺輔具指導使用等專業的照護，則將可讓低視力患者能重建視覺功能與自主活動的能力。由於人口結構已是高齡化的趨勢，未來低視力患者的比例可能會向上攀升，本書是為視覺照護人力的養成教育課程所編寫的教材，透過功能性視覺評估，使讀者了解低視力患者在生活中視力使用的狀況，並指導使用視覺輔具，學習如何協助低視力患者在驗光師、眼科醫師、職能治療師、社工師、個案管理師等各專業人員的協同合作下，重建職能與改善生活品質。

全書於撰寫與編輯過程中，難免有筆誤、不盡理想與不足之處，還望各位讀者與同業先進不吝給予指教。

卓達雄 謹識

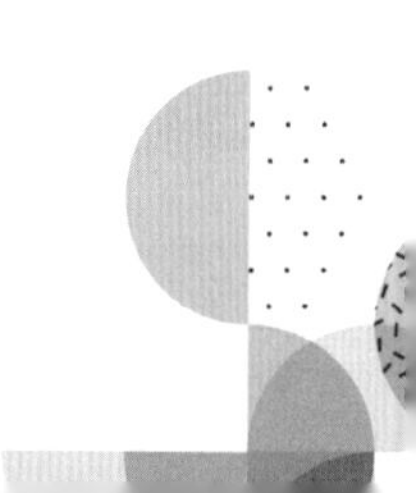

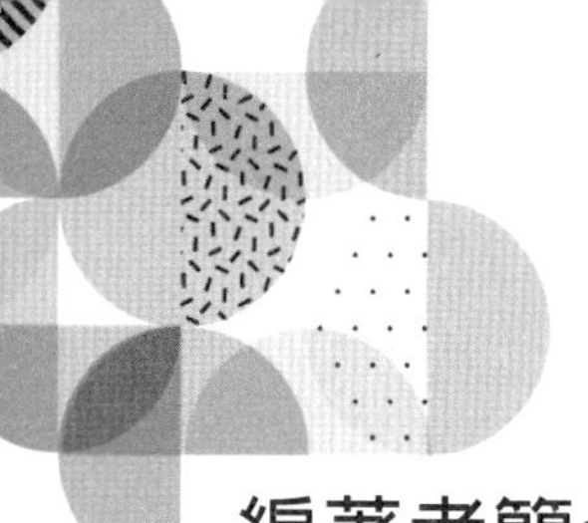

編著者簡介

Author

卓達雄

學歷　國立中正大學 光學物理 博士

淡江大學 物理學 碩士

溫州醫科大學 眼視光學院 醫學士

中華醫事科技大學 視光系 學士

國立聯合大學 光電工程系 副學士

經歷　樹人醫護管理專科學校 視光學科 助理教授兼科主任

臺灣眼視光教育學會 理事長

現職　中華醫事科技大學 視光系 副教授

中華醫事科技大學 國際暨兩岸事務處 處長

臺南市驗光師公會 監事

中華民國驗光師公會 全國聯合會 理事

證照　中華民國驗光師、驗光生國家考試及格

物理學合格教師

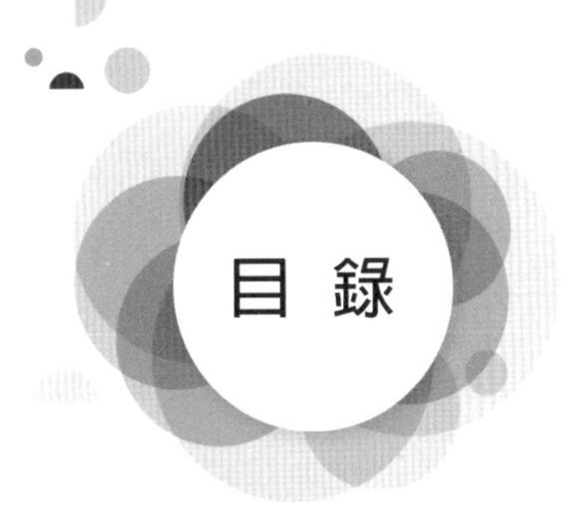

Contents

Chapter 01 視障的分類及流行分布 ☆☆

Chapter 02 低視力輔具光學原理 ☆☆☆

Chapter 03 低視力的檢測、評估與處理 ☆☆☆

Chapter 04 低視力輔具的評估與應用 ☆☆☆

Chapter 05 低視力的照護與重建 ☆☆

掃描 QR Code
或至 https://reurl.cc/Or37kr 免費下載題庫

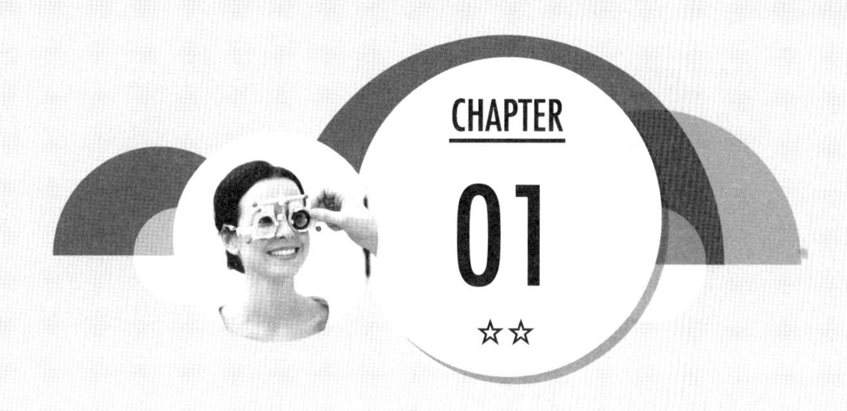

視障的分類及流行分布

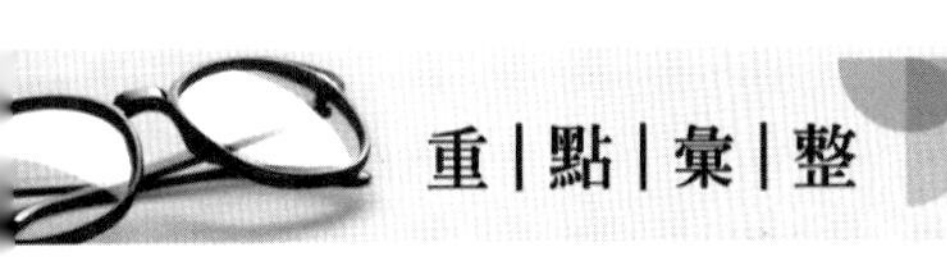

1-1 低視力的定義

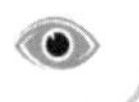

1. 人眼正常視力、低視力及盲視，這三個等級的視力值分類(U.S. Public Health Service 1978)：有關視力的下降或喪失是一個連續性的進展，而不是盲人和正常人之間的二分法，依照國際疾病分類(ICD-9-CM)如表 1-1。

表 1-1　視力值分類

<table>
<tr><th colspan="2" rowspan="2">範圍(ICD-9-CM)</th><th colspan="2">近距視力值(visual acuity)</th><th rowspan="2">估計閱讀能力</th></tr>
<tr><th>小數(Decimal)</th><th>分數(US)</th></tr>
<tr><td rowspan="4">正常視力</td><td rowspan="2">正常視力範圍</td><td>1.6</td><td>20/12.5</td><td rowspan="2">可以正常閱讀</td></tr>
<tr><td>0.8</td><td>20/25</td></tr>
<tr><td rowspan="2">輕度視力缺損</td><td>0.63</td><td>20/32</td><td rowspan="2">可以完成大部分的閱讀任務</td></tr>
<tr><td>0.32</td><td>20/63</td></tr>
<tr><td rowspan="6">低視力</td><td rowspan="2">中度視力缺損</td><td>0.29</td><td>20/70</td><td rowspan="2">可以使用放大鏡協助下進行閱讀</td></tr>
<tr><td>0.125</td><td>20/160</td></tr>
<tr><td rowspan="2">重度視力缺損</td><td>0.1</td><td>20/200</td><td rowspan="2">需要更強的輔助器具可以緩慢進行閱讀</td></tr>
<tr><td>0.05</td><td>20/400</td></tr>
<tr><td rowspan="2">嚴重視力缺損</td><td>0.04</td><td>20/500</td><td rowspan="2">可使用非視覺輔助工具勉強進行閱讀</td></tr>
<tr><td>0.02</td><td>20/1,000</td></tr>
<tr><td rowspan="3">盲視</td><td rowspan="2">盲視</td><td>0.016</td><td>20/1,250</td><td rowspan="2">主要依賴非視覺輔具來進行閱讀</td></tr>
<tr><td>0.01</td><td>20/2,000</td></tr>
<tr><td>視力完全缺損</td><td colspan="2">無光覺
(no light perception, NLP)</td><td>完全需要透過非視覺輔具來進行閱讀</td></tr>
</table>

註：The ranges are those advocated in the ICD-9-CM classification (U.S. Public Health Service 1978)。

【練習 1】 EXAMPLE

小明優眼視力值為 0.03，依照國際疾病分類(ICD-9-CM)，他屬於何種視力受損狀態？(A)中度視力缺損 (B)重度視力缺損 (C)嚴重視力缺損 (D)盲

正確答案為(C)

2. 根據世界衛生組織 2022 年公布有關視力的下降或喪失者的狀態：
   (1) 在全球至少有 22 億人的近視力或遠視力受損。其中至少有 10 億人（占幾乎一半）的視力損害本可預防或有待解決。
   (2) 未經矯正的屈光不正和白內障是造成視力損害的主要原因。
   (3) 大多數視力受損者和盲人的年齡超過 50 歲；但視力損害問題可能會影響所有年齡段的人。
   (4) 視力損害還給全球造成巨大的財政負擔：視力損害每年造成的全球生產力損失估計高達 4,110 億美元。
3. 視覺障礙者會出現各種生活不便的項目，其中難以正常閱讀為抱怨比率最高的項目，其次為難以正常駕駛。

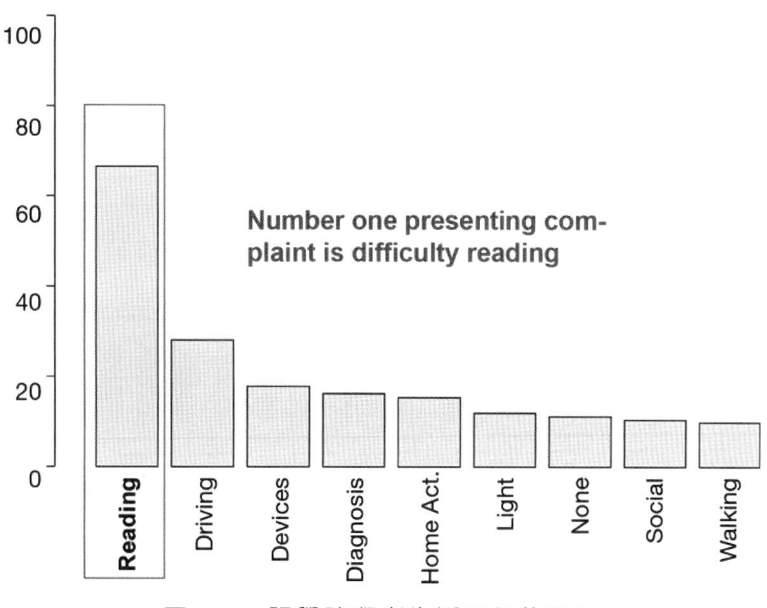

圖 1-1 視覺障礙者生活不便的項目

EXAMPLE

【練習 2】

依據統計視覺障礙者會出現各種生活不便的項目，其中以哪一項比例最高？

(A)難以正常閱讀　(B)難以正常駕駛　(C)看電視　(D)走路　　　正確答案為(A)

4. 低視力(low vision)也稱為部分視力(partial sight)或視力損害(visual impairment)：是指無論眼球結構是否有損害，造成任何低視力的疾病總稱，其經最佳矯正後，優眼視力仍小於 0.3 或視野半徑小於 10 度以內者。一般視力問題通常是由屈光不正導致的，只要矯正屈光不正，就可以達到提高視力的效果。但是並不是所有的視力損害都可以被矯正到正常視力。

5. 弱視(amblyopia)：是指眼球無器質性病變，而矯正後視力小於或等於 0.8 者。弱視產生原因是因視網膜沒有足夠清晰影像刺激，造成大腦視覺區發育不良，最終導致大腦放棄了部分的視力功能。

6. 當前國際上通用的低視力(low vision)與盲(blind)的診斷標準是依據被檢者的視力(視敏度)和視野半徑。按照《國際疾病分類》第 11 次修訂本（2018 年）將視力損害分為兩組，即遠視力損害和近視力損害。

   (1) 遠視力損害：

   輕度——視力低於 6/12 至 6/18

   中度——視力低於 6/18 至 6/60

   重度——視力低於 6/60 至 3/60

   盲症——視力低於 3/60

   (2) 近視力損害：距離 40cm 的近距離視敏度低於 N8。

EXAMPLE

【練習 3】

弱視(amblyopia)是指眼球無器質性病變，而矯正視力小於或等於多少？

(A) 0.05　(B) 0.3　(C) 0.8　(D) 0.9　　　正確答案為(C)

1-2 低視力的診斷標準

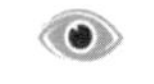

1. 世界衛生組織(World Health Organization [WHO], 1973)制定的低視力與盲視的標準（表 1-2）。

表 1-2 低視力與盲視的標準

類別	級別	優眼最佳矯正視力		中心視力良好、但視野半徑	
		低於	等於或優於	低於	等於或優於
低視力	1	0.3	0.1	–	–
	2	0.1	0.05(CF@3m)	–	–
盲視	3	0.05	0.03(CF@1m)	10	5
	4	0.02	LP	5	–
	5	NLP	–	–	–

2. 低視力(low vision)：WHO 制訂的標準為雙眼中優眼的最佳矯正視力(VAcc)在 0.05 ≦VAcc＜0.3 之間。盲(blind)：WHO 制訂的標準為雙眼中優眼的最佳矯正視力(VAcc)在＜0.05～無光感(NLP)之間。
3. 法定盲(legal blind)：是各國家或政府規定的盲標準，不同的國家法定盲的視力值皆不一樣。例如：美國≦0.1、英國≦0.05、澳大利亞≦0.1。
4. 在全球至少有 22 億人近視力或遠視力受損。其中至少有 10 億人（占幾乎一半）的視力損害本**可預防或有待解決**。這 10 億人包括中度或重度遠視力受損或失明者，其中：白內障（9,400 萬人）、未經矯正的屈光不正（8,840 萬人）、年齡相關性黃斑變性（800 萬人）、青光眼（770 萬人）、糖尿病視網膜病變（390 萬人）以及未解決的老花眼問題引起的近視力損害（8.26 億人）。

【練習 4】 EXAMPLE

WHO 制訂的標準為雙眼中好眼的最佳矯正視力在＜0.05～無光感(NLP)之間稱為？(A)中度視力缺損　(B)重度視力缺損　(C)低視力　(D)盲視

正確答案為(D)

5. **臺灣**有關視覺障礙等級的分類：**舊制**（2012 年以前）（表 1-3）。

表 1-3　臺灣視覺障礙等級分類（舊制）目前已經不採用

定義：於先天或後天原因，導致視覺器官（眼球、視覺神經、視覺路徑、大腦視覺中心）之構造或機能發生部分或全部之障礙，經治療仍對外界事物無法（或甚難）作視覺之辨識而言。身心障礙之核標準，經視力矯正後之視力為準，經治療而無法恢復者

等級	標準
重度	1. 兩眼視力優眼在 0.01（不含）以下者 2. 優眼自動視野中心 30 度程式查，平均缺大於 20DB（不含）者
中度	1. 兩眼視力優眼在 0.1（不含）以下者 2. 優眼自動視野中心 30 度程式查，平均缺損大於 15DB（不含）者 3. 單眼全盲（無光覺）而另眼視力 0.2 以下（不含）者
輕度	1. 兩眼力優眼在 0.1（含）至 2（含）者 2. 兩眼視野各為 20 度以內者 3. 優眼自動視野計中心 30 度程式查，平均缺損大於 10DB（不含）者 4. 單眼全盲（無光覺）而另眼視力在 0.2（含）至 0.4（含）

6. 視覺障礙：依據**衛生福利部(1997)**（舊稱衛生署；以下簡稱衛福部）所訂的「**身心障礙等級**」，將**視覺障礙**定義為：係指由於先天或後天原因，導致視覺器官（眼球視覺神經、大腦視覺中心）之構造或機能發生部分或全部之障礙，經治療仍對外界事物無法（或甚難）作視覺之辨識而言。

7. 臺灣「**特殊兒童鑑定及就學輔導標準**」（教育部社會教育司，1981），有關身心障礙及資賦優異學生鑑定辦法第四條：本法第三條第二款所稱**視覺障礙**，指由於先天或後天原因，導致視覺器官之構造缺損，或機能發生部分或全部

之障礙，經矯正後其視覺辨認仍有困難者。前項所定**視覺障礙**，其定基準依下列各款規定之一：

(1) 視力經最佳矯正後，依萬國式視力表所測定優眼視力**未達 0.3** 或**視野直徑在 20 度以內**。

(2) 視力無法以前款視力表測定時，其他經醫學專業採認之檢查方式測定後認定。

8. 依據**衛福部** 2016 年 10 月 6 日公告的「**驗光人員法施行細則**」說明，視力只要達到**領取視覺障礙證明標準**者，均為**低視力者**。低視力者依個別狀態差異，可以透過視覺、聽覺及其他感官知覺輔助及各類輔具達到學習目的和生活自理。

9. 世界衛生組織 WHO 於 1980 提出國際損傷、障礙及殘障分類(ICIDH)做為身心障礙的國際分類系統後，於 2001 年修訂為 ICF「國際健康功能與身心障礙分類系統(International Classification of Functioning, Disability and Health)」，ICF 重新看待「身心障礙」的定義，不再僅將**身心障礙侷限於個人的疾病及損傷**，同時須納入**環境因素**與**障礙後的影響**，使服務提供者更可貼近身心障礙者的需求。

10. 衛福部 2012 年 7 月 11 日起，身心障礙鑑定及需求評估新制，將以 **ICF**「國際健康功能與身心障礙分類系統」做為評估方式，除將**身心障礙分類**由現行 16 類（見身心障礙者保護法第 3 條）改為 ICF 之**八大系統**（身心障礙者權益保障法第 5 條）。在身心障礙福利服務方面，將 ICF 架構與精神納入需求評估機制，期能完整描述個人生活上的功能與障礙狀況、發展出適切的需求評估指標、規劃適合的服務，將可運用的資源做有效的利用。

11. 臺灣有關視覺障礙等級的分類（新制）：已於 2012 年 7 月 11 日開始實施（表 1-4）。

12. 依照臺灣之教育與衛生兩大領域對視覺功能鑑定的認知，對於低視力者的視力值鑑定大約都是在「最佳矯正」優眼**小於 0.3 左右**。

表 1-4　臺灣視覺障礙等級分類

組別	鑑定向度	障礙程度	基準
二	視覺功能	0	未達下列基準
		1	1. 矯正後兩眼視力均看不到 0.3，或優眼視力 0.3，另眼視力小於 0.1（不含）時，或優眼視力 0.4，另眼視力小於 0.05（不含）者 2. 兩眼視野各為 20 度以內者 3. 優眼自動視野計中心 30 度程式檢查，平均缺損大於 10dB（不含）者
		2	1. 矯正後兩眼視力均看不到 0.1 時，或優眼視力為 0.1，另眼視力小於 0.05（不含）者 2. 優眼自動視野計中心 30 度程式檢查，平均缺損大於 15dB（不含）者
		3	1. 矯正後兩眼視力均看不到 0.01（或小於 50 公分辨指數）者 2. 優眼自動視野計中心 30 度程式檢查，平均缺損大於 20dB（不含）者

註：視野檢查時，從特定光度的背景中分辨出刺激光線的能力以 dB 來表示。這種區分光亮度差異的敏感能力，以視網膜中心窩(fovea)最高，然後朝周邊漸減低。年齡 20 歲以後，每十年敏感能力減少 1dB。例如 20 歲時視網膜中心窩的敏感度為 35dB，30 歲時為 34dB，70 歲時為 30dB。平均缺損(mean deviation, MD)是測量受者的全部視野與同年齡層的正常值之間的差異。

EXAMPLE

【練習 5】

老王矯正後優眼視力為 0.1，另眼視力小於 0.03，請問依據 2012 年實施的臺灣視覺障礙等級的分類鑑定標準，其障礙等級為何？

(A) 0　(B) 1　(C) 2　(D) 3

正確答案為(C)

EXAMPLE

【練習 6】

老李兩眼的視力各為 0.5 與 0.6，但是兩眼視野各為 15 度與 10 度，請問依據 2012 年實施的臺灣視覺障礙等級的分類鑑定標準，其障礙等級為何？

(A) 0　(B) 1　(C) 2　(D) 3

正確答案為(B)

1-3 低視力的類型

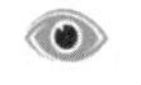

1. 人類的正常視野是臉面向正前方而眼球不轉動時，範圍為：**鼻側 60 度**、**顳側 100 度**，左右共約 180 度（正常眼球不轉動時的左右重疊視野約為 120 度），**上視野 60 度**、**下視野 75 度**(Jay, 1981; Smythies, 1996)。

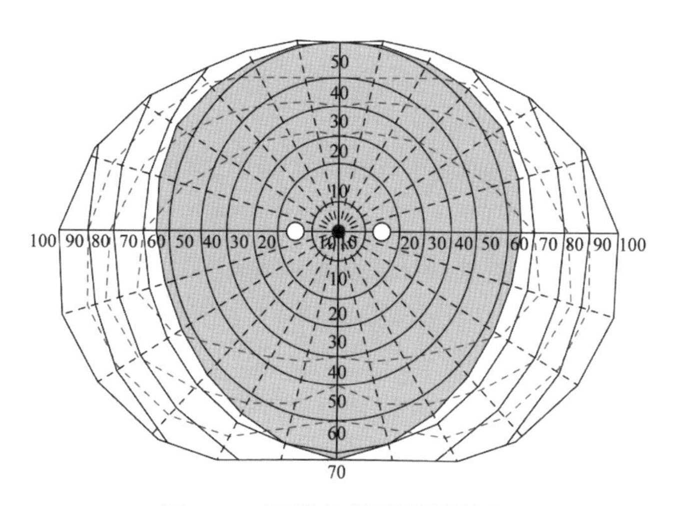

圖 1-2　正常的雙眼視野範圍

2. 視野的缺損狀況有很多種，較常見的視野缺損有：**周邊視野缺損**、**偏盲**、**下視野缺損**、**中心視野缺損**或有**偏好視野**的現象（沈，2001；Macnaughton, 2005）。在眼科醫師判斷病患有視野缺損時，通常會先以**自動視野計**量測病患的視野缺損位置及缺損的程度。

3. 整體而言，在國內**視力**與**視野**是判定視覺障礙的兩個重要標準，任一或兩者同時缺損的患者，即為**視覺輔具**的主要適用對象。有研究指出，提升視障者的視力值或可辨識的視覺功能，對其**學習**、**定向行動**(orientation and mobility)與**生活品質**(quality of life)都有正向的影響（張集武等，2009；Maberley et al., 2006; Xu et al., 2006; You et al., 2011）。

EXAMPLE

【練習 7】

較常見的視野缺損類型中何者可以列為視覺障礙等級？

(A)周邊視野缺損　(B)偏盲　(C)下視野缺損　(D)中心視野缺損或有偏好視野的現象

正確答案為(A)

EXAMPLE

【練習 8】

人類的正常視野範圍何側最大？

(A)鼻側　(B)顳側　(C)上側　(D)下側　視野

正確答案為(B)

4. 根據 WHO 1973 年的標準統計**低視力是盲人數量的 3 倍**，然而在 2014 年的統計**低視力**則是盲人數量的 **6 倍**。其中 75% 的低視力患者可以通過**手術及屈光矯正**得以恢復或提高視力，尚有 25% 的低視力患者需要通過**配戴低視力助視器**及使用視覺助視器等方式提升生活品質。全球的低視力與盲的盛行率統計如表 1-5。

5. 根據 WHO 2014 年統計，**82%的視力受損者**集中在 **50 歲以上**的中老年人口，其低視力的主要病因是**老年性白內障**，其次是老年性黃斑變性、高度近視、青光眼、糖尿病性視網膜病變、視神經萎縮等。

表 1-5　全球低視力與盲視的盛行率

統計時間（西元）	低視力（人數）	盲視（人數）	視覺障礙（人數）
1973	1.35 億	0.4~0.45 億	1.80 億
2002	1.24 億	0.37 億	1.61 億
2014	2.46 億	0.39 億	2.85 億

6. 年齡在 15 歲以下者產生低視力的原因，其中**先天性眼病**占了病因的絕大多數，如：白化病(albinism)、視皮質盲(cerebral blindness)、先天性白內障(congenital cataract)、先天性青光眼(congenital glaucoma)、先天性特發性眼球震顫(congenital idiopathic nystagmus)、高屈光不正(high refractive error)、Leber 先天性黑矇(Leber's congenital amaurosis)、黃斑缺損(macular colobomata)、視神經萎縮或發育不全(optic atrophy or hypoplasia)、原發性增生性玻璃體(primary hyperplastic vitreous)、視網膜母細胞瘤(retinoblastoma)、早產兒視網膜病變(retinopathy of prematurity)等。
7. 已開發國家導致低視力的原因主要是老年性視網膜黃斑病變、青光眼及糖尿病性視網膜眼底病變等，而開發中國家主要是白內障、砂眼、角膜炎等疾病引起。

【練習 9】 EXAMPLE

何種眼疾會出現：視覺模糊、對強光的環境感到刺眼、對明暗亮度的變化難以適應？ (A)青光眼 (B)白內障 (C)黃斑部病變 (D)糖尿病視網膜病變

正確答案為(B)

【練習 10】 EXAMPLE

何種眼疾會造成：視盤退化及周邊視野缺損的視覺傷害類型？

(A)青光眼 (B)白內障 (C)黃斑部病變 (D)糖尿病視網膜病變

正確答案為(A)

EXAMPLE

【練習 11】

(A)青光眼　(B)白內障　(C)黃斑部病變　(D)糖尿病視網膜病變 是一種慢性、進行性視神經病變，導致發生視盤與視野進行性損害，造成的視功能損害是不可逆的。

正確答案為(A)

EXAMPLE

【練習 12】

在非洲的一些落後國家，盲和低視力的主要原因包括：

(A)砂眼　(B)白內障　(C)角膜炎　(D)黃斑部病變　以上何者為非？

正確答案為(D)

1-4 低視力的流行病學

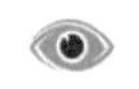

1. WHO 致力於制定防治的方法和策略，以幫助國家醫療機構治療眼疾，擴大獲得眼保健服務的機會，並加強低視覺患者的復健工作。自 20 世紀 90 年代初以來，WHO 在採取協調一致的公共衛生行動後，由**傳染病**引起的視力損害正在逐漸減少。並且各國政府建立了預防和控制視力損害的國家規劃，將眼保健服務納入**衛生保健**系統。
2. 常見導致低視力與盲的**流行病學**的因素：
   (1) 非醫學因素：經濟發展水平、年齡、性別、種族、教育程度、城鄉差距。
   (2) 醫學因素：白內障、屈光不正／弱視、年齡相關性黃斑變性、糖尿病視網膜病變、青光眼。
3. **白內障**(cataract)已經是全世界首要的**盲和低視力**因素，特別是在亞洲地區所占比例更高。

4. **屈光不正／弱視**所致的視障因素中占總體因素的 14.98%，居於第二位。調查結果呈現**屈光不正**的提前預防、正確矯正在改善視力損害中有重要意義。當前雖然可以通過準分子雷射矯正手術幫助此類患者達到不用戴鏡矯正目的，但並不能改變高度近視的眼球病理改變，因為這些患者進入成年後眼球持續性退化可能造成視網膜脫落、高度近視性眼底病變、青光眼、適應異常等**高度近視併發症**的危險依然存在，導致低視力和盲的風險顯著高於正常視力者。
5. **年齡相關性黃斑變性(AMD)**多始發於五十歲左右，雙眼先後或同時發病，呈緩慢、進行性視力下降。
6. **糖尿病視網膜病變(RD)**的早期是產生小的血管瘤、小的出血點，患者通常沒有視力減退等主觀**不適**，所以多數覺察不出潛在的危險，隨著病情的發展，就會出現黃斑部變性、視網膜出血滲出、玻璃體混濁甚至視網膜剝離。
7. **青光眼**(glaucoma)是一種慢性、進行性視神經病變，導致視盤與視野產生進行性損害，所造成的視**功能**損害是**不可逆**的。
8. 全球低視力與盲的流行狀況：全世界超過 2.85 億人口有視力損傷問題，起因於**眼球疾病**與**未矯正之屈光度等**問題，有 65%的視障者和 82%的盲人是 50 歲以上的人士，雖然這一年齡層只占世界總人口的 20%。
9. 2010 年 WHO 統計，全球有 3,900 萬的失明人口。導致全球**視覺障礙**的最主要原因如表 1-6 和圖 1-3；而其中 80%的視力傷害（包括失明）是可以避免的，另有 9 成的失明人口住在第三世界國家中。

表 1-6　全球視覺障礙的主因

原因	占比(%)
白內障（主要原因）	51
青光眼	8
老年性黃斑部病變	5
角膜混濁	4
屈光異常	3
砂眼	3
糖尿病性視網膜病變	1
不明因素	21

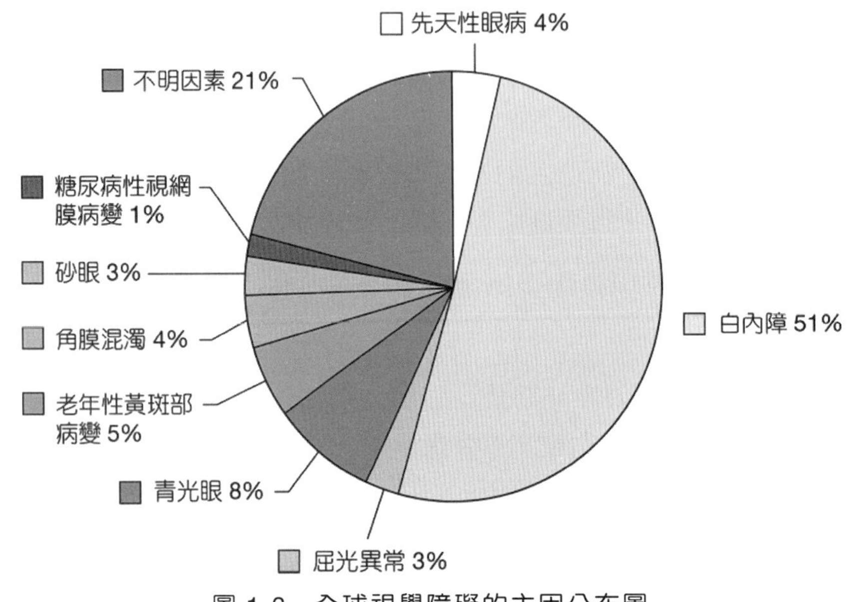

圖 1-3　全球視覺障礙的主因分布圖

註：Distribution of global causes of blindness (taken from WHO report entitled Global Data on Visual Impairments 2010)。

10. **白內障**、**青光眼**和**未矯正的屈光不正**是**視覺障礙**常見的原因(Holden et al., 2008; WHO, 2010)。

11. 依據 2010 年 **WHO** 統計，全球**致盲疾病**的最主要原因為**白內障**，占 51%，其中 50 歲以上因白內障致盲為 82%，至於**已開發國家**中，**導致眼盲**的主要原因為**老年性黃斑部病變**。

12. 全球盲和低視力的一些流行病學特點：
    (1) 年齡分布差異
        a. 0~19 歲時，單純視力殘疾的盛行率 0.10%。
        b. 50 歲以後，單純視力**殘疾**盛行率增加明顯，50~54 歲年齡組為 0.84%。
    (2) 不同的年齡組，主要的致盲因素也不相同。
        a. 在 40~69 歲組，**青光眼**是導致盲的主要原因。
        b. 70 歲以上組，**白內障**是致盲的主要原因。

(3) 地區分布差異

a. 在非洲一些落後國家，盲和低視力的主要原因包括砂眼等**傳染性眼病**、白內障以及營養不良等。

b. 在已開發國家，主要原因則是年齡相關性眼病，如**老年性白內障、老年性黃斑變性**等。

【練習 13】 EXAMPLE

依照 Holden et al., 2008; WHO, 2010 的統計資料，視覺障礙常見的原因以下何者為非？

(A)白內障　(B)青光眼　(C)未矯正的屈光不正　(D)黃斑部病變

正確答案為(D)

【練習 14】 EXAMPLE

15 歲以下兒童產生低視力的原因以下何者為非？

(A)白化病(albinism)

(B)先天性青光眼(congenital glaucoma)

(C)黃斑變性(macular degeneration)

(D) Leber 先天性黑矇(Leber's congenital amaurosis)

正確答案為(C)

【練習 15】 EXAMPLE

在(A) 10~19 歲組　(B) 20~39 歲組　(C) 40~69 歲組　(D) 70 歲以上，青光眼是導致盲的主要原因

正確答案為(C)

13. 世界不同地區導致盲與低視力的病因對比（表 1-7）。

表 1-7　各地區病因對比

非洲	美洲	亞太地區	歐洲	大洋洲
老年性白內障	糖尿病性視網膜病變	白內障	年齡相關性黃斑變性	年齡相關性黃斑變性
青光眼	白內障	角膜混濁	青光眼	糖尿病性視網膜病變
角膜混濁	AMD	感染性疾病	白內障	白內障
無晶體眼	－	色素性視網膜炎	糖尿病性視網膜病變	－
盤尾絲蟲病（河盲症）	－	年齡相關性黃斑變性	遺傳性視網膜病變	－
眼球乾燥症	－	糖尿病性視網膜病變	視神經萎縮	－
眼外傷	－	青光眼	－	－

註：參考來源：The South African Optometrist-June 2005, prevalence and causes of low vision and blindness worldwide.

14. 關於區域差異，低收入和中等收入地區**遠視力損害**流行率估計是高收入地區的**四倍**。撒哈拉以南非洲西部、東部和中部地區**近視力損害**，未獲處理的百分比估計超過 80%，而在北美、澳大拉西亞、西歐和亞太高收入地區估計**低於** 10%。未來，**人口增長**和**高齡化**預計將使更多人面臨視力損害風險。

15. 臺灣 1999 年臺北榮民總醫院於石牌地區查 65 歲以上老人，不可治的視力損傷（視力 20/60）比例為 2.94%，優眼最佳矯正視力低於 20/400 占 0.59%。視覺障礙主要原因為：**白內障、近視性黃斑部病變、老年性黃斑部病變**。

16. 臺灣 2012 年東部阿美族調查 2,316 名平均 71.65 歲老人，視覺障礙盛行率依序為：白內障 47.79%、老年性黃斑部病變 15.93%、角膜混濁 7.96%、視神經病變 7.96%、糖尿病視網膜病變 5.31%、色素性視網膜 2.65%。其中，低視力比率為 4.06%，而失明比率為 0.82%。

17. 國內近十年半視障人口與其占身障人口數比例統計如下表 1-8，其中可發現，雖然國內近十年半身障人口比例逐年攀高（從 4.12~4.87%），但視障人數占身障人口數比例的變化不大，且有逐年下降的趨勢（從 5.30~5.00%；最高為 2008 年的 5.34%，而最低為 2014 年的 5.00%）。另，每年視障的人數變化從 2005 年每年增加幅度 4.53%到 2014 年增加幅度 0.46%，其中又以 2007 年增加幅度 **4.95%**最高。近年來，視障人口數雖有微幅的變動，其實還是一直維持相當穩定的人數。

表 1-8　2005~2014 年全國視障人口與其占身障人口數比例統計

年度	全國人口總數	身障總人數	身障人口比例(%)	視障人數	視障人數占身障人口數百分比(%)	每年視障增加人數與百分比(%)
2005	22,770,383	937,944	4.12	49,677	5.30	—
2006	22,876,527	981,015	4.29	51,759	5.28	2,082 (4.19)
2007	22,958,360	1,020,760	4.45	54,319	5.32	2,560 (4.95)
2008	23,037,031	1,040,585	4.52	55,569	5.34	1,250 (2.30)
2009	23,119,772	1,071,073	4.63	56,928	5.31	1,359 (2.45)
2010	23,162,123	1,076,293	4.65	55,603	5.16	-1,325 (-2.33)
2011	23,224,912	1,100,436	4.74	56,373	5.12	770 (1.38)
2012	23,315,822	1,117,518	4.79	56,582	5.06	209 (0.37)
2013	23,373,517	1,125,113	4.81	56,840	5.05	258 (0.46)
2014	23,433,753	1,141,677	4.87	57,102	5.00	262 (0.46)

註：資料來源：衛生福利部統計處。

1-5 低視力的原因及影響

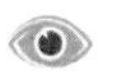

1. 視覺障礙者致殘的成因：
   (1) 造成低視力的原因：退化性黃斑部病變、糖尿病性視網膜病變、視網膜色素變性、視網膜剝離、早產兒視網膜病變、視神經萎縮、白化症、青光眼、中風、腦腫瘤、受傷。

(2) 視覺傷害模式：視力降低、視野喪失、對比敏銳度降低、出現眩光、扭曲視覺、感覺異常（如色覺、立體視等）。

2. **視覺功能損傷**之原因：弱視、視網膜色素變性、腦性麻痺、智能障礙、創傷性腦部損傷、腦血管病變、糖尿病視網膜病變等。視覺功能傷者可能會經驗視覺疲勞、頭疼、複視、暈眩、無法聚焦、閱讀跳行以及掃視和注視的困難，亦可能產生視力衰退、雙眼視覺功能障礙、適應障礙／動眼障礙。

3. **伴隨腦傷**的視覺功能障礙發生率很高，文獻研究顯示腦傷造成的視覺缺損主要包含了遠、近距離的視力減退、明暗適應、聚焦、掃視品質、追視、注視與功能性掃描、顏色知覺、立體視覺、中央視覺缺損和斜視等問題。

4. 各種年齡相關眼病造成視覺傷害的類型（表 1-9）。

表 1-9　各年齡眼病造成視覺傷害的類型

眼病種類	視覺傷害的類型	備註
青光眼(glaucoma)	· 視盤退化 · 周邊視野缺損	· 閱讀與戶外行動都有困難 · 人好像會突然出現在視野中的現象，即類似掀開盒蓋，玩偶會跳出(jack-in-the-box)的情形
白內障(cataract)	· 視力減退 · 入眼光有散射(scatter)情形 · 對眩光敏感 · 色覺出現異常 · 對比敏感度缺損 · 影像扭曲 · 出現近視現象	· 假如沒有手術更換人工水晶體則會出現： 視覺模糊 對強光的環境感到刺眼 對明暗亮度的變化難以適應
糖尿病視網膜病變(diabetic retinopathy)	· 視力減退 · 散射狀中心暗點(scotoma) · 周邊與旁黃斑附近有暗點 · 黃斑部水腫 · 對比敏感度下降 · 色覺出現異常 · 深度覺下降	· 閱讀與精細作業出現困難 · 中心視野出現扭曲 · 出現飄移視覺現象 · 戶外行動有困難

表 1-9 各年齡眼病造成視覺傷害的類型（續）

眼病種類	視覺傷害的類型	備註
黃斑變性 (macular degeneration)	· 視力減退 · 中心視野缺損 · 對比敏感度下降 · 色覺出現異常 · 深度覺下降	· 閱讀與精細作業出現困難 · 無法辨識人臉 · 中心視野出現扭曲與暗點 · 戶外行動有困難

5. 視力損害造成的影響
   (1) 對個人的影響：早發性視力嚴重受損的幼兒可能會遇到運動、語言、情感、社會和認知發育延遲問題，並帶來終生後果。視力受損的學齡兒童的學習有障礙其學業能力可能較低。視力也損害嚴重影響成人的生活品質。視力受損的成年人通常勞動力參與率和生產率較低，而抑鬱和焦慮率較高。老年人的視力損害則可導致社會孤立、行走困難、跌倒和骨折風險較高。
   (2) 經濟影響：視力損害對全球造成巨大的財政負擔。按購買力評估計算，預計每年造成的全球生產力損失約為 4,110 億美元。該數字遠遠超過解決視力損害這一未得到滿足的需求的估計成本差距（估計約為 250 億美元）。
6. 世衛組織制定並採用以下工具提供各國評估眼保健服務，例如：
   (1) 眼保健服務評估工具 (Eye Care Service Assessment Tool, ECSAT)。
   (2) 糖尿病和糖尿病性視網膜病變服務評估工具(Tool for Assessment of Diabetes and Diabetic Retinopathy Services, TADDS)。
   (3) 青光眼服務評估工具(Tool for the Assessment of Glaucoma Services, TAGS)。
   (4) 矯正屈光不正服務評估工具(Tool for the Assessment of Refractive Services, TARS)。
   (5) 康復服務和康復系統評估工具(Tool for the Assessment of Rehabilitation Services and Systems,TARSS)。

歷屆試題

( ) 1. 下列哪一種視力表現最接近目前世界衛生組織(WHO)對於失明(blindness)的定義？(A)視力低於 0.4 (B)視力低於 0.05 (C)視力為僅有光覺 (D)視力為無光覺 （113 專高）

解析 正確答案為(B)。WHO 制訂失明或盲(blindness)的標準為雙眼中優眼的最佳矯正視力(VAcc)在＜0.05～無光覺(NLP)之間。

難易度：■容易 □適中 □困難

( ) 2. 開發中國家(developing countries)導致視覺障礙的原因之中，因黃斑部退化疾病造成的比例較低。有關其原因，下列敘述何者正確？(A)開發中國家 3C 普及率較低 (B)開發中國家的環境有較多植被森林 (C)開發中國家平均餘命（壽命）較短 (D)開發中國家教育程度較低 （113 專高）

解析 正確答案為(C)。依 WHO 衛生報告估算，2000 年全球平均餘命為 56 歲，其中經濟發達之已開發國家地區為 66.1 歲，開發中國家為 53.6 歲，而健康平均壽命最低之撒南非洲則僅 38.7 歲。有關年齡相關性黃斑變性(AMD)多始發於 50 歲以後，雙眼先後或同時發病，呈緩慢、進行性視力下降。

難易度：■容易 □適中 □困難

( ) 3. 下列何者不是小兒低視能常見的原因？(A)大腦皮質異常(cortical visual impairment) (B)早產兒視網膜病變(retinopathy of prematurity) (C)視神經異常(optic nerve hypoplasia) (D)糖尿病視網膜病變 （113 專高）

解析 正確答案為(D)。年齡在 15 歲以下者產生低視能的原因，其中先天性眼病占了病因的絕大多數。有關糖尿病視網膜病變，其好發的年齡層為 20~30 歲，及 50~60 歲兩個階段。

難易度：■容易 □適中 □困難

( ) 4. 世界衛生組織對於最佳矯正視力小於多少就是低視力(low vision)？(A) 6/6 (B) 6/12 (C) 6/18 (D) 6/60 （112 專高）

解析 正確答案為(C)。依照世界衛生組織(WHO)的定義，是指無論眼球結構是否有損害，造成任何低視力的疾病總稱，其經最佳矯正後，優眼視力在小於 0.3 及大於 0.05（含）範圍或視野小於 20 度以內者，即符合低視力(low vision)的標準。

難易度：■容易 □適中 □困難

(　) 5. 造成兒童弱視的病理原因主要為哪種組織發育不良？(A)視覺皮質(visual cortex)　(B)視網膜神經節細胞(retinal ganglion cells)　(C)視網膜神經纖維層(nerve fiber layer)　(D)外側膝狀體(lateral geniculate body)　（112 專高）

解析 正確答案為(A)。弱視產生原因是因視網膜沒有足夠清晰影像刺激，造成大腦視覺皮質(visual cortex)區發育不良，最終導致大腦放棄了部分的視力功能。

難易度：□容易 ■適中 □困難

(　) 6. 有關視障的敘述，下列何者錯誤？(A)世界上第一副低視力輔具大約是在 1950 年代發展出來　(B)因視障的服務開始普及，並且受到重視的時間，大約是在 20 世紀　(C)視障的定義為雙眼視覺功能缺損且無法由眼科手術、藥物或一般鏡片矯正　(D)視障的評估，只需考慮視力及視野的缺損，與功能性視覺無關

解析 正確答案為(D)。功能性視覺評估最主要的目的是：了解視障者目前使用視覺的效能、找到提高視覺效能的策略、了解視障者如何利用可用視覺等。因此，視障的評估中除了考慮視力及視野的缺損外，功能性視覺評估亦有其重要性。　（111 專高）

難易度：□容易 ■適中 □困難

(　) 7. 國內身心障礙者視覺障礙標準定義為兩眼視野各為幾度以內者？(A) 10　(B) 20　(C) 30　(D) 50　（111 專高）

解析 正確答案為 B。依據國內身心障礙者視覺障礙標準定義，符合輕度障礙（障礙程度 1）等級：(1)兩眼視力均看不到 0.3，或優眼視力為 0.3，另眼視力小於 0.1（不含）時，或優眼視力 0.4，另眼視力小於 0.05（不含者）；(2)兩眼視野各為 20 度以內者；(3)優眼自動視野計中心 30 度程式檢查，平均缺損大於 10 DB（不含）者。

難易度：□容易 ■適中 □困難

(　) 8. 依照世界衛生組織(WHO)的定義，下列何者最符合低視力(low vision)的標準？(A)最佳矯正視力為 6/6　(B)最佳矯正視力為 6/12　(C)最佳矯正視力為 6/60　(D)最佳矯正視力為無光感(no light perception)　（111 專高）

解析 正確答案為(C)。依照世界衛生組織(WHO)的定義，是指無論眼球結構是否有損害，造成任何低視力的疾病總稱，其經最佳矯正後，優眼視力在小於 0.3 及大於 0.05（含）範圍或視野小於 20 度以內者，即符合低視力(low vision)的標準。

難易度：□容易 ■適中 □困難

(　) 9. 依據世界衛生組織(WHO)的視覺障定義有 1，2，3，4、9 類，何者是屬於低視力(low vision)的類群？(A) 1，2，3　(B) 2，3，4　(C) 3，4，5　(D) 4，5，9　（111 專高）

解析 正確答案為(A)。屬於低視力(low vision)的類群應為 1，2。
難易度：□容易 ■適中 □困難

分類		遠用視力值	
		低於	等於或大於
0	輕度或沒有視覺損傷		6/18 3/10 (0.3) 20/70
1	中度視覺損傷	6/18 3/10(0.3) 20/70	6/60 1/10 (0.1) 20/200
2	嚴重視覺損傷	6/60 1/10 (0.1) 20/200	3/60 1/20 (0.05) 20/400
3	盲視(blindness)	3/60 1/20 (0.05) 20/400	1/60 * 1/50 (0.02) 5/300 (20/1200)
4	盲視(blindness)	1/60 * 1/50 (0.02) 5/300 (20/1200)	Light perception
5	盲視(blindness)	No light perception (NLP)	
9		無法確定或定義者	
		*or CF@1m	

(　) 10. 下列視覺狀況，何者為低視力臨床定義之範疇？(1)視力的低落　(2)視野的缺損　(3)功能性視覺降低。(A)僅 1 2　(B)僅 1 3　(C)僅 2 3　(D) 1 2 3　（111 專高）

解析 正確答案為(D)。低視力臨床定義之範疇為：(1)視力的低落（優眼視力＜0.3）；(2)視野的缺損（視野範圍＜20 度）；(3)功能性視覺降低（患者日常生活中使用視覺的情形，以及其他感官功能統合應用）。
難易度：□容易 ■適中 □困難

(　) 11. 有關視網膜母細胞瘤(retinoblastoma)之敘述，下列何者正確？(A)雖會導致患童視力受損甚至失明，幸而無生命威脅之風險　(B)簡單篩檢方法為觀察兒童瞳孔有無正常紅反射 (C)多數好發於六歲以上之學齡兒童 (D)此疾病的特色為大多數雙側發病、偶爾可觀察到眼球紅腫疼痛，早期發現治療非常重要

解析 正確答案為(B)。視網膜母細胞瘤(retinoblastoma)為一少見的眼部腫瘤。因為 RB1 基因突變而失去功能所致，全球發生率約 1/16,000～1/18,000，是兒童最常見的原發眼內惡性腫瘤，大部分在 2 歲前被診斷，約 55%都以單側表現。早期症狀為瞳孔部出現「貓眼」狀的光反射。 （111 專高）

難易度：□容易 ■適中 □困難

( ) 12. 有關弱視(amblyopia)的發生原因，下列敘述何者正確？(A)高度散光會造成弱視，但高度遠視不會造成弱視 (B)斜視不會造成弱視 (C)弱視兒童配戴眼鏡只要在上課時配戴即可 (D)兩眼視差過大，可能造成弱視 （111 專高）

解析 正確答案為(D)。若按 von Noorden 分類，將弱視分為以下 5 種，其中最多見的是斜視性弱視，再則依序為屈光不正性弱視、不等視性（兩眼度數相差太大）弱視、剝奪性弱視、先天性弱視。弱視治療的黃金時期是 3 到 6 歲，9 歲以後治療效果差。治療方式：將異常的眼位矯正後搭配正確的眼鏡度數，把好眼遮起來做遮蔽治療(occlusion)，訓練視力較弱的眼睛。

難易度：□容易 ■適中 □困難

( ) 13. 下列何種疾病不會產生視野的變化？(A)視神經萎縮 (B)色素性視網膜失養症(retinitis pigmentosa) (C)白化症 (D)青光眼 （111 專高）

解析 正確答案為(C)。

(1) 視神經萎縮、球後神經炎與黃斑病變等常會造成中心視野缺損。
(2) 遺傳性視網膜失養症中最常見的視網膜色素變性(retinitis pigmentosa)以及青光眼等常會造成周圍區域均等收縮之視野缺損。
(3) 視交叉和以上視路病變常會造成同側或異側性偏盲，即一半視野缺損。

難易度：□容易 ■適中 □困難

( ) 14. 有關糖尿病視網膜病變的敘述，下列何者錯誤？(A)可能造成黃斑部水腫 (B)非增殖性糖尿病視網膜病變原則上先打全眼雷射治療。預防變成增殖性糖尿病視網膜病變 (C)黃斑部水腫若影響視力可以用抗血管新生因子製劑治療 (D)若出現玻璃體出血，嚴重者可能需要手術治療 （111 專高）

解析 正確答案為(B)。非增殖性糖尿病視網膜病變對視力影響不大，只需定期追蹤；但是若出現黃斑部水腫，視力就會減退，執行黃斑部雷射手術治療或執行眼內藥物直接注射治療，可讓視力減退的機率降低。

難易度：□容易 □適中 ■困難

(　) 15. 有關乾性老年性黃斑部退化(dry age-related macular degeneration)，下列敘述何者正確？(A)往往是一個急性的變化　(B)往往會造成黃斑部水腫　(C)往往是視網膜感光細胞與色素上皮細胞的萎縮　(D)早期常會造成視力的嚴重惡化

解析 正確答案為(C)。老年性黃斑部退化(dry age-related macular degeneration)分為兩種類型：

(1) 乾性黃斑部退化（萎縮性，非血管新生型）：往往是黃斑部感光細胞與色素上皮細胞逐漸萎縮，形成許多小圓與黃白色斑點（脈絡膜小疣），漸進的對視力產生影響。

(2) 濕性黃斑部退化（滲出性，血管新生型）：占 10%左右，主要是眼球後面形成不正常的血管所造成的，這些不正常的血管會滲出液體或血液，造成黃斑部水腫使得視力快速且嚴重降低。

難易度：□容易 ■適中 □困難　（111 專高）

(　) 16. 下列疾病與視覺輔具的敘述，何者最正確？(A)萊伯氏黑矇症(Leber's amaurosis)的病人通常視力很好，不需要輔具　(B)皮質盲的病人通常對低視力輔具反應良好　(C)視網膜型態性失養症(pattern dystrophy)的病人通常視力非常差，使用輔具也看不見　(D)視力發展遲緩的兒童（如腦性麻痺）可使用低視力輔具，並可隨著年齡增長加以訓練　（110 專高）

解析 正確答案為(D)。

(1) 萊伯氏黑矇症(Leber's amaurosis)的患者從出生時或在最初幾年的生活，便有嚴重的視網膜色素病變所造成的視覺缺損，症狀有眼球凹陷、斜視及不尋常的畏光，且慢慢地逐步視網膜萎縮。視力隨著年齡增長而退化，白天的時候，患者只能看到模糊的影像；到入夜時，幾乎什麼都看不到。

(2) 皮質盲(cortical blindness)的臨床特徵為雙眼視力喪失，瞳孔對光反射和調節反射正常。常規眼科檢查雙眼結構和功能正常，眼外肌運動正常。此類病人通常對低視力輔具反應不佳。

(3) 遺傳性視網膜失養症(hereditary retinal dystrophies, HRDs)這一類疾病之成因在於經遺傳或自身突變造成之基因缺陷，往往在青壯年時期或甚至更早的幼年時期就開始發病，會造成雙眼對稱性視力與視野的喪失。使用輔具會有改善效果。

(4) 視力發展遲緩如腦性麻痺的兒童，會出現屈光異常、斜視、眼外肌麻痺、眼球震顫、視神經萎縮、視野與視力變差及眼球動作的障礙，這些都會影響腦性麻痺小朋友在視覺認知的發展，甚至是注意力及記憶力的發展。需要使用低視力輔具，並可隨著年齡增長加以訓練。

難易度：□容易 ■適中 □困難

(　) 17. 下列何者為臺灣老年人最常見且無法治療之低視力原因？(A)近視黃斑病變 (B)白內障 (C)視網膜色素細胞失養症 (D)圓錐角膜 (110 專高)

解析 正確答案為(A)。依據國民健康署的報告，造成國內 65 歲以上老年人的視力障礙的原因以白內障為主，其次為視網膜疾患（老年性黃斑部病變、近視性黃斑部退化及糖尿病視網膜病變）、再其次為青光眼及角膜疾患。黃斑病變的患者一般治療預後效果均不好。

難易度：■容易 □適中 □困難

(　) 18. 根據 2017 年的 WHO 世界衛生組織報告指出，造成 50 歲以上族群視力障礙的主要原因為何？(A)外傷 (B)眼睛的慢性疾病 (C)眼球的感染性疾病 (D)不明原因 (110 專高)

解析 正確答案為(B)。根據世界衛生組織(WHO) 2014 年統計，82%的視力受損者集中在 50 歲以上的中老年人口，此一族群視力障礙的主要原因為老年性白內障、其次是老年性黃斑變性、高度近視、青光眼、糖尿病性視網膜病變、視神經萎縮等，皆為眼睛的慢性疾病。

難易度：■容易 □適中 □困難

(　) 19. 有關視能障礙的敘述，下列何者錯誤？(A)視能障礙的孩童常伴隨其他器官的障礙或失能 (B)成人視能障礙的成因中，許多能經由屈光矯正或醫療治療達到改善 (C)成人視能障礙的疾病成因，較常見的為眼動脈阻塞，老年性眼瞼下垂 (D)因行動不便居住於安養機構的成人患者，視能障礙的比例也較高

解析 正確答案為(C)。在國內造成成年人的視力障礙常見的原因以白內障為主，其次為視網膜疾患（老年性黃斑部病變、近視性黃斑部退化及糖尿病視網膜病變）、再其次為青光眼及角膜疾患。

難易度：■容易 □適中 □困難 (110 專高)

(　) 20. 有關全球視覺障礙統計的敘述，下列何者正確？(A)全球視覺障礙人口數預計在未來 20 年將大為增加 (B)全球視覺障礙的成因大多屬無法避免 (C)以非洲的失明(blindness)盛行率來說，大約每 1,000 人中有 0.33 人失明 (D)白內障因屬可治癒疾病，所占全球視覺障礙的成因較低 (110 專高)

解析 正確答案為(A)。全球人口不斷上升加上老化問題，全球視覺障礙人數正面臨嚴峻挑戰，尤其在發展中國家的民眾罹患白內障（比例最高），砂眼，糖尿眼和青光眼等失明機會大幅增加，估計到了 2050 年全球失明和視障人數將大幅增加三倍，這些視覺障礙的成因大多是可以避免與治療的。在非洲近 10 億人口中，約有 480 萬人失明，因此失明的盛行率約 0.48%，大約每 1,000 人中有 4.8 人失明。

難易度：□容易 ■適中 □困難

(　) 21. 根據新制身心障礙鑑定標準，下列何者不是輕度視覺障礙？(A)優眼矯正視力為 0.3，另一眼矯正視力小於 0.1（不含）　(B)優眼矯正視力為 0.4，另一眼矯正視力小於 0.05（不含）　(C)雙眼視野各為 30 度以內　(D)優眼自動視野計中心 30 度程式檢查，平均缺損大於 10 dB（不含）　（109 專高）

解析 正確答案為(C)。輕度視覺障礙鑑定基準：

(1) 兩眼視力均看不到 0.3，或優眼視力為 0.3，另眼視力小於 0.1（不含），或優眼視力 0.4，另眼視力小於 0.05（不含）。

(2) 兩眼視野各為 20 度以內者。

(3) 優眼自動視野計中心 30 度程式檢查，平均缺損大於 10 dB（不含）者。

難易度：■容易 □適中 □困難

(　) 22. 低視力者在 2 公尺處，能辨識 6/100 的視標，根據 2017 年國際疾病分類 ICD-10-CM 的視覺功能分類，此低視力者依其視力值是屬於下列哪一類？(A)正常視力　(B)中度視障　(C)重度視障　(D)盲視　（109 專高）

解析 正確答案為(D)。患者的小數視力 $= 6/100 \times (2m/6m) = 0.02$。依照 ICD-10-CM 的視覺功能分類屬於 3 盲視(blindness)等級($0.02 \leqq VA < 0.05$)（詳見第 9 題解析表格）。

難易度：□容易 □適中 ■困難

(　) 23. 為低視力患者配置輔具時，根據視野缺損的特性不同，輔具的選擇也會有所不同。下列哪一疾病所導致的低視力患者，不是以中心性視野缺損為主？(A)色素性視網膜炎(retinitis pigmentosa)　(B)老年性黃斑部病變　(C)後囊型白內障　(D)視神經炎　（109 專高）

解析 正確答案為(A)。色素性視網膜炎(retinitis pigmentosa)會出現周邊視野縮小形成管狀視野。老年性黃斑部病變、後囊型白內障與視神經炎則會形成中心性視野缺損。

難易度：□容易 ■適中 □困難

(　) 24. 一位 70 歲女性主訴視力不良，尤其是右下方的視野看不清楚，不管單眼看或雙眼看都是一樣的情形。下列何者是最可能的病因？(A)腦中風　(B)白內障　(C)老年性黃斑部退化　(D)顳部動脈炎(temporal arteritis)　（109 特師二）

解析 正確答案為(A)。顱內出血型中風若造成視覺傳達路徑受損則可能會使雙眼視野產生偏盲的情形。

難易度：■容易 □適中 □困難

(　) 25. 下列何者不常見於老年低視力患者的眼睛變化？(A)老花眼　(B)乾眼症　(C)上眼皮下垂　(D)深黑色老年環　（109 特師二）

解析 正確答案為(D)。老年環(arcus senilis)是在四十歲以後發生的角膜的老年退行性變和脂肪性變，指脂質（膽固醇、膽固醇酯、磷脂和甘油三酯）沉積於角膜周邊部後所形成的灰白色環形混濁，通常為老年人發生，故稱為老年環，此一老年環一般不影響視力的。

難易度：□容易 ■適中 □困難

( ) 26. 下列臨床表徵何者不常見於老年性黃斑部病變(macular degeneration)？(A)視力下降 (B)對比敏感度下降 (C)部分個案未經訓練自行應用偏心注視(eccentric fixation)於閱讀 (D)周邊視野損失 （109 特師二）

解析 正確答案為(D)。老年性黃斑部病變臨床表徵：(1)急性視力減退及漸近性視力減退；(2)中心視野之缺損，可能出現偏中心注視的方式進行閱讀；(3)色覺異常；(4)對比敏感度下降。

難易度：□容易 ■適中 □困難

( ) 27. 下列何者不是目前臺灣地區老年人低視力常見的病因？(A)砂眼 (B)白內障 (C)青光眼 (D)黃斑部病變 （109 特師二）

解析 正確答案為(A)。砂眼是一種由砂眼披衣菌感染所造成的眼睛疾病，臺灣相當少見，在非洲、中東、印度和東南亞各國，因為缺乏乾淨水源和衛生條件不佳，砂眼的感染率仍然相當高。

難易度：■容易 □適中 □困難

( ) 28. 有關圓錐角膜之敘述，下列何者錯誤？(A)可能看到鐵質沉積環(Fleischer ring) (B)病患通常有不規則散光，雙眼嚴重度可以不同 (C)是一個進行性的疾病，一般最快速變化時間為 40 歲以後 (D)嚴重病人需接受角膜移植

解析 正確答案為(C)。圓錐角膜症狀的嚴重性因人而異，且不易預測其進程，當疾病惡化至一定程度時，會伴隨不規則，不穩定的散光，視力會明顯下降，雙眼嚴重度可以不同。 （109 特師二）

難易度：□容易 □適中 ■困難

( ) 29. 有關中央視網膜靜脈阻塞的敘述，下列何者正確？(A)主要跟隅角閉鎖型青光眼有關 (B)主要是中央視網膜靜脈在 lamina cribosa 後的阻塞 (C)眼壓的測量與追蹤對於後續病情的變化角色不大 (D)發生後打預防性的視網膜雷射可以防止虹膜新生血管 （109 特師）

解析 正確答案為(B)。中心視網膜靜脈阻塞(central retinal vein occulsion, CRVO)，是指中心視網膜靜脈內的血流受阻所引起的無疼痛之視力損害，通常以單眼發生較多。主要是中央視網膜靜脈在神經節細胞的軸突離開鞏膜時形成的小洞 lamina cribosa（篩板）後的阻塞。

難易度：□容易 □適中 ■困難

(　) 30. 高度近視併發症是造成低視力的主因之一，伴隨高度近視而來的眼睛併發症，下列敘述何者錯誤？(A)青光眼　(B)黃斑部病變　(C)視網膜剝離　(D)葡萄膜炎　（109 特師）

解析 正確答案為(D)。高度近視最常見的併發症有：視網膜變性、視網膜剝離、視網膜裂孔、黃斑部病變、白內障、青光眼等。

難易度：□容易 ■適中 □困難

(　) 31. 依據國際疾病分類標準(ICD-10)的視覺障礙類群內，有 1、2、3、4、5、9 類，哪幾類是屬於眼盲（失明）的定義範疇？(A) 1、2、3　(B) 2、3、4　(C) 3、4、5　(D) 4、5、9　（109 特師）

解析 正確答案為(C)。依據國際疾病分類標準 ICD-10 其中 H53 為視覺障礙，H54 為失明和低視力，屬於眼盲（失明）的定義範疇：H54.0 雙眼失明／雙眼視覺缺陷種類為 3，4，5，上述視覺缺陷種類及最可能校正的視覺靈敏度(VA)：(1) 0.1≦VA＜0.3；(2) 0.05≦VA＜0.1；(3) 0.02≦VA＜0.05；(4) LP≦VA＜0.02；(5)NLP；(9)未確定或未明確。

難易度：□容易 □適中 ■困難

(　) 32. 針對老年性黃斑部病變，增加其視覺功能的方法應為下列何者？(A)降低環境亮度　(B)配戴太陽眼鏡　(C)使用放大鏡　(D)遮蔽周邊視力　（109 特師）

解析 正確答案為(C)。年齡相關黃斑部病變之低視力特點：遠近視力顯著下降，常伴有中心或傍中心相對暗點或絕對暗點，對比敏感度曲線高中頻率段下降，或伴有色覺異常。要增加其視覺功能的方法：增加環境照明，改善對比度、可以使用光學放大輔具或擴視機。

難易度：□容易 ■適中 □困難

(　) 33. 有關視能障礙於 2015 年全球的統計資料(Lancet Global Health, 2017; 5(12): e1221-1234)，下列敘述何者錯誤？(A)屈光不正(refractive error)因其容易使用輔具（例：眼鏡）矯正，並非主要視力障礙的成因　(B)全球因黃斑部退化性疾病導致視能障礙的人估計有 840 萬人　(C)根據世界衛生組織(WHO)估計，到 2020 年將會有更多視能障礙人口，甚至到達 7,500 萬人　(D)全球失明(blind)成因之中，兒童時期致盲(childhood blindness)占大約 3.3%　（108 專高）

解析 正確答案為(A)。屈光不正(refractive error)是全球視力障礙的主要成因。

難易度：■容易 □適中 □困難

(　) 34. 根據 2017 年 WHO 資料，下列何者是造成 15 歲以下全球性族群視力障礙的主要原因？(A)屈光不正　(B)眼睛感染性疾病　(C)遺傳因素　(D)眼球外傷

解析 正確答案為(A)。15 歲以下全球性族群視力障礙的主要原因為屈光不正，至於 15 歲以下人群產生低視力與盲的原因絕大多數是以先天性眼病為主。 （108 專高）

難易度：□容易 ■適中 □困難

（ ）35. 依據世界衛生組織 2018 年的資料顯示，下列視力障礙原因之敘述何者錯誤？(A)孩童視障，在低收入國家，先天性青光眼是視障的主要原因 (B)孩童視障，在高收入國家，早產兒視網膜病變是視障的主要原因 (C)在低收入和中等收入國家，白內障導致的視障比例要高於高收入國家 (D)在高收入國家，糖尿病性視網膜病變、青光眼和老年性黃斑部病變等疾病則更為常見

解析 正確答案為(A)。孩童視障，在低收入國家主要以砂眼、角膜炎等傳染性疾病所引起；至於在高收入國家，早產兒視網膜病變是視障的主要原因。 （108 專高）

難易度：■容易 □適中 □困難

（ ）36. 有關高度近視的併發症敘述中，下列何者錯誤？(A)高度近視可能造成視網膜分層(retinoschisis) (B)高度近視病人周邊視網膜發生裂孔機率會增加，可能因此導致視網膜剝離 (C)高度近視病患發生脈絡膜新生血管機率增加，會造成視力下降 (D)脈絡膜新生血管目前沒有治療方法 （108 專高）

解析 正確答案為(D)。高度近視的併發症有：造成視網膜分層、周邊視網膜發生裂孔、視網膜剝離、脈絡膜新增新生血管等。脈絡膜新生血管的治療可利用 810 nm 雷射造成局部脈絡膜視網膜熱平衡 效應，照射區域溫度上升約僅 10℃，遠低於傳統雷射的 20℃，使新生血管壞死進而 萎縮，但不影響週邊組織。

難易度：□容易 □適中 ■困難

（ ）37. 有關老年性黃斑部病變敘述，下列何者錯誤？(A)吸菸是該疾病的危險因子之一 (B)可以分為乾性和濕性黃斑部病變 (C)視力惡化較快速的是乾性黃斑部病變 (D)確定診斷通常需要螢光眼底血管攝影檢查(fluorescein angiography)的幫忙 （108 特師）

解析 正確答案為(C)。

(1) 老年性黃斑部病變根據是否產生脈絡膜新生血管，可分為乾性和濕性兩種類型。8 成以上病患屬於乾性病變，患者視力不會突然很差而是逐漸退化，中心視力通常經過 10~20 年才會變差，目前缺乏有效療法。

(2) 濕性病變患者約只占 1~2 成，是由於視網膜色素上皮細胞及其彈性纖維層病變而長出不正常血管，這些新生血管比較脆弱，常常會滲漏或出血，造成黃斑部水腫，甚至破裂造成視網膜下出血，視力會急速惡化甚至失明。

難易度：□容易 ■適中 □困難

(　) 38. 因非增殖性糖尿病視網膜病變造成視覺障礙最常見的原因為何？(A)玻璃體出血　(B)黃斑部水腫　(C)視網膜剝離　(D)青光眼　（108 特師）

解析 正確答案為(B)。糖尿病視網膜病變，一般分為：

(1) 非增殖型（基礎型）糖尿病視網膜病變：在視網膜上可看到一些小出血點、脂肪性滲出物、微血管瘤等。

(2) 增殖型糖尿病視網膜病變：在視網膜上可看到一些不正常的生血管長到玻璃體中，嚴重時，會造成玻璃體出血，甚至視網膜剝離。

(3) 糖尿病黃斑水腫：可伴隨非增殖或增殖型糖尿病視網膜病變，對視力影響極大。

難易度：□容易 □適中 ■困難

(　) 39. 下列眼科疾病之中，何者不是幼兒致盲的常見原因？(A)先天性白內障(congenital cataract)　(B)腦或神經系統異常(brain or nervous system abnormalities)　(C)自發性眼震顫(idiopathic nystagmus)　(D)葡萄膜炎(uveitis)

解析 正確答案為(D)。15 歲以下兒童產生低視力與致盲的原因，先天性眼病占了病因的絕大多數，如先天性白內障、先天性小眼球小角膜、先天性視神經萎縮、先天性腦或神經系統異常、自發性眼震顫、視網膜色素變性、白化病等。（108 特師）

難易度：□容易 ■適中 □困難

(　) 40. 根據國際健康功能與身心障礙分類系統(the International Classification of Functioning and Disability, ICF)的觀點：(1)身體功能　(2)身體構造　(3)活動參與　(4)環境因素，來看低視力的臨床服務。驗光師面對低視力患者，可以處理部分包含下列何者？(A)僅(1)(2)　(B)僅(3)(4)　(C)(1)(2 (3)　(D)(1)(2)(3)(4)

解析 正確答案為(D)。（108 特師）

(1) 身體功能代號 b，以 b2 感官功能與疼痛中視覺與有關功能分類詳見圖 5-6。

(2) 身體構造代號 s，其中 s2 為眼、耳與有關構造。

(3) 活動參與代號 d，其中 d1 為學習及應用知識，d2 為一般任務與需求，d3 為溝通，d4 為行動，d5 為自我照顧，d6 為居家生活，d7 為人際互動與關係，d8 為主要生活領域，d9 為社區、社交和公民生活。

(4) 環境因素代號為 s，e1 為產品與科技，e2 為自然環境與環境中人為改造，e3 為支持與人際關係，e4 為態度，e5 為服務、體系與政策。

因此，驗光師面對低視力患者，可以處理部分應包含(1)(2)(3)(4)。

難易度：□容易 ■適中 □困難

( ) 41. 有關兒童視力發育的敘述，下列何者正確？(A)大部分剛出生的嬰兒為正視眼(emmetropia)，只是視覺功能尚未成熟，因此視力不佳 (B)兒童因未發育完整，調節力(accommodation)比成年人弱 (C) 2 歲至 6 歲間一般為弱視預防治療的黃金時期 (D)兒童弱視篩檢的標準為裸視小於 1.0 (108 特師)

解析 正確答案為(C)。大部分剛出生的嬰兒，因為眼球小、眼軸較短，一般雙眼都處於遠視的狀態。隨著眼球慢慢長大，遠視慢慢減少，正常狀況下，等到了 12 歲，眼球的大小基本定型了，眼軸的大小也接近成年人的水準。這時候這種生理性的遠視就消失了，視力變為正常，這個過程稱為「正視化」，兒童在這個階段眼睛的調節力比成人強。兒童弱視篩檢的標準為裸視小於 0.8，若是眼的治療的黃金期是 2 到 6 歲間，這時視力仍在發育中，針對弱視的不同成因給予配鏡矯正、遮眼治療、視力訓練或接受手術，視力還有進步的可能性。

難易度：□容易 ■適中 □困難

( ) 42. 有關臺灣地區視覺障礙盛行率與疾病調查，下列何者錯誤？(A)臺灣地區視覺障礙的主要疾病，大致上與世界衛生組織發布的全球報告相似 (B)根據臺北市與馬祖地區的調查比較發現，在都市化程度不同的城鄉之間有著相同的視障盛行率 (C)白內障與翳狀贅片是東部山地部落最常見的眼科疾病，與原住民戶外活動及東部地區紫外線量偏高有關 (D)白內障為國內社區性調查研究最常見的老人視力障礙主要原因 (107 專高)

解析 正確答案為(B)。依據蔡景耀等人調查臺灣臺北市與馬祖地區 65 歲（含）以上老人視力障礙之盛行率及其原因中華民國眼科醫學會雜誌；42 卷 3 期(2003)，發現受檢者雙眼表現視力均低於 0.5 的比例為 19.2%（其中臺北市為 8.0%，馬祖地區為 39.1%）。受檢者視力障礙之比率為 2.80%（其中臺北市為 1.91%，馬祖地區為 4.39%），馬祖地區老人視力障礙比例明顯高於臺北市。這說明了都市化程度不同的城鄉之間有顯著不同的視障盛行率。

難易度：■容易 □適中 □困難

( ) 43. 根據國內中度與重度的視覺障礙標準，下列何者錯誤？(A)優眼矯正視力為 0.1，另眼矯正視力小於 0.05（不含）者為中度視覺障礙 (B)優眼自動視野計中心 30 度程式檢查，平均缺損大於 10 dB（不含）者為中度視覺障礙

(C)矯正後雙眼視力均看不到 0.01 者為重度視覺障礙 (D)優眼自動視野計中心 30 度程式檢查，平均缺損大於 20 dB（不含）者為重度視覺障礙

解析 正確答案為(B)。 （107 專高）

(1) 中度的視覺障礙標準：
  a. 兩眼視力均看不到 0.1 時，或優眼視力為 0.1，另眼視力小於 0.05（不含）者。
  b. 優眼自動視野計中心 30 度程式檢查，平均缺損大於 15 dB（不含）者。

(2) 重度的視覺障礙標準：
  a. 兩眼視力均看不到 0.01 時（或小於 50 公分辨指）者。
  b. 優眼自動視野計中心 30 度程式檢查，平均缺損大於 20 dB（不含）者。

難易度：□容易 ■適中 □困難

( ) 44. 有關色素性視網膜病變(retinitis pigmentosa)的敘述，下列何者錯誤？(A)是一種進行性的疾病，目前沒有藥物可以治療 (B)沒有家族遺傳傾向 (C)病患常常出現白蠟狀視神經盤及視網膜色素沉積物 (D)俗稱夜盲症，有很高機會需要低視能輔具 （107 專高）

解析 正確答案為(B)。色素性視網膜病變(retinitis pigmentosa, RP)之低視力特點：

(1) RP 是造成視網膜病變的遺傳性眼科疾病，目前尚無有效的治療方法，現有的藥物最多只能延緩病程速度。

(2) RP 患者的視網膜中，由於感光細胞（桿狀細胞先受到影響）或視網膜色素上皮細胞(RPE)出現異常或死亡，夜盲是多數 RP 患者最先出現的症狀，接著慢慢出現週邊視野縮小、對物體的明暗對比或顏色的分辨能力逐漸喪失等等症狀，多數患者最終會出現管狀視野。

(3) 典型的 RP 患者在視網膜上會出現許多骨針狀的色素斑點，同時合併有視網膜血管縮小、視乳頭變白呈蠟黃色。

(4) 需藉由視野測試及視網膜電流圖(ERG)，檢測出感光細胞漸進的失去功能，才能對 RP 作出正確的診斷。

難易度：□容易 ■適中 □困難

( ) 45. 下列有關造成弱視之眾多成因中，以何者比例最高？(A)斜視 (B)雙眼不等視 (C)高度屈光不正 (D)早產 （107 專高）

解析 正確答案為(C)。造成弱視的原因，大概可由下列單一種或數種原因造成：

(1) 斜視型弱視：如內斜視、外斜視或上、下斜視。

(2) 雙眼不等視型弱視：兩眼的度數相差太多，如近視或遠視相差250度以上、或是散光相差150度以上。

(3) 高度屈光不正型弱視：兩眼均有度數，如雙眼近視＞600 度、散光＞300~400度或遠視＞500度。

(4) 遮蔽型弱視：如先天性白內障、眼瞼下垂、角膜白斑、眼內腫瘤等，應及早手術治療再輔以弱視訓練。

其中，高度的近視、遠視或散光的影響，卻又無法及早得到眼鏡的矯正，其視網膜無法得到清晰的視覺訊息，便會阻礙了視力的正常發育而形成弱視，此一類型比例最高。

難易度：□容易 ■適中 □困難

(　) 46. 許多低視力幼兒時常能觀察到眼球震顫(nystagmus)，有關兒童眼球震顫之敘述，下列何者正確？(A)眼球震顫方向分為水平方向及垂直方向兩種，無其他方向 (B)眼球震顫不因注視方向而改變頻率、震幅 (C)眼球震顫相關的眼睛疾病很多，包含白內障、青光眼、視網膜病變等 (D)使用優先注視法(preferential looking)測量一位眼球震顫幼兒的視力，若患者有水平性的眼球震顫，則雙手舉出卡片時應該要依水平方向排列 （107專高）

解析 正確答案為(C)。眼球震顫是個體眼球不由自主地震顫。由外觀上，我們可很容易的發現這類兒童眼球呈現水平、垂直、或是旋轉式的運動。眼球震顫會因注視方向而改變頻率、震幅個體本身無法去控制眼球這種運動。所以當他在閱讀時，就無法具有清晰的視力。大多數眼球震顫兒童，不僅是眼球震顫而已，可能還伴隨著屈光不正、白內障、或青光眼等其他的問題。

難易度：□容易 □適中 ■困難

(　) 47. 依照世界衛生組織(World Health Organization, WHO)的定義，下列何者視力達到眼盲(blindness)的標準？(A)優眼視力介於 6/6~6/12 之間 (B)優眼視力介於 6/12~6/15 之間 (C)優眼視力介於 6/15~6/60 之間 (D)優眼視力為光感(light perception) （107特師）

解析 正確答案為(D)。WHO 制訂的盲(Blindness)標準為雙眼中好眼的最佳矯正視力在＜6/120 (0.05)～無光感(NLP)之間。

難易度：□容易 ■適中 □困難

(　) 48. 依據身心障礙者權益保障法，身心障礙鑑定視覺障礙的標準是根據下列哪兩項內容？(A)矯正視力與屈光度 (B)矯正視力與視野 (C)視野與屈光度 (D)屈光度與眼壓 （107特師）

解析 正確答案為(B)。依據身心障礙者權益保障法，身心障礙鑑定視覺障礙的標準是根據矯正視力與視野。前項所定視覺障礙，其定基準：視力經最佳矯正後，依萬國式視力表所測定優眼視力未達 0.3 或視野直徑在 20 度以內。

難易度：□容易 ■適中 □困難

(　) 49. 下列何種情況屬於功能損壞(functional impairment)，而非病症(disorder)？(A)視力和對比敏感度下降　(B)老年性黃斑部病變　(C)先天性白內障　(C)色素性視網膜病變　（106 專高）

解析 正確答案為(A)。正確答案為視力和對比敏感度屬於視覺功能的項目，老年性黃斑部病變、先天性白內障及色素性視網膜病變則屬於疾病。

難易度：□容易 ■適中 □困難

(　) 50. 在已開發國家，下列何種疾病是導致眼盲(blindness)的主要原因？(A)砂眼　(B)白內障　(C)老年性黃斑部病變　(D)青光眼　（106 專高）

解析 正確答案為(C)。全球致盲(blindness)疾病的最主要原因為白內障占 51%，其中 50 歲以上因白內障致盲為 82%，至於已開發國家中，導致眼盲的主要原因為老年性黃斑部病變。

難易度：□容易 ■適中 □困難

(　) 51. 在臺灣低視能(low vision)的定義為何？(A)任何一眼視力介於 0.05 及 0.3 之間，或視野介於 0 至 30 度之間　(B)優眼視力在 0.3（含）以下，或兩眼視野各為 20 度以內者　(C)雙眼視力均介於 0.03 及 0.3 之間，或視野介於 10 至 20 度之間　(D)雙眼全盲　（106 專高）

解析 一律給分。臺灣有關視覺障礙等級的分類：新制（已於 2012 年 7 月 11 日開始實施）（詳見表 1-4）。

難易度：□容易 ■適中 □困難

(　) 52. 依據世界衛生組織 2010 年資料顯示，何者為導致全球視覺障礙的最主要原因？(A)白內障　(B)青光眼　(C)黃斑部病變　(D)未矯正之屈光不正（106 特師）

解析 正確答案為(D)。依據世界衛生組織 2010 年料顯示，導致全球視覺障礙的最主要原因：未矯正之屈光不正 42%、未手術白內障 33%、青光眼 2%。至於全球致盲疾病的最主要原因為自內障 51%、50 歲以上因白內障致盲為 82%。已開發國家中，導致眼盲的主要原因為老年性黃斑部病變。

難易度：□容易 ■適中 □困難

(　) 53. 依據衛生福利部身心障礙鑑定及教育部資賦優異學生鑑定辦法頒訂視覺障礙或視覺功能缺損之鑑定標準，採取下列何項做為判定依據？(A)視力與屈光度　(B)視力與視野　(C)視力與眼壓　(D)屈光度與眼壓　（106 特師）

解析 正確答案為(B)。以上鑑定辦法中視覺障礙或視覺功能缺損之鑑定標準，採優眼視力未達 0.3 或視野在 20 度以內者，即符合視覺障礙的定義。

難易度：□容易 ■適中 □困難

( ) 54. 依據衛生福利部身心障礙鑑定及教育部資賦優異學生鑑定辦法頒訂視覺障礙或視覺功能缺損之鑑定標準，下列敘述何者符合視覺障礙學生的定義？(A)視力未經最佳矯正前，依萬國視力表測定優眼視力未達 0.3 (B)視力未經最佳矯正前，依萬國視力表測定劣眼視力未達 0.3 (C)視力經最佳矯正後，依萬國視力表測定優眼視力未達 0.3 (D)視力經最佳矯正後，依萬國視力表測定劣眼視力未達 0.3 （106 特師）

解析 正確答案為(C)。教育部資賦優異學生鑑定辦法頒訂視覺障礙或視覺功能缺損之鑑定標準本法第三條第款所稱視覺障礙、指由於先天或後天原因，導致視覺器官之構造缺損，或機能發生部分或全部之障礙，經矯正後其視覺辨認仍有困難者。

前項所定視覺障礙，其定基準依下列各款規定之一：

(1) 視力經最佳矯正後，依萬國式視力表所測定優眼視力未達 0.3 或視野在 20 度以內。
(2) 視力無法以前款視力表測定時，其他經醫學專業採認之檢查方式測定後認定。

難易度：■容易 □適中 □困難

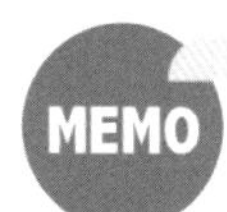
MEMO

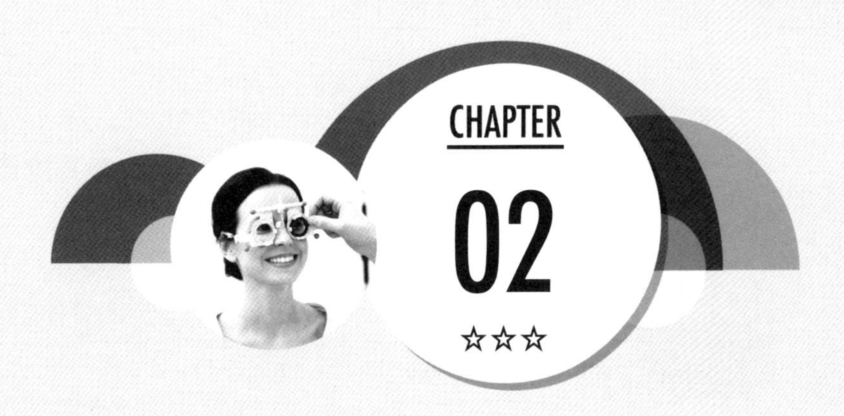

低視力輔具光學原理

2-1 光學助視器

一、視力低下的分析

二、低視力復健原理

三、遠距離光學助視器

四、近距離光學助視器

五、總結

2-2 非光學助視器

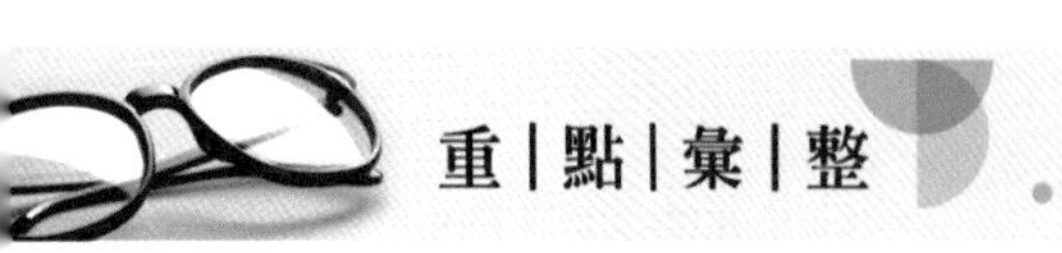

重|點|彙|整

低視力助視器的類別可分為光學助視器和非光學助視器，前者比如手持**放大鏡**、**立式放大鏡**、**望遠鏡**、**包覆式濾光眼鏡**及**眼鏡式助視器**等；後者比如**閱讀機**、**電子式助視器**、**低視力強化系統**及**擴視機**等。

2-1 光學助視器

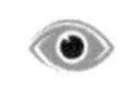

一、視力低下的分析

1. 目標光線入眼後所成的焦像面偏離視網膜的現象稱為**離焦(out focus)**。實施適當的**屈光矯正**就能使焦像面與視網膜大致重合，就能大幅度提高離焦眼的視力。
2. 目標光線入眼後仍不能形成焦像，或形成的焦像不能被視網膜敏銳感知，或焦像被視網膜感知後不能傳抵視覺中樞的現象，稱為**離像(out image)**。臨床上低視力患眼大多數是由**離像**所致。

二、低視力復健原理

1. 通常將低視力眼通過一般屈光矯正後，其殘餘遠視力能看清 **0.4 遠視標**作為遠視力復健的最低標準，當然根據患者的需求也可以將復健視力適當增減。因視標的**標高**與視標的**視角**為**正相關**，而視標的**視角**與視標的**小數視力值**則為**負相關**，故遠用與近用助視器的放大倍率 M，也可以用 **0.4** 與**殘餘小數視力(Vd)**的比值來表示，如下：

$$M = \frac{0.4}{Vd}$$

表 2-1 根據殘餘視力選擇遠用光學助視器的倍率

殘餘視力(Vd)	0.05	0.06	0.08	0.1	0.126	0.16	0.2	0.25
光學助視器的倍率 M (X)	8	6.6	5	4	3.2	2.5	2	1.6

【練習 1】 EXAMPLE

患者的低遠視力為 0.08、0.16、0.2。求使患者看清 0.4 視標的遠用望遠鏡助視器的放大倍率？

解題攻略

$$M_1 = \frac{0.4}{0.08} = 5X \quad M_2 = \frac{0.4}{0.16} = 2.5X \quad M_1 = \frac{0.4}{0.2} = 2X$$

2. 決定低視力輔具放大倍率的也可採用**凱斯坦包姆法則**(Kestenbaum's Rule)：即視力等效化(visual acuity equivalency)規則，此規則可估計閱讀普通報紙印刷品所需的**正鏡片度數**（無調節）。
使用最佳遠矯正視力（更好的視力）即 **Snellen 視力值的倒數**，這將是在 40 cm 處可閱讀 1M 或標準報紙印刷品所需正鏡片的等效屈光度。

$$\text{所需正鏡片的等效屈光度 ADD} = \frac{1}{\text{最佳矯正視力}}$$

【練習 2】 EXAMPLE

老李為低視力患者其最佳矯正視力＝20/100 or 6/30；老王在 40 公分處可以分辨 8M 字體。求兩人的光學輔具所需之屈光度？

解題攻略

採用凱斯坦包姆法則(Kestenbaum's Rule)：

$$ADD = \frac{1}{\text{最佳矯正視力}}$$

1. 老李所需鏡片的等效屈光度 ADD＝30/6＝+5.00D 可以在 40 cm 閱讀 1M 字體。
2. 老王的殘餘最佳視力值 VA＝0.4m/8M＝0.05＝6/120。
   所需鏡片的等效屈光度 ADD＝120/6＝+20D 則可以在 40 cm 閱讀 1M 字體。

3. 以 Emsley 模型眼計算正視眼前物體投影在視網膜的圖像大小（圖 2-1）：

$$L' = t \times \frac{L}{x}$$

其中 L'：視網膜圖像大小

L：外界物體的高度

x：物體到眼球節點的距離＝5.55 mm＋觀看距離

t：眼球節點到視網膜的距離＝16.67 mm

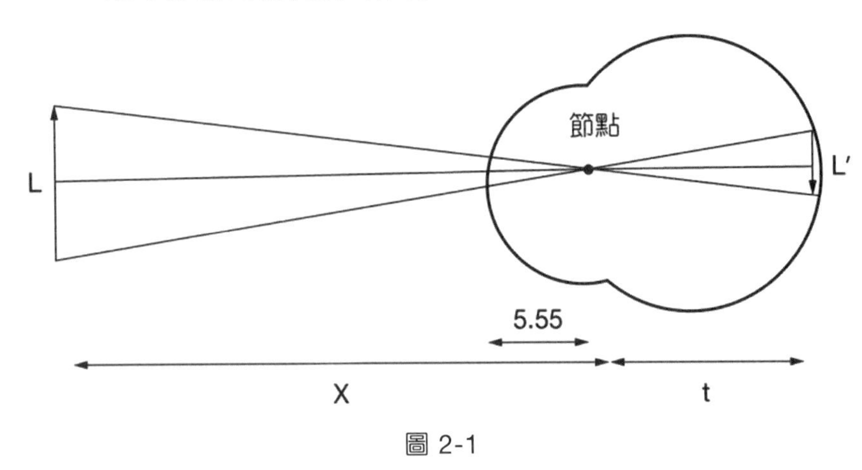

圖 2-1

【練習 3】 EXAMPLE

有一正視眼觀看眼前 10 公尺處高度為 2 公尺的聖誕樹，問此物在視網膜成像的大小？

解題攻略》

$$L' = t \times (L/x)$$
$$= 16.67\ mm \times (2\ m/10\ m)$$
$$= 3.334\ mm$$

4. 低視力復健的基本原理：

(1) 尺寸相關性放大作用(relative size magnification, RSM)：**目標的尺寸增大時**，其對眼所形成的視角隨之增大，**視網膜影像也增大**（圖 2-2）。

$$RSM = \frac{\text{New size}}{\text{Original size}}$$

(2) 距離相關性放大作用(relative distance magnification, RDM)：**尺寸大小相同的目標**，**距離注視眼越近**，其對眼所形成的視角越大，**視網膜影像也越大**。

$$RDM = \frac{\text{Original distance}}{\text{New distance}}$$

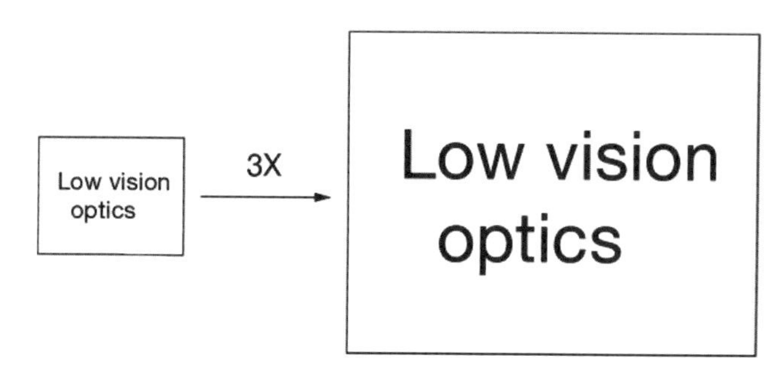

圖 2-2 原有字體大小與放大 3 倍的字體比較

EXAMPLE

【練習 4】

110 cm 的字體移近至眼前 45 cm 閱讀，問此物在視網膜成像大小的變化？

解題攻略

距離相關性放大 RDM＝110 cm/45 cm＝2.44 倍。

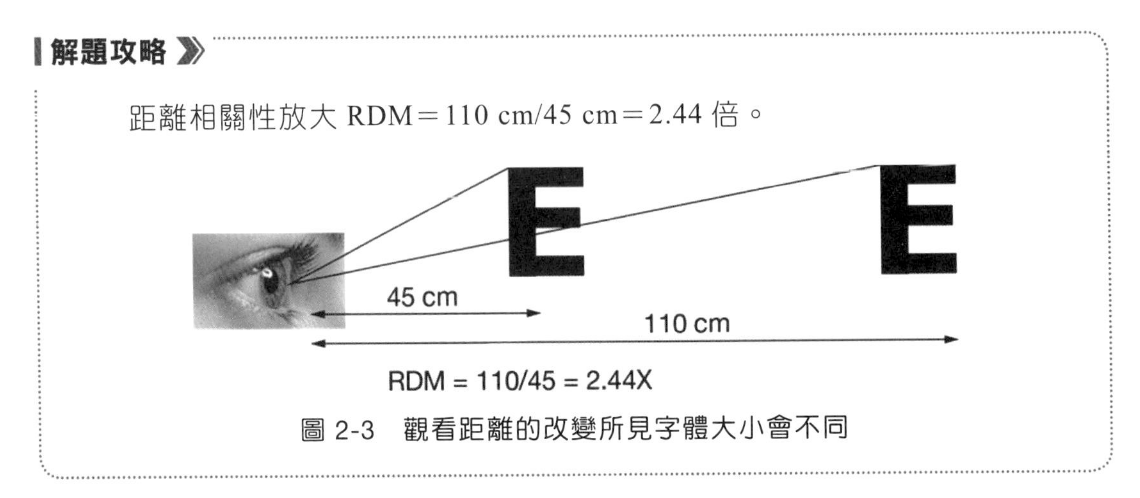

圖 2-3　觀看距離的改變所見字體大小會不同

(3) 角性放大作用(angular magnification, AM)：在目標尺寸和注視距離不變的情況下，目標發出的光線經過光學放大裝置後的**射出角大於入射角**，由於視角的增大，**視網膜的影像也增大**。

$$AM=\frac{\text{Magnified size}}{\text{Unmagnified size}}$$

EXAMPLE

【練習 5】

使用 5X 手持放大鏡觀看字體時可以增加 5X 角性放大作用(AM)（圖 2-4）。

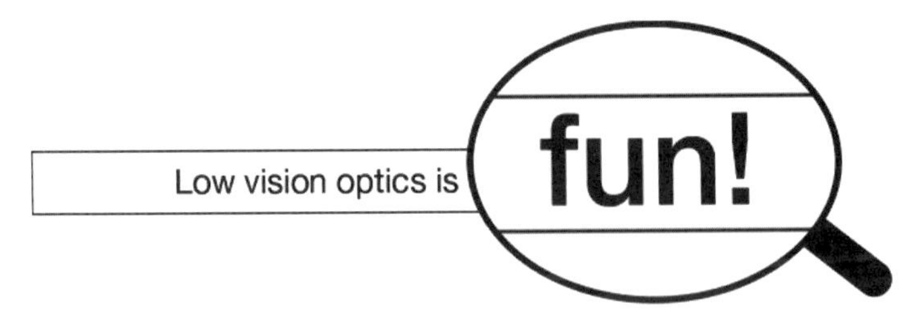

圖 2-4　使用手持放大鏡可將目標角性放大 5 倍

(4) 電子或投影放大率(electronic/projection magnification)：將影像透過電子裝置將影像放大的裝置，例如：閉路電視(closed-circuit television, CCTV)、投影機、放大螢幕（圖 2-5）。

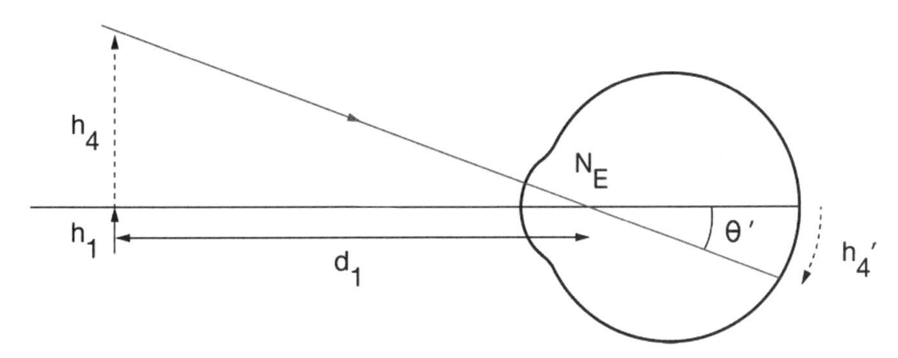

圖 2-5 投影放大可使視網膜影像也增大

5. 總和放大效應：將尺寸相關性放大、距離相關性放大以及角性放大作用總和起來的放大效果。

總和放大倍率(total magnification, TM)
＝ Relative Size Magnification × Relative Distance Magnification × Angular Magnification

【練習 6】 EXAMPLE

王先生習慣於在 75 公分處觀看 14"電腦顯示器。最近他買了一個 28"顯示器並使用一個 2X 望遠鏡加上+2.00D 閱讀帽在 50 公分的位置觀看，請問總和放大倍數是多少？

解題攻略》

總和放大倍率(TM)＝RSM×RDM×AM
＝(28”/14”)×(75 cm/50 cm)×(2X)
＝6X

6. 目標通過光學系統後視網膜成像大小，與不通過光學系統視網膜成像大小之比。其最常見的光學設備是望遠鏡，當目標離眼太遠或目標無法向眼前移近時，都可以利用**角性放大**作用。因此光學助視器絕大多數是借助**角性放大**提高患眼的視覺分辨能力的。

三、遠距離光學助視器

(一) 遠用望遠鏡

1. **望遠鏡**(telescope)可做為低視力患者用來觀察**遠處**物體的光學輔具。它由兩組鏡片組成，即物鏡(object lens)與目鏡或像鏡(image lens)，因此結構較大和複雜。一般望遠鏡可根據物體不同的距離進行調節，從而觀察到清楚的像。需要注意的是，**放大倍數越大**，手持觀察的效果越差（晃動），視場也**越小**，亮度會**降低**。

2. **遠用望遠鏡助視器**(distance telescope)可分為**伽利略**(Galilean)望遠鏡和**開普勒**(Keplerian)望遠鏡。
   (1) **伽利略**(Galilean)望遠鏡的物鏡(object lens)是凸透鏡（會聚透鏡）而目鏡或像鏡(image lens)是凹透鏡（發散透鏡）所組成的望遠鏡（圖 2-6a）。
   (2) **開普勒**(Keplerian)望遠鏡的物鏡(object lens)是凸透鏡（會聚透鏡）而目鏡或像鏡(image lens)是凸透鏡（會聚透鏡）所組成的望遠鏡（圖 2-6b）。

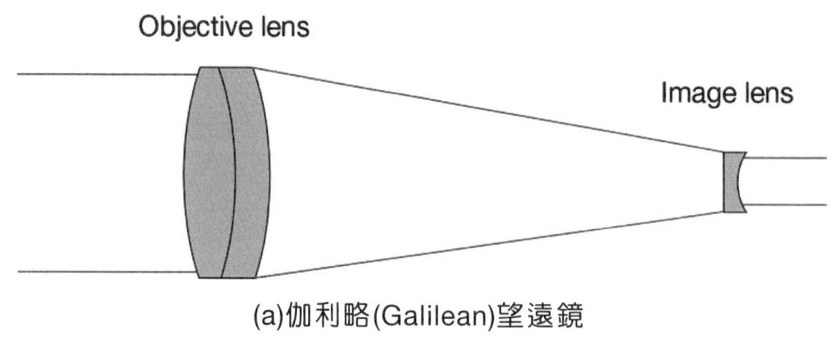

(a)伽利略(Galilean)望遠鏡

圖 2-6　遠用望遠鏡助視器

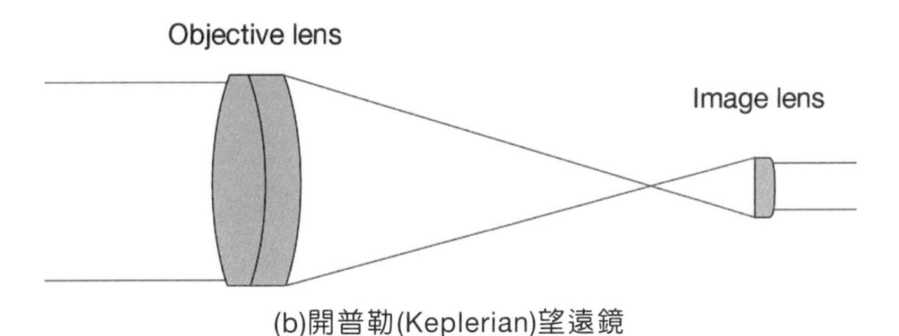

(b)開普勒(Keplerian)望遠鏡

圖 2-6 遠用望遠鏡助視器（續）

3. 望遠鏡的**放大倍率** $M=\frac{\tan\theta`}{tan\theta}=\frac{f_{obj}}{f_{eye}}=-\frac{F_{eye}}{F_{obj}}$

   及**鏡筒長度** $L=f_{obj}+f_{eye}$

   其中

   F_{obj}＝物鏡屈光度；F_{eye}＝目鏡屈光度；f_{obj}＝物鏡焦距；f_{eye}＝目鏡焦距

4. 伽利略(Galilean)望遠鏡和開普勒(Keplerian)望遠鏡的成像性質：

   (1) 伽利略(Galilean)望遠鏡成**正立放大虛像**：

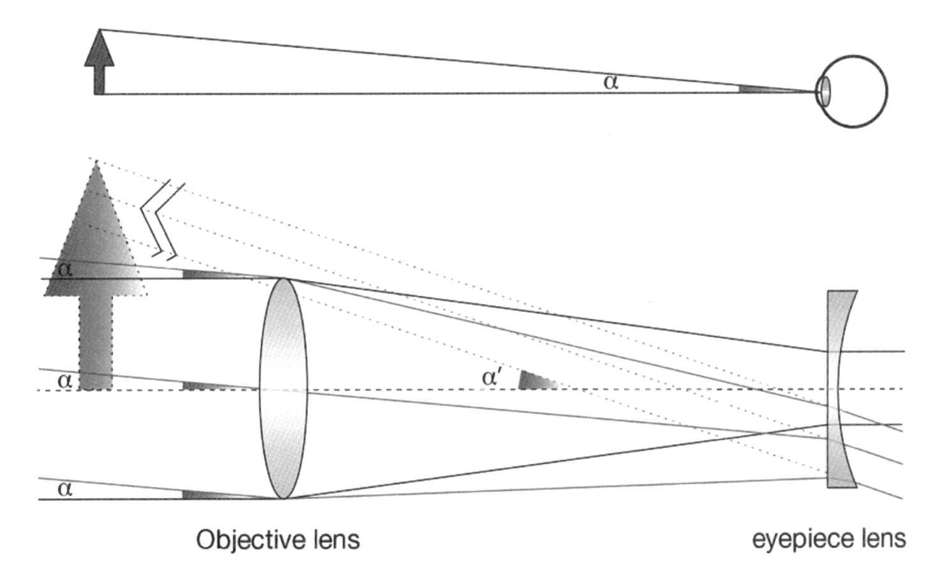

圖 2-7 物體經伽利略(Galilean)望遠鏡成正立放大虛像

(2) 開普勒(Keplerian)望遠鏡成**倒立放大虛像**：

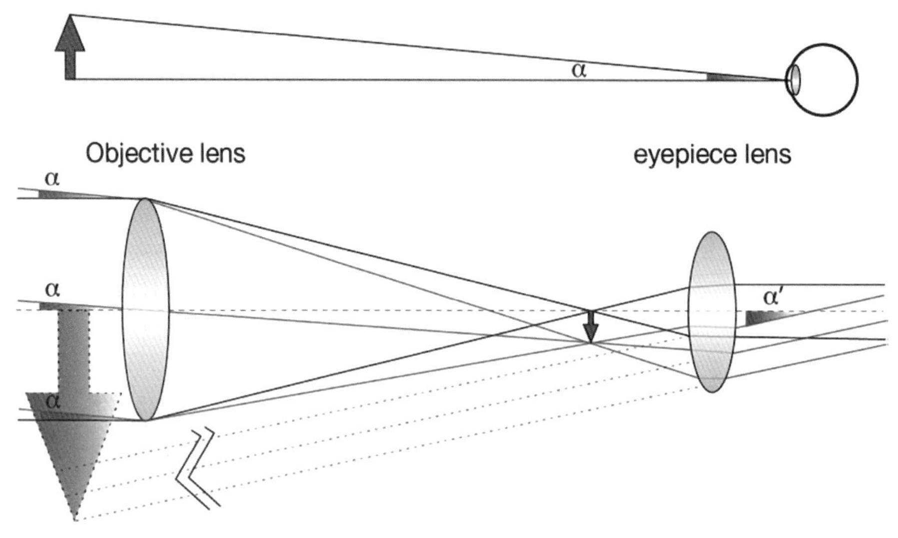

圖 2-8　物體經開普勒(Keplerian)望遠鏡成倒立放大虛像

EXAMPLE

【練習 7】

有一伽利略望遠鏡的物鏡為+10 D，目鏡為-20 D，求放大率與鏡筒長度？

解題攻略》

放大率：$M=-\frac{F_{eye}}{F_{obj}}$=-20/-10＝+2X（正立虛像）

鏡筒長度：d＝1/10－1/20＝0.1－0.05＝0.05 m＝5 cm

EXAMPLE

【練習 8】

有一開普勒望遠鏡的物鏡為+10D，目鏡為+50D，放大率與鏡筒長度？

解題攻略》

放大率：$M=-\frac{F_{eye}}{F_{obj}}$=-50/10＝-5X（倒立虛像）

鏡筒長度：d＝1/10＋1/50＝0.1＋0.02＝0.12 m＝12 cm

5. 伽利略(Galilean)望遠鏡和開普勒(Keplerian)望遠鏡的比較（表 2-2）：
   (1) 伽利略望遠鏡優點是鏡筒短，整體結構輕，視野較大，適宜製作成雙筒眼鏡式助視器，在雙眼均有視力的情況下可以支援立體視覺。缺點是像差較大，製作高倍率望遠鏡時因中心部與周邊部產生的球面像差較大，不得不縮小視野，故通常放大倍率＜4X。
   (2) 開普勒望遠鏡優點是放大倍率高，可製作 4~8X 的望遠鏡，且可通過雙合透鏡的設計，使成像品質改善。缺點是目鏡輸出的倒像須經三稜鏡折射才能成為直立的正像，導致整體結構沉重，由於鏡筒長，使視野縮小，適宜製作單筒掌上型助視器，不能支援雙眼視覺。

表 2-2　伽利略和開普勒望遠鏡之比較

望遠鏡種類	鏡筒	重量	形式	雙眼視覺	成像品質	倍率
伽利略	短	輕	眼鏡式	支持	差	＜4X
開普勒	長	重	掌上型	不支持	好	4~8X

6. 望遠鏡的規格標式：使用一部 8 倍望遠鏡觀察距離 80 公尺的目標物，可以獲得相當於 10 公尺肉眼觀察的感覺。**倍率越大**則放大感越大，但影像晃動也隨之加劇，同時也**犧牲了明亮度**與**視野**。因此，假設一望遠鏡鏡身的標示若為 12×50, 5.5° 則表示倍率＝12X，物鏡直徑＝50 mm，視角＝5.5° 。

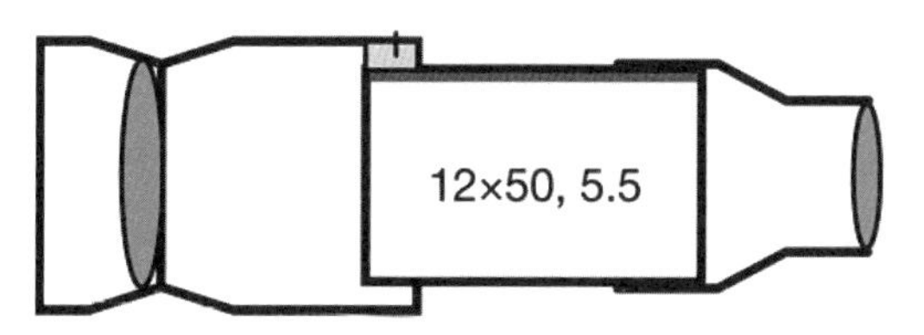

圖 2-9　望遠鏡鏡身標示的規格

7. 在鏡筒為標準長度的狀態下，離開望遠鏡目鏡的光線為平行光線，當**縮短鏡筒**時，離開目鏡的光線形成**散開光線**可以矯正近視，當**延長鏡筒**時，離開目鏡的光線形成**聚合光線**可以矯正遠視（圖 2-10）。

   考量望遠鏡之倍率與屈光不正的關係，一般**伽利略望遠鏡**助視器適用於矯正**遠視**性屈光不正眼；**開普勒望遠鏡**助視器適用於矯正**近視**性屈光不正眼。

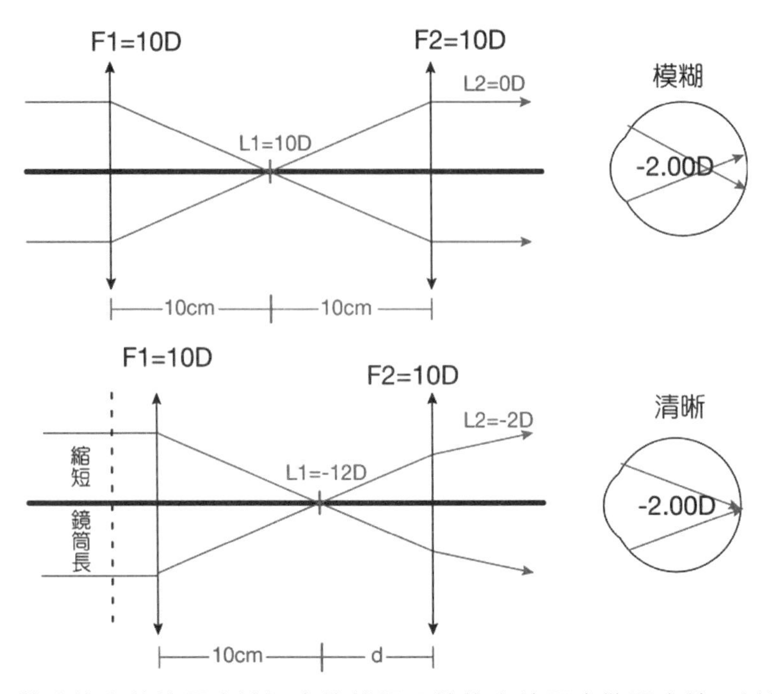

圖 2-10　望遠鏡之鏡筒長度縮短會使離開目鏡的光線形成散開光線可以矯正近視

表 2-3　伽利略望遠鏡和開普勒望遠鏡調焦後的光學變化比較

	伽利略望遠鏡		開普勒望遠鏡	
	適用屈光不正	倍率	適用屈光不正	倍率
鏡筒縮短	近視	下降	近視	增加
鏡筒延長	遠視	增加	遠視	下降

EXAMPLE

【練習 9】

有一伽利略望遠鏡的物鏡為+10D，目鏡為-50D，若以-10D 近視眼裸眼使用上述望眼鏡，則放大倍率與筒長(tube length)變為多少？

解題攻略

因為-50D 目鏡拆為-40D 與-10D，-10D 用來矯正近視，目鏡變為-40D

放大率＝-40/-10＝+4X

筒長＝1/10－1/40＝0.1－0.025＝0.075 m＝7.5 cm

EXAMPLE

【練習 10】

有一開普勒望遠鏡的物鏡為+10D，目鏡為+50D，若以-10D 近視眼，裸眼使用上述望眼鏡，則放大倍率與筒長變為多少？

解題攻略

因為+50D 目鏡拆為+60D 與-10D，-10D 用來矯正近視，目鏡變為+60D

放大率＝60/10＝+6X

筒長＝1/10＋1/60＝0.1＋0.0167＝0.1167 m＝11.67 cm

EXAMPLE

【練習 11】

開普勒望遠鏡的物鏡為+20D，目鏡為+40D，若觀看鏡前 50 公分的物體時，求放大倍率與筒長變為多少？

解題攻略

放大率＝40/(20－2)＝2.2X

筒長＝1/18＋1/40＝0.081 m＝8.1 cm

(二) 遠用望遠鏡矯正原理

1. 使用望遠鏡**注視近用距離**時，入射物鏡的光束變成**發散光**，鏡過望遠鏡後會產生聚散度放大(vergence amplification)現象，因此眼睛需要動用**很大的調節力**才能看清目標。

   (1) 依照 Sloan-Boeder 近似公式如下：

   $$Ats = A \times M^2$$

   Ats：通過望遠鏡觀看所需的調節量

   A：沒有使用望遠鏡的調節量

   M：望遠鏡的倍率

(2) 完整的聚散度放大之弗雷德(Freid)公式如下：

$$\text{Ats}=\frac{A\times M^2}{1-d\times M\times A}$$

d：望遠鏡的筒長

由弗雷德(Freid)公式可知使用開普勒望遠鏡的調節需求會比相同倍率的伽利略望遠鏡還要多一些。

EXAMPLE

【練習 12】

若用 4X 望遠鏡注視 2 公尺視標時，眼睛需要動多少調節力？

解題攻略》

由 Sloan-Boeder 近似公式計算：

$$\text{Ats}=\text{A}\times\text{M}^2=(1/2)\times4^2=+8.00\text{D}$$

或由弗雷德(Freid)公式計算：(d＝7.5 cm)

$$\text{Ats}=\frac{A\times M^2}{1-d\times M\times A}=\frac{0.5\times4^2}{1-0.075\times4\times0.5}=\frac{8}{0.85}=+9.40\text{D}$$

2. 在望遠鏡的物鏡前套接**物鏡帽(field lenses hat)**，可以高效簡便的對屈光不正進行矯正，光線通過物鏡帽透鏡，再通過遠用望遠鏡後的射出屈光度發生改變，射出屈光度的近似值計算方法：

$$\text{Da}=\text{Do}\times\text{M}^2$$

Da 為射出屈光度，Do 為物鏡帽透鏡屈光度，M 為遠用望遠鏡的倍率。

EXAMPLE

【練習 13】

有一低視力者的驗光處方為-8.00/-4.00×180，使用望遠鏡助視器的放大倍率為 2X，求物鏡帽處方？

解題攻略》

$$D_0 = \frac{D_a}{M^2} = -2.00 - 1.00 \times 180$$

3. 固定視望遠鏡(constant vision telescopes)：
   (1) 患眼近視處方為-10.00D，可考慮配戴-18.00D 軟性隱形眼鏡，選配+9.00D 的框架眼鏡，這種特殊的望遠鏡結構可使患眼獲得 2.0×的放大效果。
   (2) 無晶體眼相當於大約-12.00D 的目鏡，患者將+3.00D 的手持放大鏡放置在眼前 25 cm 處，可獲得大約 4.0×的望遠鏡放大效果。

4. 根據殘餘視力求望遠鏡助視器的倍率。通常以恰能看清 0.4 視標的最低放大倍率為度，若**放大倍率過高**，雖然**目標物成像更大**，但會導致**視野縮小**（圖 2-11）。因此在實際驗配時，應以看清 0.4 視標為起點，逐漸降低放大倍率，使患者在清晰度和視野範圍二者間找到相對理想的平衡點。驗光師不能一味追求提高視力而犧牲患者眼睛的視野。

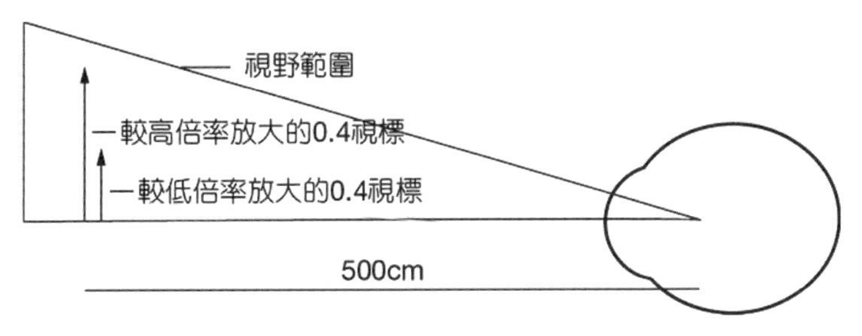

圖 2-11 視野範圍與望遠鏡倍率成反比

5. 望遠鏡的入瞳(entrance pupils)與出瞳(exit pupils)：
   (1) 入瞳：通常是**物鏡的直徑大小**，它也可以是物鏡後孔徑的直徑。

(2) 出瞳：是透過望遠鏡目鏡看入瞳的成像大小，**伽利略望遠鏡**的出瞳位於望遠鏡**內部**的**虛像**，**開普勒望遠鏡**的出瞳位於望遠鏡**外部**的**實像**。這解釋了為什麼**開普勒望遠鏡有更大的視場**。

(3) 對著伽利略望遠鏡目鏡的鏡頭，當頭部左右移動觀看出瞳時，出瞳移動方向與頭部移動方向正好**相同**，若對著開普勒望遠鏡目鏡的鏡頭，當頭部左右移動觀看出瞳時，出瞳移動方向與頭部移動方向正好**相反**。

$$\text{望遠鏡放大倍率 } M=\frac{\text{入瞳直徑}}{\text{出瞳直徑}}=\frac{\text{經望遠鏡放大影像大小}}{\text{未放大影像大小}}$$

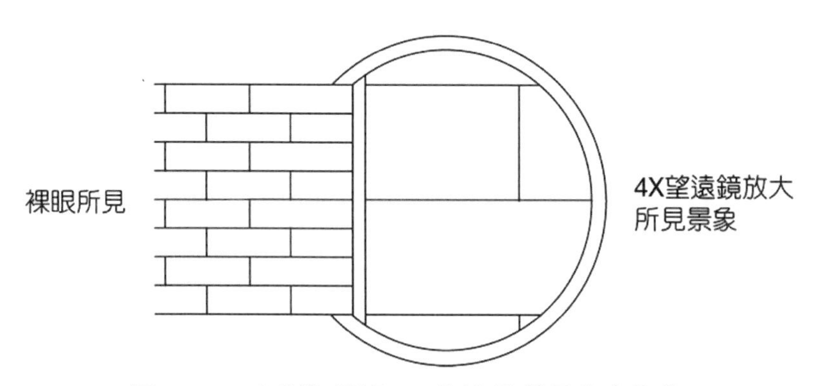

圖 2-12　右側為透過 4X 望遠鏡所見放大影像

例如：7×35 的望遠鏡，已知物鏡的直徑＝入瞳直徑為 35 mm，因此出瞳(exit pupil)直徑＝35 mm/7＝5 mm，相較 7×20 的望遠鏡的出瞳直徑約為 3 mm。因此前者所觀看的**影像較亮**。

6. 望遠鏡的亮度一般與望遠鏡**出瞳的大小**以及患者的**瞳孔大小**有關，即：

$$\text{減少的光亮度比率}=(\text{出瞳直徑})^2/(\text{眼睛瞳孔直徑})^2$$

以上公式沒有考慮鏡片光學表面的光損失。

【練習 14】　EXAMPLE

有一低視力患者的瞳孔大小為 5 mm，若他使用 4×12 的望遠鏡觀看遠處景象，請問減少的光亮度比率？

解題攻略

出瞳直徑＝12/4＝3 mm

減少的光亮度比率＝（出瞳直徑）^{2}／（眼睛瞳孔直徑）^{2}

$=(3)^2 / (5)^2 = 0.36$

所以透過望遠鏡觀看時有 36%的光亮度會損失掉。

7. 環狀暗點(ring scotoma)：通過望遠鏡觀看遠處時，視網膜上的放大視野覆蓋了未放大視圖中的可用之大部分圖像。因此**環狀暗點**(ring scotoma)是在放大的望遠鏡視圖周圍所產生的。

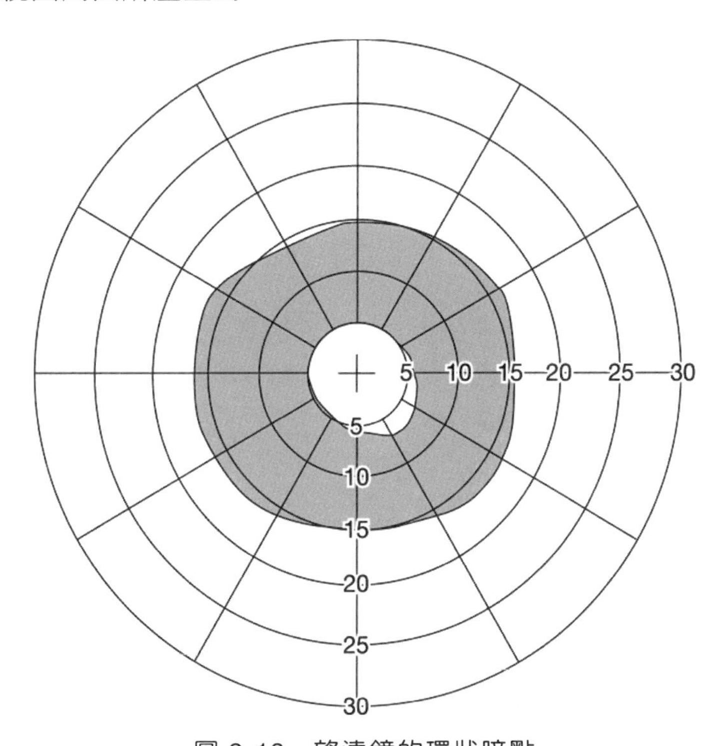

圖 2-13　望遠鏡的環狀暗點

如上圖中心白色區域為透過望遠鏡看出去的視場，而外圍白色區域為目鏡外未通過望遠鏡看出去的視場，至於環狀的灰色區域則為環狀暗點(ring scotoma)。

8. 57 法則：在 57 cm 處 1 cm 的偏離量，夾角＝1°。

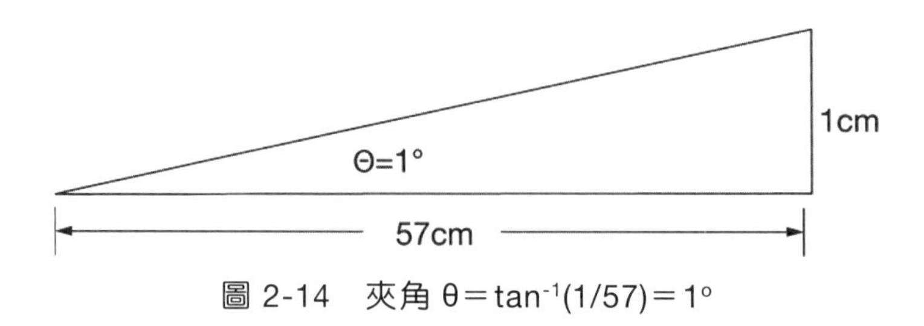

圖 2-14 夾角 $\theta = \tan^{-1}(1/57) = 1°$

【練習 15】 EXAMPLE

1. 一望遠鏡的視野若為 11°則在 30 公分處覆蓋的區域有多大？
2. 若患者使用望遠鏡要在 85 公分處可以觀看到 18 公分的區域，則此望遠鏡需要的視野角度？

解題攻略

1. 30 公分大約 57 cm 的一半，所以 0.5 cm＝1°，因此 11°覆蓋區域直徑約為 5.5cm。
2. $\theta = \tan^{-1}(18\ cm/85\ cm) = 12°$

四、近距離光學助視器

(一) 近用放大眼鏡

1. **近距離視力的需求**：最通常認最低近距離視力需求至少優於分辨極限 1 倍以上。書寫時的字體尺寸大小常大於 0.1 近視標，因此看近必須有 0.2 以上的近視力才能支持較長時間的書寫。書報上字的尺寸約為 0.22 mm，相當於 30 公分近距離視力表上的 0.2 視標，因此須有 0.4 以上的近距離視力，才能支持患者在 **30 公分**距離可以閱讀書報。因此，通常將低視力患者在 **30 公分處**能**看清 0.4 近距離視標**作為低視力看近的視力標準。

2. 近用放大眼鏡在 **30 公分處**欲看清 0.4 的閱讀視標，依據殘餘近視力 Vn 與放大鏡的總屈光度 F 和注視距離 d 的計算方法：

$$F = 1.35/Vn \qquad d = 1/F$$

式中 F 為患眼看清 0.4 近視標所需的正透鏡總屈光度，單位為 D；
Vn 為患眼的殘餘近視力；d 為被測眼的注視距離，單位為 m。

【練習 16】 EXAMPLE

有一患者測定低近視力為 0.08。求使患者可以在 30 公分處看清 0.4 視標的近用放大眼鏡之正透鏡屈光度和注視距離？

解題攻略

低近視力殘餘視力 Vn 為 0.08。

正透鏡屈光度 F = 1.35/0.08 = 16.87 (D)

注視距離 d = 1/16.87 = 0.059 (m) = 5.9 (cm)

表 2-4　根據殘餘低近視力選擇看清 0.4 近視標注視距離和眼鏡助視器正透鏡總屈光度

30 cm	低視力者殘餘近視力								
	0.05	0.06	0.08	0.1	0.126	0.16	0.2	0.25	0.32
正透鏡總屈光度(D)	27.00	22.00	17.00	13.50	10.50	9.00	7.00	5.50	4.50
注視距離(cm)	3.8	4.5	6.0	7.5	9.5	11.0	15.0	19.0	24.0

3. 近用放大助視眼鏡：為正屈光度較高的一般框架眼鏡，最低從**+4.00D 開始**，最高可達到+20.00D 以上。近用放大助視眼鏡因為鏡眼距很小，因此不是利用正透鏡的角性放大作用來提高視力的。在戴上正透鏡後，近目標的入眼光線被正透鏡會聚到視網膜前方，使目標模糊不清，患者不得不**將目標向注視眼移近**，使通過透鏡的目標光線成為平行光線進入眼內，才能被注視眼所看清。

由於閱讀物的移近，增大了目標對於注視眼所張的視角，增大了視網膜影像，故近用放大助視眼鏡實際上是利用**距離相關性放大作用**提高患眼的視力。

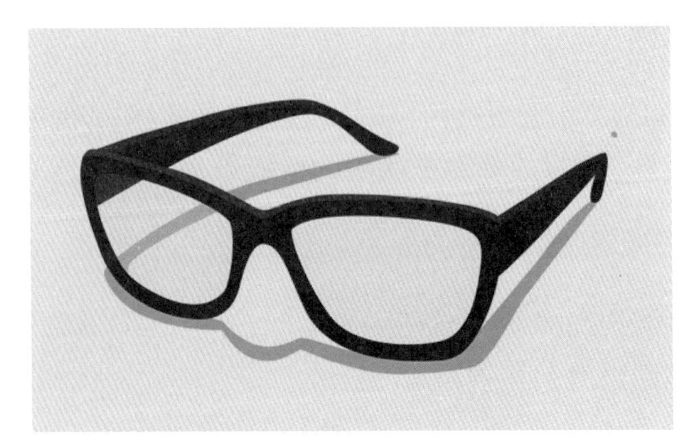

圖 2-15　近用放大助視眼鏡

EXAMPLE

【練習 17】

低視力者 Near VA： OD： 20/250、OS： 20/500，要在 20 公分距離看報紙（1M 字體），求要搭配戴多少度數的近用放大助視眼鏡？

解題攻略

在 20 公分要觀看 1M 字體，對應的需求視力＝0.2 m/1M＝0.2＝20/100

所需的放大倍率＝目標視力／優眼殘餘視力＝(20/100)/(20/250)＝2.5X

移近後的閱讀距離＝20/2.5＝8 cm

正透鏡屈光度 F＝1/0.08＝+12.50D

4. 近用放大眼鏡的分類：

(1) 單眼／雙眼眼鏡：標準全框、半框及前掛夾片(attached loupe)。

單眼放大眼鏡的鏡片屈光度可由+1D 到+60D。

雙眼放大眼鏡的鏡片屈光度則由+4D 到+12D，且需要加入 BI 的稜鏡在每一鏡片中以**降低雙眼內聚疲勞**的情形。

(2) 鏡片形式：球面透鏡、球面透鏡＋稜鏡、非球面透鏡及雙合(doublet)透鏡。

(3) 眼鏡處方與注意事項：

a. 眼鏡處方應首要考量**患者的需求**。

b. 視力在 **0.1 以上**才選用**雙眼放大眼鏡**，其餘則用單眼放大眼鏡。

c. 閱讀時應使用**優眼**，若有複視時應遮閉一眼。

d. 使用時閱讀距離**需要固定**，才能獲得穩定的放大倍率與清晰影像。

e. 應調整**照明亮度**並讓光線照射在閱讀物上。

5. 近用放大眼鏡的**鏡片度數**與所需的**工作距離**，以及**放大倍率**關係（表 2-5），由表 2-5 可知，若**減少工作距離**時，則需要**增加鏡片的屈光度**，才能維持所需之放大率。

表 2-5　近用放大眼鏡鏡片度數與工作距離和放大倍率關係

鏡片度數	工作距離	33 cm 放大倍率	25 cm 放大倍率
+3.00	33	1	0.8
+4.00	25	1.3	1
+5.00	20	1.7	1.3
+6.00	16.7	2	1.5
+8.00	12.5	2.7	2
+10.00	10	3.3	2.5
+12.00	8.33	4	3
+16.00	6.25	5.3	4
+20.00	5	6.7	5
+24.00	4.17	8	6
+32.00	3.12	10.7	8
+40.00	2.5	13.3	10
+48.00	2	16	12

（二）近用放大眼鏡的瞳距(PD)計算

1. 近用放大助視眼鏡的視線距較遠用眼鏡的視線距**適量縮小**，故若要使注視眼的視線通過近用助視眼鏡的光學中心，近用助視眼鏡光心距必須適量小於患眼的視遠瞳距（圖 2-16）。

$$Pn = Pd \times \frac{Nd-1}{Nd+1}$$

Pn 為患者看近的 PD，單位為 mm

Pd 為患者看遠的 PD，單位為 mm

Nd 為目標距雙眼回旋點連線的垂直距離，單位為 cm

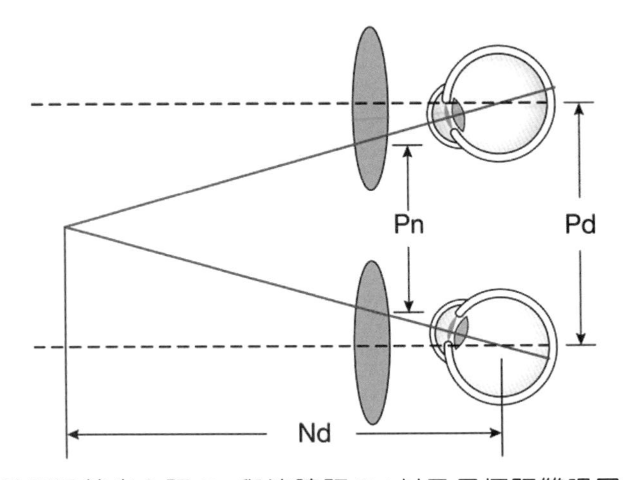

圖 2-16　近用助視眼鏡光心距 Pn 與遠瞳距 Pd 以及目標距雙眼回旋點 Nd 的關係

EXAMPLE

【練習 18】

若患者看遠的 PD 為 64 mm、注視距離 Nd 為 10 cm，求近用放大眼鏡的近用 PD？

解題攻略 》

$$Pn = Pd \times \frac{Nd-1}{Nd+1} = 64 \times \frac{10-1}{10+1} = 52.4 \text{ mm}$$

2. 近用瞳距 Pn 由注視距離 d 與眼球迴轉中心至鏡片距離(2.7 cm)以及遠用瞳距 Pd 進行轉換，其中注視距離 d＝1／鏡片屈光度，即：

近用瞳距 Pn＝遠用瞳距 Pd×〔注視距離 d／（注視距離 d+2.7 cm）〕

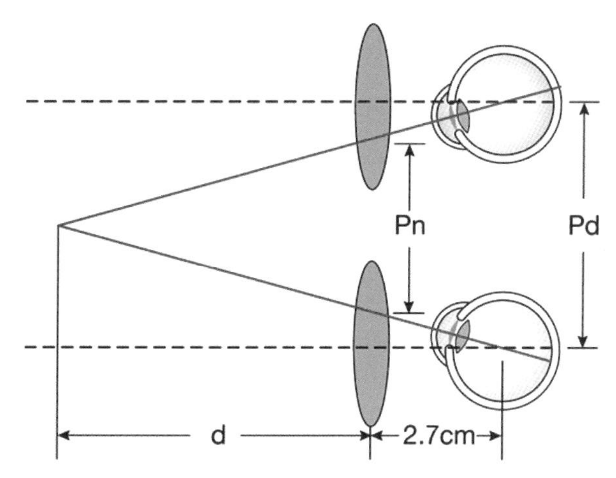

圖 2-17 近用助視眼鏡光心距 Pn 與遠瞳距 Pd 以及目標距透鏡位置 d 的關係

【練習 19】 EXAMPLE

一位低視力患者的遠矯正眼鏡處方：

OD +3.75/−1.50×80

OS +3.50/−1.25×120 加光度 ADD＝+6.00D，PD＝62 mm，頂點距離 d＝12 mm

設眼睛迴轉中心至角膜前緣距離＝15 mm，求近用放大眼鏡的 PD？

解題攻略》

加光度 ADD＝+6.00D，則注視距離 d＝1/6＝0.167 m＝167 mm

近用瞳距 Pn＝62 mm×167 / (167＋12＋15)＝53.1 mm

每一鏡片的移心量(62－53.1) / 2＝4.45 mm

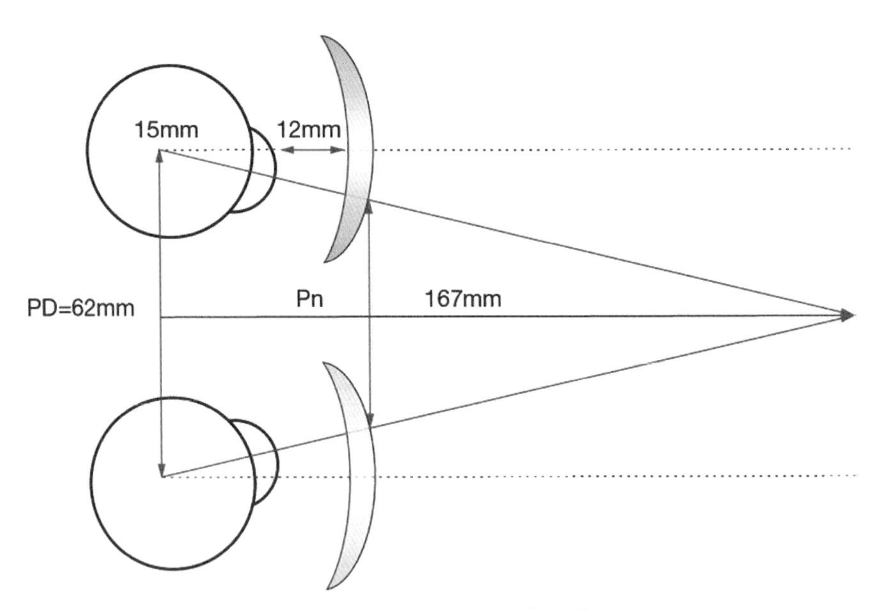

圖 2-18　遠用瞳距與近用瞳距的轉換圖

3. 近用放大助視眼鏡的**聚合補償**：雙眼若採用較高的正透鏡，同時縮短距離閱讀時幾乎不用調節。若雙眼均有視力，則必然產生過度的聚合才能使雙眼融像，這就要求雙眼發揮足夠的融像性聚合來替代調節性聚合。若發現不能克服的聚合性疲勞甚至雙眼複視時，可試採用在雙眼鏡片上附加適量**基底向內**的稜鏡。一般當近用放大助視眼鏡達到 5.00D 開始，每增加 1.00D、**每隻眼**增加 1 基底朝內(BI)稜鏡，如放大助視眼鏡為+10.00D 時要加入 6BI 稜鏡。其試鏡的方法如下：
   (1) 將近用放大助視眼鏡的度數置入試鏡架中。
   (2) 將試鏡架調整為患者近用 PD 進行試戴。
   (3) 將 BI 的稜鏡置入試鏡架，並適當增減稜鏡，直到被測眼能接受為止。

EXAMPLE

【練習 20】

一低視力患者遠視度數為+3.00D，若配戴近用放大助視眼鏡的度數為+5.00D，求其聚合補償的眼鏡處方？

解題攻略

每隻眼增加的稜鏡＝(8－4)＝4△(BI)

OD：+8.00D；4△(BI)

OS：+8.00D；4△(BI)

4. 由**遠用 PD** 及**近用加入度** ADD 換算近用助視眼鏡的 PD：可以將遠用 PD 減去加入度乘以 1.5，即：Pn＝Pd－ADD×1.5 若遠用 PD 大於 65 mm，則 Pn＝Pd－1－ADD×1.5。
   此方法已經將近用助視眼鏡所需的 **BI 稜鏡**考慮進去。

EXAMPLE

【練習 21】

若 A 患者看遠的 PD 為 65 mm、加入度 ADD＝+6.00D。另一位 B 患者看遠的 PD 為 69 mm、加入度 ADD＝+5.00D，求以上兩位患者近用助視眼鏡的近用 PD？

解題攻略

Pn＝65－6×1.5＝65－9＝54 mm

Pn＝69－1－5×1.5＝60.5 mm

(三) 複式近用放大眼鏡

1. 複式近用放大眼鏡：結構分為前後兩片正透鏡，後片為+4.00D~+8.00D 的近用放大眼鏡，前片則採用附加前夾在鼻樑上套接一個連體雙光心透鏡，屈光度為+8.00D~+12.00D（圖 2-19）。
   (1) 計算複式近用放大眼鏡的總屈光度數：
   $F = F_1 + F_2 - d \times F_1 F_2$
   其中 F 為眼鏡總屈光度數；
   F_1 為前片透鏡度數、F_2 為後片透鏡度數；
   d 為兩片透鏡的間距。

(2) 兩片透鏡結構的前頂屈光度可由下列公式算出：

$F_a = F / (1 - dF_2)$

所以，前頂點焦距 $fa = 1/F_a$

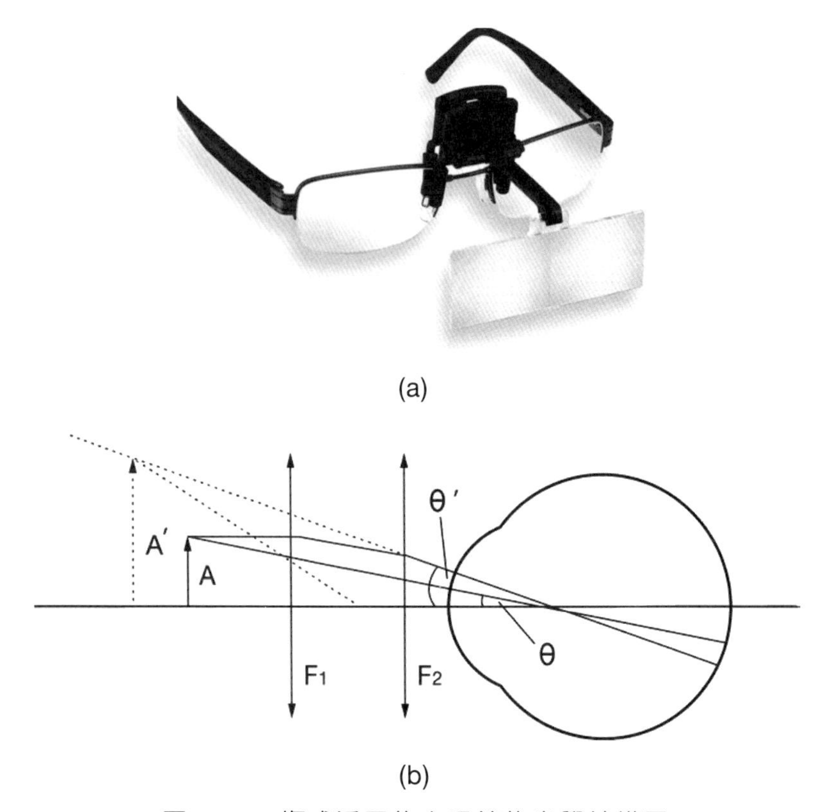

圖 2-19　複式近用放大眼鏡的光學結構圖

EXAMPLE

【練習 22】

複式近用放大眼鏡前片透鏡屈光度為+10.00D，後片透鏡屈光度為+4.00D，兩片間距為 0.05 m。求：總屈光度與注視距離？

解題攻略》

總屈光度 $F = F_1 + F_2 - d \times F_1\ F_2 = 10 + 4 - 0.05 \times 10 \times 4 = +12.00D$

前頂屈光度 $F_a = F/(1 - dF_2) = 12/(1 - 0.05 \times 4) = +15D$

前頂點焦距 $fa = 1/F_a = 1/15 = 0.067\ m = 6.7\ cm$

使用此複式近用放大眼鏡的注視距離等於 0.067 m 加上 0.05 m，約為 11.7 cm

（四）近用望遠鏡助視器

1. 近用望遠鏡助視器(telemicroscopes)：採用望遠鏡看近時，近目標光線通過望遠鏡後呈顯著**散開狀態**，因此眼睛需付出與望遠鏡射出光線散開度等量的調節才能看清目標，但正常眼睛無法產生如此高的調節力。若在望遠鏡的物鏡前加上+4.00D 的**閱讀帽**(reading hat)，則 25 cm 的近目標發出-4.00D 的散開光線通過閱讀帽的聚合，進入望遠鏡時已成為**平行光線**，此時注視眼通過望鏡猶如在看無限遠處的目標，即可被注視眼清晰看見（圖 2-20）。若採用+8.00D 的閱讀帽看近時，閱讀距離應該為 12.5 cm。

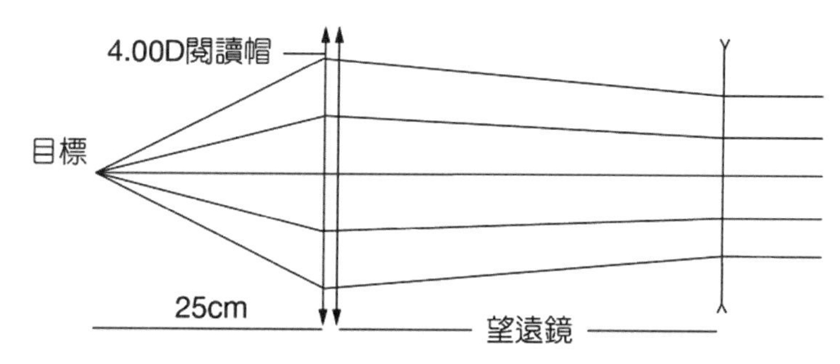

圖 2-20　閱讀帽控制近用望遠鏡射出光線散開度的原理

2. 採用 M 倍望遠鏡加 Fr 的閱讀帽看近時，組合的總屈光度計算公式如下：

$$F_e = M \times Fr$$

式中 F_e 為望遠鏡加閱讀帽的總屈光度；

M 為望遠鏡倍率；

Fr 為閱讀帽的屈光度，閱讀距離 d＝1/Fr。

【練習 23】 EXAMPLE

假設一望遠鏡的倍率為 2.0X，閱讀帽的屈光度為+5.00D。則望遠鏡加閱讀帽的總屈光度及閱讀距離？

解題攻略》

總屈光度 $F_e = 2 \times 5.00 = 10.00(D)$

閱讀距離 $d = 1/Fr = 1/5 = 20$ cm。

EXAMPLE

【練習 24】

有一低視力患者的近用殘餘視力為 20/100，若他想要採用近用望遠鏡在 40 公分處閱讀，求閱讀帽度數與望遠鏡倍率？

解題攻略》

在 40 公分處閱讀，因此閱讀帽度數 $Fr = 1/0.4 = +2.50D$

使用 Kestenbaum's 規則估計等效屈光度數 $F_e = 100/20 = +5.00D$

$F_e = M \times Fr \quad 5.00 = M \times 2.50$，

所以望遠鏡倍率 $M = 2X$。

3. 近用望遠鏡的實際意義在於**增加閱讀距離**，使近距離書寫或操作更方便，並減少閱讀疲勞。但因伽利略望遠鏡受光學設計的限制，只有**倍率低於 3.0X** 才能保證**影像品質**。故隨著正透鏡總度數的需求增高，就只能增加閱讀帽度數，即縮短注視距離來滿定矯正需求。

EXAMPLE

【練習 25】

設患者的近用視力分別為 0.05，若採用望遠鏡加閱讀帽作近用閱讀輔具，求望遠鏡的倍率、閱讀帽屈光度和注視距離。

解題攻略 》

使用 Kestenbaum's 規則估計等效屈光度數 $F_e = 1/0.05 = +20.00D$

採用近用望遠鏡助視器，則望遠鏡的倍率可選擇 3.0X。

閱讀帽屈光度 $Fr = F_e / M = 20/3 = +6.67(D)$

注視距離 $d = 1/6.67 = 0.15\ m = 15\ cm$

所以使用近用望遠鏡之閱讀距離(15 cm)比近用放大眼鏡的閱讀距離(5 cm)還大。

（五）立式放大鏡

1. **立式放大鏡**(stand magnifiers)（圖 2-21）：為借助固定架子與注視目標保持固定距離的凸透鏡，常用屈光度為+6.00~32.00D。通常腳會做得**比焦距短**。例如有一立式放大鏡的鏡片度數為 F，閱讀物置於座高為 u 的下方，依照凸透鏡的成像公式可知：
   物側聚散度 $U = 1/u$，像側聚散度 $V = U + F$
   放大倍率 $M = U/V$，成像位置 $v = 1/V$

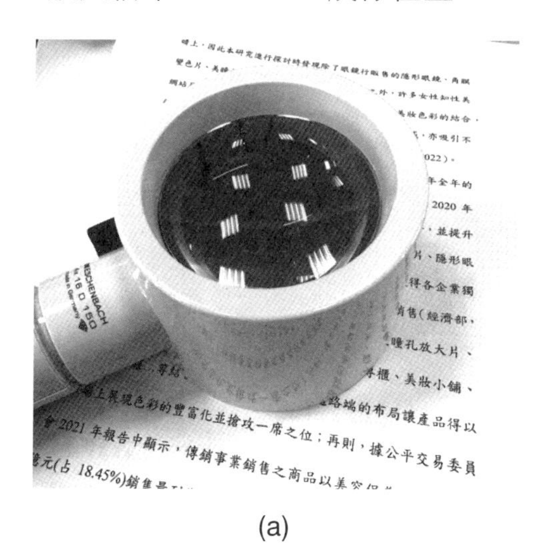

(a)

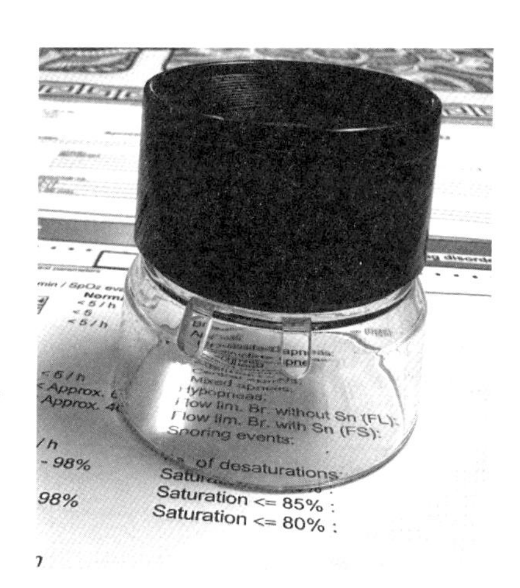

(b)

圖 2-21　立式放大鏡

EXAMPLE

【練習 26】

一立式放大鏡的鏡片度數為 F＝+20D，閱讀物置於座高 u＝4 cm 之處，求放大倍率與成像位置？

解題攻略 》

物側聚散度 U＝1/-0.04＝-25D，像側聚散度 V＝U＋F＝-25＋20＝-5D

放大倍率 M＝U/V＝-25/-5＝5X，成像位置 v＝1/-5＝-0.2 m＝-20 cm

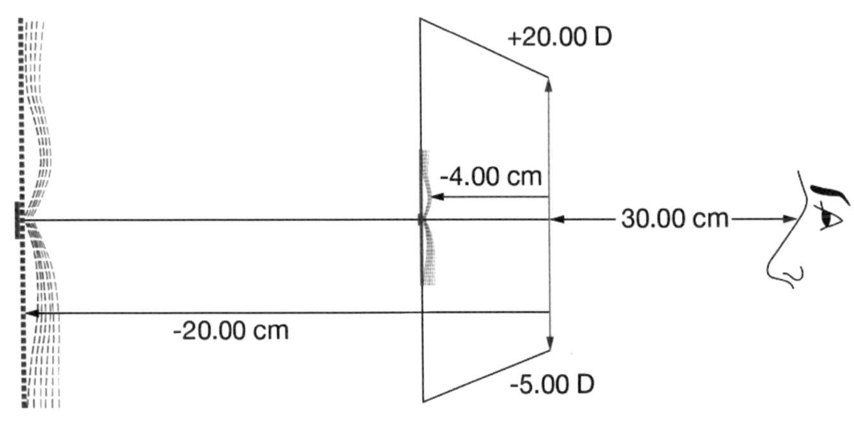

圖 2-22　立式放大鏡的成像

2. 圖 2-22 立式放大鏡鏡片有 5 倍大成像，若注視者眼睛距離透鏡為 30 公分，則眼睛觀看此正立虛像的距離為 50 公分，其影像的視角就相當於在 10 公分處沒有使用鏡片時的視角。因此，立式放大鏡 F 聯合眼睛戴上一副 ADD 閱讀眼鏡使用時，若鏡間距離為 d，則：

   等效屈光度 $F_e＝F＋ADD－d×F×ADD$

   立式放大鏡等效屈光度 $F_e＝ER×ADDER$＝放大比率(enlargement ratio)。

   例如圖 2-22 眼睛觀看此正立虛像的距離為 50 公分，所以眼鏡加光度 ADD＝+2.00D，d＝30 cm 則：

等效屈光度 $F_e=20+2-0.3\times20\times2=+10D$

放大比率 $ER=F_e/ADD=10/2=5X$

若貼近立式放大鏡閱讀，d＝0 cm 需戴+5D 加光度的眼鏡

等效屈光度 $F_e=20+5-0\times20\times5=+25D$

放大比率 $ER=F_e/ADD=25/5=5X$

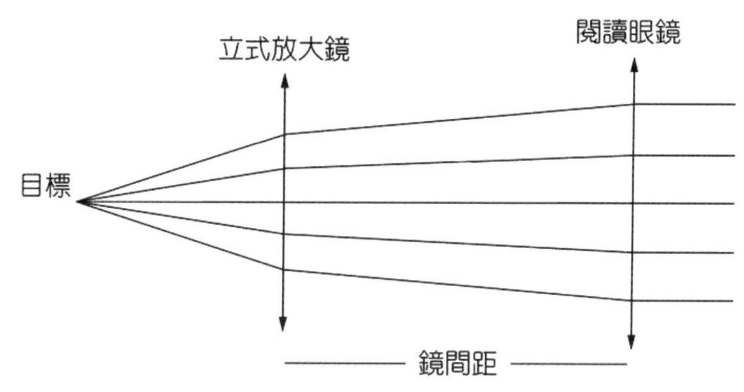

圖 2-23　立式放大鏡與閱讀眼鏡組合光路圖

【練習 27】 EXAMPLE

若患者 40 公分能看清 4M 視標，期望看清 1M 視標，使用鏡腳高度 5 公分，屈光度+15D 的立式放大鏡時，使用者至少需搭配多少近用加入度，眼睛才不需調節？

解題攻略 》

需求放大率 $ER=4/1=4X$

$U=1/-0.05=-20D$　$V=U+F=-20+15=-5D$

成像位置 $v=1/-5D=-0.2\ m=-20\ cm$

鏡眼間距 $d=40-20=20\ cm$

等效屈光度 $F_e=15+ADD-0.2\times15\times ADD$

放大比率 $ER=F_e/ADD$　$4=F_e/ADD$　$F_e=4ADD$ 代入上式

得知 近用加入度 $ADD=+2.50D$

EXAMPLE

【練習 28】

有一低視力患者近用閱讀時的等效屈光度需求為 $F_e = +36D$，若他戴上+3.00D 閱讀眼鏡聯合立式放大鏡進行閱讀時，請問立式放大鏡的放大比率？

解題攻略》

放大比率 $ER = F_e / ADD = 36D/3D = 12X$。

3. 立式放大鏡的設計是為使鏡片穩定、較貼近閱讀物以減少鏡片產生的**周遭像差效應**，這可增加看的品質，一般是設計配合舒適的閱讀距離以保有恰當的鏡片離眼睛的距離，但隨著每個人習慣與使用的**近距加入度**，立式放大鏡的規格變得較為複雜，需查對各不同廠家的標示。

4. 立式放大鏡 F 聯合眼睛戴上一副 ADD 閱讀眼鏡使用時，可採用閱讀距離即鏡眼間距 d 來控制總屈光度，即眼睛越靠近放大鏡，**總屈光度與放大倍率均會變大**，同時**視野也會越大**，但眼睛必須付出更多的調節（圖 2-24）。

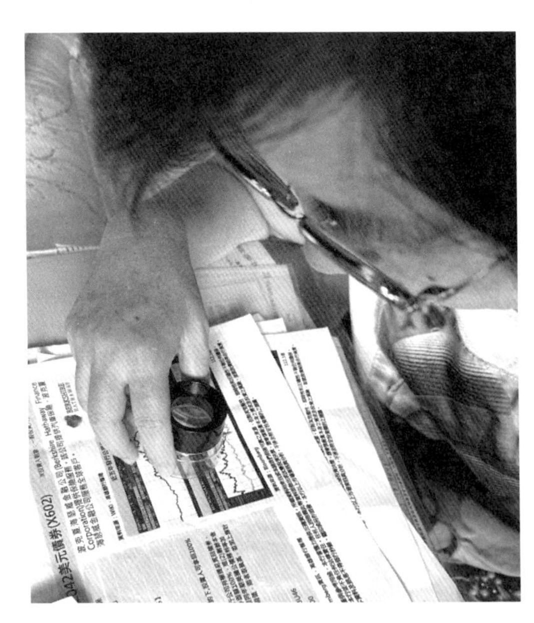

圖 2-24　使用立式放大鏡閱讀

(1) 如 II 級(0.3 > VA > 0.1)低視力通常採用+3.00D 的正屈光度眼鏡聯合+16.00D (4.0X)的立式放大鏡，根據患眼殘餘低近視力的正透鏡總屈光度(F_e)需求，可大致計算出患眼至立式放大鏡的距離，公式如下：

$$h=\frac{19-F_e}{48}$$

使用 Kestenbaum's 規則估計等效屈光度數 $F_e=1/Vn$；Vn＝低視力者的殘餘視力值。

【練習 29】 EXAMPLE

設患眼的殘餘低近視力值為 0.2，求使用立式放大鏡與閱讀眼鏡間的閱讀距離？

解題攻略》

等效屈光度數 $F_e=1/Vn=1/0.2=+5.00D$

患眼至立式放大鏡的距離 $h=(19-5)/48=0.292\ m=29.2\ cm$

(2) 如 I 級(0.1 > VA > 0.05)低視力通常採用+3.00D 的正屈光度眼鏡聯合+24.00D (6.0X)的立式放大鏡，根據患眼殘餘低近視力的正透鏡總屈光度(F_e)需求，可大致計算出患眼適宜的注視距離，公式如下：

$$h=\frac{27-F_e}{72}$$

使用 Kestenbaum's 規則估計等效屈光度數 $F_e=1/Vn$；Vn＝低視力者的殘餘視力值。

【練習 30】 EXAMPLE

設患眼的殘餘低近視力值為 0.08，求使用立式放大鏡與閱讀眼鏡間的閱讀距離？

解題攻略 》

等效屈光度數 $F_e = 1/Vn = 1/0.08 = +12.50D$

患眼至立式放大鏡的距離 $h = (27 - 12.5)/72 = 0.2014\ m = 20.14\ cm$

5. 半球形立式(visolett)放大鏡：又稱**鎮紙放大鏡**，為常用的特殊類型的立式放大鏡，由透明介質材料製作，結構為一面製成凸非球面，另一面製成屈光量較小的凹面。使用時將凹面平放於閱讀物上，利用透鏡的重量產生鎮紙和固定閱讀範圍的作用，同時在閱讀物上推移透鏡改變閱讀範圍時凹面可避免將透鏡的接觸面磨損，測量設計的凹面還具有一定的消像差作用，此種放大鏡一般的倍率在 **1.8~2.5X** 之間，直徑 40~60 mm。

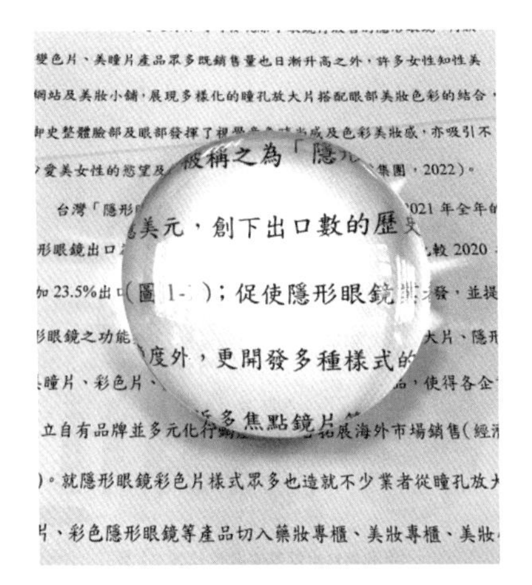

圖 2-25　半球形立式(visolett)放大鏡

6. 半球形立式放大鏡的放大率（圖 2-26）：

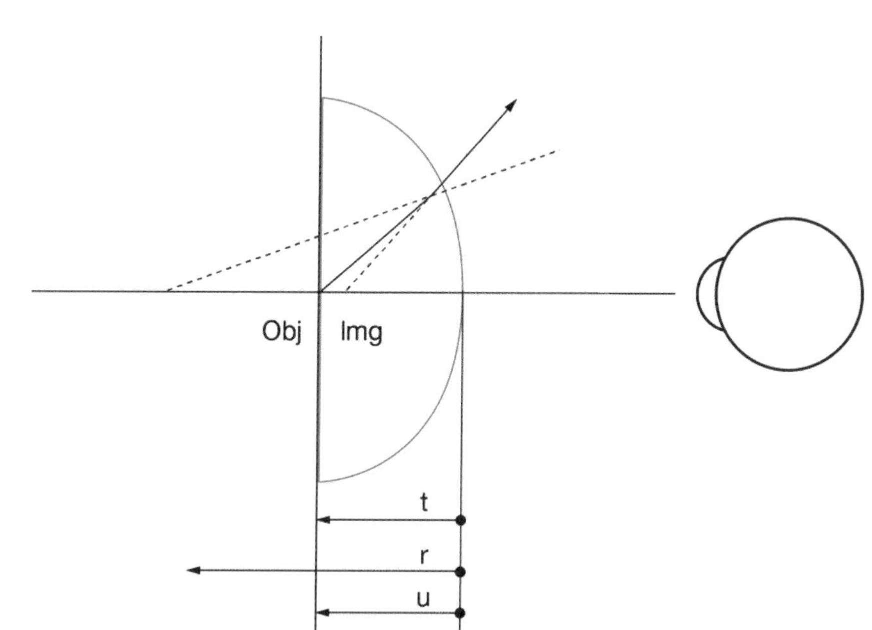

圖 2-26 半球形立式放大鏡的成像圖

Obj：物平面；u：物距；Img：像平面；v：像距。

t：放大鏡厚度；r：彎曲表面的曲率半徑；n：鏡片材質折射率。

$$放大率\ M=\frac{nr}{(t(1-n)+nr)}$$

(1) 若放大鏡為半球形(spherical)，則 t＝r

$$放大率\ M=\frac{nr}{(r(1-n)+nr)}=n$$

(2) 若放大鏡為球形(hemispherical)，則 t＝2r

$$放大率\ M=\frac{nr}{(2r(1-n)+nr)}=\frac{n}{(2-n)}$$

（六）手持放大鏡

1. 手持放大鏡：可以任意**改變鏡眼距**的近用助視眼鏡稱為**手持放大鏡**，其中＞+4.00D~＜+10.00D 為低度放大鏡；≧+10.00D~＜+20.00D 為中度放大鏡；≧+20.00D 為高度放大鏡。有的手持放大鏡會附有 LED 照明光源，增進閱讀的便利性。

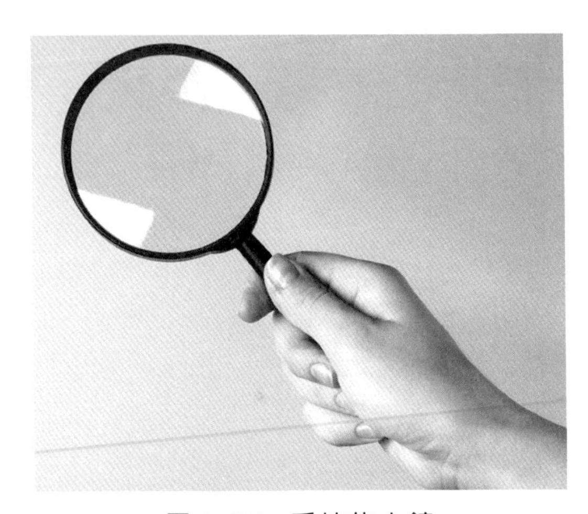

圖 2-27　手持放大鏡

2. 手持放大鏡的標準放大倍率計算：凸透鏡的放大倍率採用凸透鏡的屈光度 F、物眼距 d、鏡眼距 s 來計算，得到：

$$M=\frac{d}{d(1-Fs)-Fs^2}$$

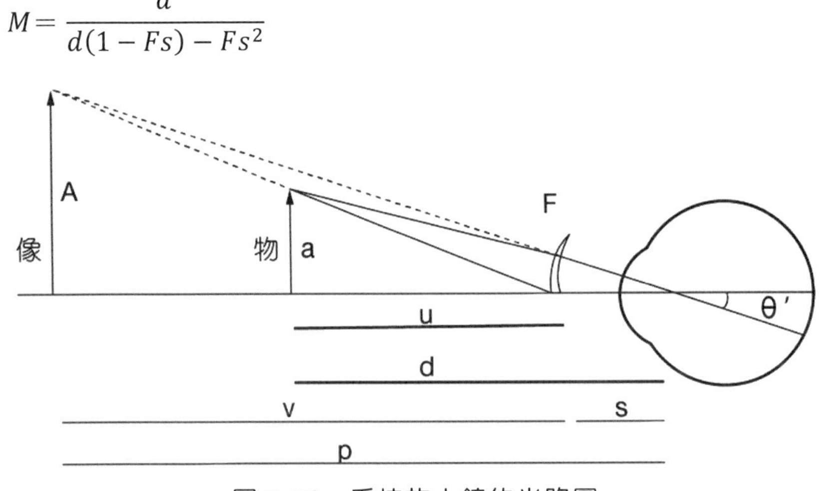

圖 2-28　手持放大鏡的光路圖

在凸透鏡成像的各種可變參數中，相對可以固定的是物眼距 d，即習慣的閱讀距離通常為 20 cm、25 cm、33 cm 或 40 cm。若物眼距 d 為 25 cm（取值 m），凸透鏡的放大倍率可根據以上公式計算如下：

$$M = \frac{F}{4} - \frac{1 - Fs}{4p}$$

如將目標物放置於凸透鏡物側的焦點上，即控制物鏡距 u，使其等於凸透鏡的焦距 f，則物像 A 位於無窮遠，如圖 2-29 所示，像眼距 p＝∞，將 p＝∞ 代入上式，凸透鏡的放大倍率可計算如下。

$$M = \frac{F}{4}$$

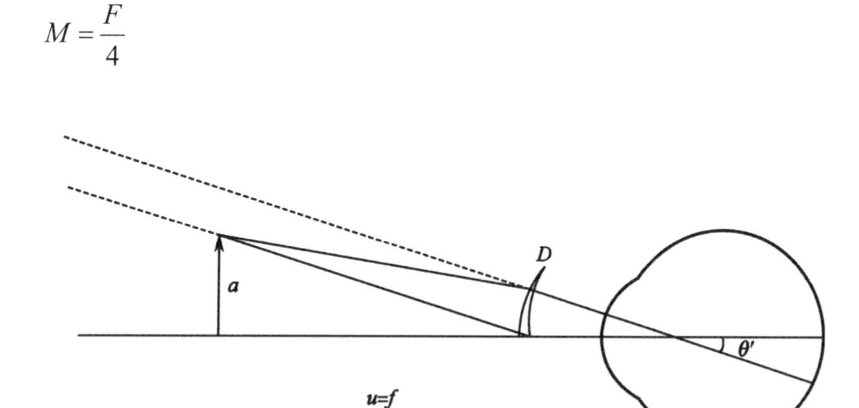

圖 2-29　目標位於凸透鏡物側的焦點上

【練習 31】 EXAMPLE

有一手持放大鏡的屈光度為+16.00D，若物到眼睛的觀看距離為 25 公分，則此凸透鏡的標準放大倍率為多少？

解題攻略

放大倍率 M＝F/4＝16/4＝4X

3. 手持放大鏡的屈光度在理論上最大**放大倍率**隨著其**屈光度增加**應大幅度增加，但在實際運用時，隨著凸透鏡的屈光度增加，由於透鏡焦距的逐漸縮小制約了其最大放大倍率的增加，同時在手持放大鏡實際應用時應注意使物鏡距小於凸透鏡的焦距，因此將物眼距 d 為 25 cm 時，不同屈光度的凸透鏡理論放大倍率與實際放大倍率進行比較。

表 2-6　不同屈光度的凸透鏡理論放大倍率與實際放大倍率比較(d＝25 cm)

	凸透鏡屈光度(D)／焦距(cm)			
	8.00/12.5	10.00/10.0	12.00/8.3	14.00/7.1
理論最大放大倍率	2.0	2.6	4.0	8.0
實際最大放大倍率	2.0	2.5	2.99	3.39

4. 在低近視力矯正中，通常依據患者的**殘餘低近視力**，判定其獲得 0.4 視力所需的**正透鏡總屈光度**。然而通過上述分析可知手持放大鏡隨著屈光度增加，由於焦距逐漸縮小制約了其最大放大倍率的增加，若是根據其所需的正透鏡總屈光度計算手持放大鏡的標準放大倍率，顯然放大倍率不足以使其獲得 0.4 近視力。可參考遠用助視器公式由表 2-7 算出不同殘餘低近視力獲得 0.4 視力所需的標準放大倍率。

表 2-7　根據殘餘低近視力選擇手持放大鏡的屈光度和標準倍率(d＝25 cm)

	殘餘低近視力								
	0.05	0.06	0.08	0.1	0.126	0.16	0.2	0.25	0.32
放大鏡屈光度(D)	32.00	24.00	20.00	16.00	12.00	10.00	8.00	6.00	5.00
放大鏡標準倍率(X)	8.0	6.0	5.0	4.0	3.0	2.5	2	1.5	1.25

5. 手持放大鏡 F_1 與近用閱讀眼鏡 F_2 合併使用，若兩鏡片分開距離為 d，整個光學系統的等效鏡度(equivalent power, F_e)以厚透鏡公式計算之：

$$F_e = F_1 + F_2 - d \times F_1 F_2$$

【練習 32】 EXAMPLE

將+10D 手持放大鏡拿在加入度+2D 閱讀眼鏡前 10 公分處使用，則等效鏡度為何？

解題攻略

$$F_e = 10 + 2 - 0.1 \times 10 \times 2 = 10D$$

6. 透過手持放大鏡近用閱讀時的最大**視野寬度**與**鏡片直徑成正比**，與**眼睛到透鏡的距離成反比**；透鏡的焦距越長（屈光度越小）則視野寬度越寬。

$$視野寬度(w) = \frac{鏡片直徑(d)}{眼睛到透鏡的距離(h)} \times 凸透鏡的焦距(f)$$

【練習 33】 EXAMPLE

使用屈光度為+12.00D，直徑 60 mm 的手持放大鏡的觀看書本時，若眼睛到透鏡的距離為 10 公分，則閱讀時的最大視野寬度為何？

解題攻略

$$視野寬度(w) = \frac{d}{h} \times f = \frac{60\ mm}{100\ mm} \times \left(\frac{1}{12} m\right) = 0.05\ m = 5\ cm$$

【練習 34】 EXAMPLE

有一手持放大鏡直徑為 5 cm，屈光度為+20.00D，若鏡片與眼睛的距離分別為(a) 5 cm；(b) 10 cm；(c) 20 cm，則閱讀時的最大視野寬度分別為何？

解題攻略

(a) $w = 0.05/(20.00 \times 0.05) = 0.05$ 或 5 cm

(b) $w = 0.05/(20.00 \times 0.1) = 0.25$ 或 2.5 cm

(c) $w = 0.05/(20.00 \times 0.2) = 0.0125$ 或 1.25 cm

7. 菲涅耳(Fresnel)球面透鏡：系列小三角形均為近似直角三角形，越到鏡片的邊緣三角形的斜率越大，對光線的**折射力越強**。

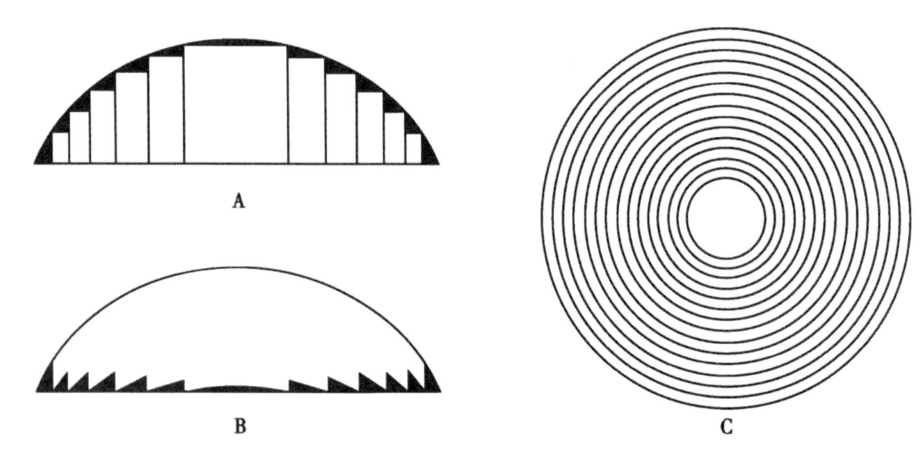

圖 2-30　菲涅耳(Fresnel)球面透鏡的設計

五、總結

1. 各式低視力光學輔具的優缺點（表 2-8）。

表 2-8　各式低視力光學輔具的優缺點比較

用途	名稱	優點	缺點
近距離光學輔具	近用放大眼鏡	‧ 外觀看起來像一般眼鏡 ‧ 兩手可以空出來 ‧ 視野更廣 ‧ 低度數鏡片可提供雙眼視覺品質 ‧ 可以適用高度數鏡片 ‧ 可以一併矯正屈光不正	‧ 越高度數鏡片的閱讀距離越近 ‧ 可能需要更多的教導 ‧ 難以保持閱讀的焦點距離 ‧ 高度數鏡片只能用單眼閱讀
	近用望遠鏡	‧ 兩手可以騰空 ‧ 允許在不同的距離閱讀 ‧ 可同時矯正屈光不正 ‧ 同一裝置可做近距與遠距使用 ‧ 可以製成雙筒近用望遠鏡	‧ 比手持放大鏡還貴 ‧ 閱讀的便利性較差 ‧ 外觀上沒有吸引力 ‧ 雙筒近用望遠鏡可能造成鼻子負重過大 ‧ 需要較多的頭部移動

表 2-8 各式低視力光學輔具的優缺點比較（續）

用途	名稱	優點	缺點
近距離光學輔具(續)	立式放大鏡	• 價格低廉、物美價廉 • 手電筒式良好照明 • 閱讀焦距固定 • 低度數的棒形放大鏡使用方便 • 價格適中	• 需要一個平坦的表面來放置，因此閱讀裝訂書籍有困難 • 體積較大，使用較麻煩 • 眼鏡與立式放大鏡較難對齊 • 若需內附照明裝置，則價格會增加 • 高度數鏡片的放大效果差
	手持放大鏡	• 比較便宜／容易購買到 • 外觀上可接受 • 眼睛／鏡片／動作變化較大 • 可內置照明控制功能 • 重量輕容易清理 • 鏡片與眼睛距離可調整 • 低度數鏡片的直徑可較大	• 必須找到合適的焦距 • 雙手無法空閒 • 鏡片不包含散光矯正 • 長者若手會晃動則比較難以操作使用 • 塑料鏡片需要小心使用和清潔否則會刮傷
遠距離光學輔具	手持望遠鏡	• 外表較不顯眼 • 比雙筒式望遠鏡更便宜 • 目鏡端可以緊貼眼睛 • 兩眼都可以使用	• 需一隻手持望遠鏡 • 手部晃動會影響固視效果 • 需要基本技能的指導 • 觀看遠方時視野會縮小

2-2 非光學助視器

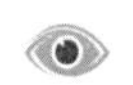

1. 電子放大(electronic magnification)：電子設備的放大倍率是跟以下兩者有關：
   (1) 放大比例(ER)：與原始物體相比，屏幕上的圖像大了多少。
   (2) 觀看距離(working distance)：在 30 公分觀看相同尺寸之 CCTV 將比在 60 公分處觀看大 2 倍。

等效度數 $F_e = ER \times ADD$

其中 ER＝放大比率(enlargement ratio)

ADD＝觀看距離(working distance)的倒數。

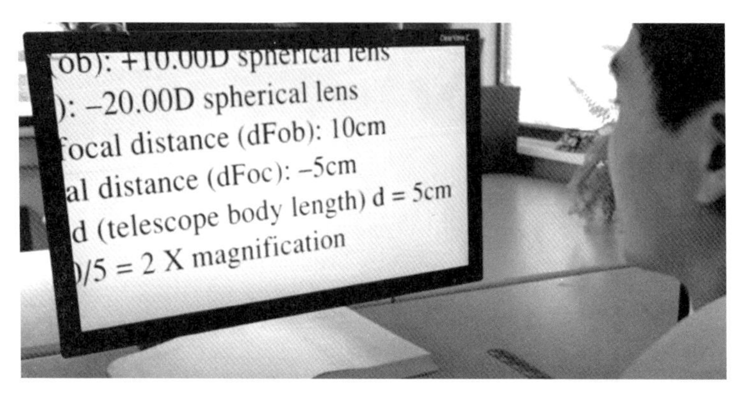

圖 2-31　桌上型擴視機

EXAMPLE

【練習 35】

圖書館有一台擴視機(CCTV)，小明設定了 16X 的放大倍率，並在 30 公分處觀看，後來小英接續使用本機器時沒有做任何調整，但其觀看距離變為 50 公分，請問兩人等效度數(equivalent power)分別為多少？

解題攻略》

小明的等效度數 $F_e = ER \times ADD = 16 \times (1/0.3\ \text{m}) = 16 \times 3.33 = 53.3\text{D}$

小英的等效度數 $F_e = ER \times ADD = 16 \times (1/0.5\ \text{m}) = 16 \times 2 = 32\text{D}$

EXAMPLE

【練習 36】

小華需要等效度數 $F_e = 48\text{D}$ 可以舒適閱讀，他若改用擴視機(CCTV)在 50 公分處觀看，請問擴視機(CCTV)，要設定的放大倍率為何？

解題攻略》

$F_e = ER \times ADD$；$48\text{D} = ER \times 2.00\text{D}$，放大倍率 $ER = 48\text{D}/2\text{D} = 24\text{X}$

2. 手持式電子放大設備：若使用放大比率為 ER 的手持式電子放大裝置，若戴上 ADD 的閱讀眼鏡，組合放大屈光度將增強為 ER×ADD。如，小智習慣戴上+3.50 閱讀眼鏡觀看 6X 手持式電子放大設備的螢幕，則組合放大屈光度 F_e ＝6×3.50＝+21D。

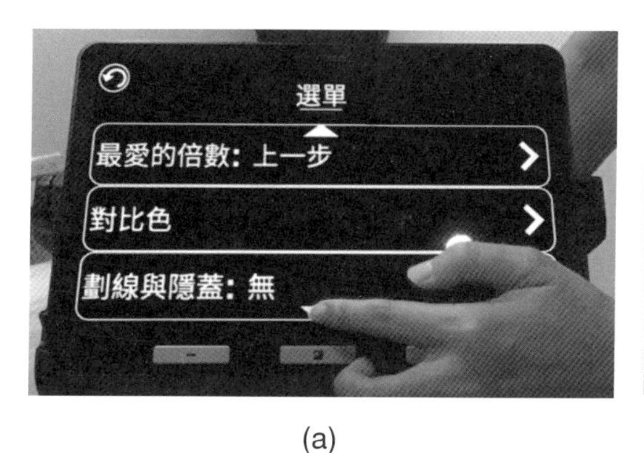

(a)

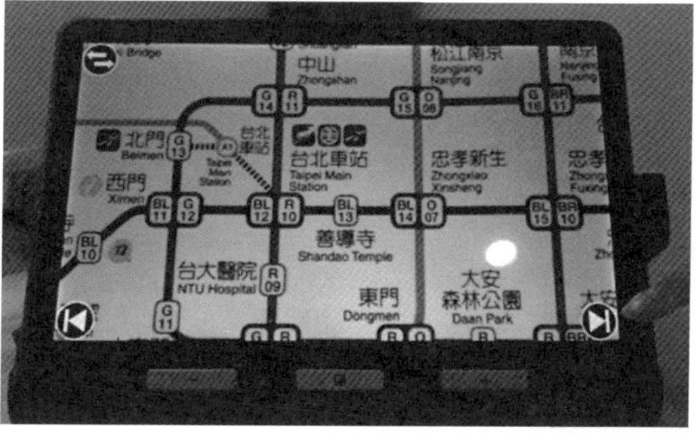

(b)

圖 2-32　手持式擴視機

【練習 37】 EXAMPLE

小強可以將課本放在眼前 8 公分處不用放大輔具可舒適閱讀，若他改用 4X 的攜帶式擴視機(portable CCTV)進行閱讀，請問他的眼睛需要距離螢幕多遠？

解題攻略 》

原先等效注視距離＝8 cm

∴等效度數 F_e＝1/0.08＝+12.5D

F_e＝ER×ADD　　12.5D＝4×ADD　　ADD＝3.125D

觀看距離＝1/ADD＝1/3.125＝0.32 m＝32 cm　(8 cm→32 cm)

【練習 38】 EXAMPLE

某低視力患者的近用剩餘視力 VA＝20/200，若希望可以辨識 1M 字體，並保持 2X 的放大儲備，請問使用各式近用放大輔具的鏡片度數與注視距離？

解題攻略》

使用 Kestenbaum's 規則估計等效屈光度數並保持 2X 的放大儲備

等效屈光度數 F_e＝(200/20)×2＝+20.00D

1. 使用近用放大眼鏡作輔具：鏡片度數 Rx＝+20D，注視距離 5 cm。
2. 使用手持放大鏡作輔具：鏡片度數 Rx＝+20D，物眼距離 25 cm。
3. 使用近用望遠鏡作輔具：選擇 3X 望遠鏡，則閱讀帽度數 Fr＝+20/3＝+6.67D，注視距離 15cm。
4. 使用立式放大鏡作輔具：患者配戴+5.00D 閱讀眼鏡使用立式放大鏡，則此立式放大鏡之等效放大率 ER＝F_e/ADD＝20/5＝4X，眼睛與成像距離 20 cm。
5. 使用電子放大裝置作輔具：選擇 40 公分的觀看距離，則電子放大裝置應設定放大倍率 ER＝+20D/2.5D＝8X

EXAMPLE

【練習 39】

請問下列 A~F 共 6 名低視力患者，分別使用各式近用放大輔具在 25 公分處閱讀，其處方有何獨特之處？（設每位患者均為正視眼）

A. 使用+12.00D 近用放大眼鏡作輔具。

B. 使用+12.00D 手持放大鏡作輔具。

C. 使用 3X 望遠鏡作加+4D 閱讀帽作輔具。

D. 使用等效放大率 ER＝4.8X 之立式放大鏡合併+2.50D 閱讀眼鏡作輔具。

E. 在 50 公分處觀看放大倍率＝6X 的桌上型擴視機。

F. 在 42 公分處觀看放大倍率＝5X 的手持型擴視機。

解題攻略

A. 近用放大眼鏡的閱讀距離 $d=1/12=0.083$ m $=8.3$ cm；放大率 $M=25/8.3=3X$。

B. 手持放大鏡的放大率 $M=12/4=3X$。

C. 3X 望遠鏡加+4D 閱讀帽，等效鏡度 $F_e=M\times Fr=3\times 4=12D$，放大率 $M=12/4=3X$。

D. 立式放大鏡的等效鏡度 $F_e=ER\times ADD=4.8\times 2.50=12D$，放大率 $M=12/4=3X$。

E. 桌上型擴視機大率 $M=6\times(25\text{ cm}/50\text{ cm})=3X$。

F. 手持型擴視機放大率 $M=5\times(25\text{ cm}/42\text{ cm})=3X$。

因此，A~F 以上 6 位患者使用的各式低視力近用放大輔具，均到相同 3X 的放大倍率。

歷屆試題

( ) 1. 下列何者不是低視能輔具的種類？(A)高正度數的看遠眼鏡 (B)手持式放大鏡 (C)站立式放大鏡 (D)近距離觀看的單眼望遠鏡 （113 專高）

解析 正確答案為(A)。高正度數的看遠眼鏡主要用來矯正遠視眼。

難易度：■容易 □適中 □困難

( ) 2. 低視力患者，在 20 公分的閱讀距離，用+5.00 D 的眼鏡，可看見 1.2M 字體，若他要閱讀 0.3M 字體，則需要多少光度的眼鏡？(A)+5.00 D (B)+12.00 D (C)+20.00 D (D)+30.00 D （113 專高）

解析 正確答案為(C)。所需放大倍率 M=1.2M/0.3M=4X，近用放大眼鏡屈光度 F=M×5=4×5=+20D

難易度：■容易 □適中 □困難

( ) 3. 關於低視能輔具中的克普勒(Keplerian)和伽利略(Galilean)望遠鏡的比較，下列敘述何者錯誤？(A)以相同放大倍率而言，克普勒(Keplerian)望遠鏡鏡筒較長 (B)以相同放大倍率而言，克普勒(Keplerian)望遠鏡重量較輕 (C)以相同放大倍率而言，克普勒(Keplerian)望遠鏡提供較好的視覺品質 (D)克普勒(Keplerian)望遠鏡是由兩個凸透鏡所組成 （113 專高）

解析 正確答案為(B)。

伽利略和開普勒望遠鏡之比較

望遠鏡種類	鏡筒	重量	形式	雙眼視覺	成像品質	倍率
伽利略	短	輕	眼鏡式	支持	差	<4X
開普勒	長	重	掌上型	不支持	好	4~8X

難易度：■容易 □適中 □困難

( ) 4. 低視力患者需要+24 D 的閱讀眼鏡才能看得清楚，若想在 25 cm 較舒服的距離閱讀，則要搭配的閱讀鏡蓋(reading cap)及望遠鏡的放大倍率為多少？(A)+3 D 閱讀鏡蓋及 8×望遠鏡 (B)+4 D 閱讀鏡蓋及 6×望遠鏡 (C)+5 D 閱讀鏡蓋及 5×望遠鏡 (D)+6 D 閱讀鏡蓋及 4×望遠鏡 （113 專高）

解析 正確答案為(B)。閱讀鏡蓋(reading cap)的鏡片度數 Fr=1/0.25=+4.00D，望遠鏡的放大倍率 M=Fe/Fr=+24/+4=6X。

難易度：□容易 ■適中 □困難

( ) 5. 一個標示為 2×的放大鏡，裡面的鏡片組為多少 D？(A) 2 D (B) 3 D (C) 4 D (D) 5 D （113 專高）

解析 正確答案為(C)。手持放大鏡的物眼距，即習慣的閱讀距離 d 若為 50 cm 則鏡片屈光度 F=M×2=2×2=+4.00D，d 若為 25cm 則 F=M×4=2×4=+8.00D。

難易度：■容易 □適中 □困難

( ) 6. 低視力輔具中，望遠鏡是歸屬於下列何種放大效果？(A)相對距離的放大 (B)相對尺寸的放大 (C)角度的放大 (D)投射的放大 （113 專高）

解析 正確答案為(C)。在目標尺寸和注視距離不變的情況下，目標發出的光線經過望遠鏡內的透鏡經二次成像後，使光線的射出角大於入射角，由於視角的增大，視網膜的影像也增大，因此產生放大效果。

難易度：■容易 □適中 □困難

( ) 7. 低視能病人使用手持放大鏡，將書本置於放大鏡的焦距時，發現增加眼睛和放大鏡之間的距離，看到的放大鏡中文字變少，同時放大鏡中的文字也會跟著變得比放大鏡外的書本文字更大。理論上，此時增加眼睛和放大鏡距離，放大鏡中的影像會如何改變？(A)影像大小不變 (B)影像變大 (C)影像變小 (D)影像先變大，超過後焦點後變小 （113 專高）

解析 正確答案為(A)。透過手持放大鏡近用閱讀時的最大視野寬度與鏡片直徑成正比，與眼睛到透鏡的距離成反比；因透鏡的屈光度固定所以放大鏡中的影像大小不變。

難易度：■容易 □適中 □困難

( ) 8. 下列有關望遠鏡(telescope)的敘述，何者錯誤？(A)伽利略望遠鏡(Galilean telescope)是最常使用於低視力的望遠鏡，其影像是正立的 (B)克普勒望遠鏡(Keplerian telescope)使用兩個凸透鏡組合成一倒立的影像，再用稜鏡轉成正向以便使用 (C)克普勒望遠鏡(Keplerian telescope)比起伽利略望遠鏡(Galilean telescope)更能提供較大的視野範圍 (D)望遠鏡上面的刻記為 8×20, 7.5。其可能代表的涵意為放大倍率八倍，目鏡直徑 20mm，以及視野 7.5 度 （113 專高）

解析 正確答案為(D)。望遠鏡上面的刻記為 8×20, 7.5，代表其放大倍率為八倍，物鏡直徑 20 mm，以及視野 7.5 度。

難易度：■容易 □適中 □困難

( ) 9. 下列關於鏡片式放大鏡(spectacle magnifiers)的敘述，何者正確？(A)一定要配在鏡片的正中心 (B)使用這樣的鏡片，病人一定會喪失雙眼同時視物(binocular single vision)的能力 (C)可空出雙手來做其他事 (D)與同倍率的放大鏡相比，鏡片式放大鏡的工作距離較長 （113 專高）

解析 正確答案為(C)。鏡片式放大鏡即近用放大眼鏡的優缺點如下：

名稱	優點	缺點
近用放大眼鏡	・外觀看起來像一般眼鏡 ・兩手可以空出來 ・視野更廣 ・低度數鏡片可提供雙眼視覺品質 ・可以適用高度數鏡片 ・可以一併矯正屈光不正	・越高度樹鏡片的閱讀距離越近 ・可能需要更多的教導 ・難以保持閱讀的焦點距離 ・高度數鏡片只能用單眼閱讀

難易度：■容易 □適中 □困難

(　) 10. 處方單眼望遠鏡的典型初始目標，是提供個案使用望遠鏡具有 20/40（萬國視力表 0.5）的視力值：那麼一個具有 20/80 視力值的個案，挑下列哪一個望遠鏡使用可恰好符合這個目標？(A) 2×12　(B) 4×12　(C) 3×20　(D) 5×10（112 專高）

解析 正確答案為(A)。望遠鏡的倍率＝目標視力/剩餘視力＝(20/40)/(20/80)＝2X。

難易度：■容易 □適中 □困難

(　) 11. 有關伽利略(Galilean)望遠鏡及克卜勒(Kepleria)望遠鏡在視障復健應用上的比較，下列敘述何者正確？(A)兩種望遠鏡的最大放大倍率相比，伽利略望遠鏡的最大放大倍率高倍　(B)兩種望遠鏡的影像品質相比，伽利略望鏡的影像品質較好　(C)兩種望遠鏡的結構複雜度相比，伽利略望遠鏡的複雜度較高　(D)使用伽利略望遠鏡應用於屈光不正的近視病人時，延長鏡筒，使望遠鏡光線利於視網膜上聚焦（112 專高）

解析 正確答案為無解。伽利略和開普勒望遠鏡之比較如下表。兩種望遠鏡的結構複雜度相比，開普勒望遠鏡的倒像需要再加入轉向稜鏡轉為正像因此結構的複雜度較高；伽利略和開普勒望遠鏡應用於屈光不正的近視病人時，需要縮短鏡筒長度，使望遠鏡出射光線變為發散光束以利於視網膜上聚焦。

難易度：□容易 ■適中 □困難

望遠鏡種類	鏡筒	重量	形式	雙眼視覺	成像品質	倍率
伽利略	短	輕	眼鏡式	支持	差	<4X
開普勒	長	重	掌上型	不支持	好	4~8X

(　　) 12. 下列何種方式可以將物體投射到視網膜上的影像放大？(1)將視物距離縮短，(2)增加物體本身的大小，(3)利用電子的方式將物體的影像放大，例如閉路電視，(4)將視物距離延長 (A)(1)(2)(3) (B)(1)(3)(4) (C)(2)(3)(1) (D)(1)(2)(4)
(112 專高)

解析 正確答案為(A)。將視物距離延長，則視網膜成像將會縮小。反之，視物距離越近，則視網膜成像將會放大

難易度：■容易 □適中 □困難

(　　) 13. 有關手持式放大鏡的敘述，下列何者正確？(A)無法內建光源 (B)價錢昂貴，不易取得 (C)只能夠在固定距離下使用 (D)通常輕便，易攜帶 (112 專高)

解析 正確答案為(D)。手持式放大鏡可內建光源、價錢便宜，容易取得，以及體積輕便，易攜帶等優點。手持式放大鏡使用時要將物體置於透鏡焦距內才能得到正立的放大影像，鏡眼距可以自行調整以獲得所需之視野範圍。

難易度：■容易 □適中 □困難

(　　) 14. 在 25 公分的閱讀距離，可以看 5M 的單字、若想閱讀 1M 的單字，需要多少的放大度數？(A)+5.00 D (B)+10.00 D (C)+15.00 D (D)+20.00 D
(112 專高)

解析 正確答案為(D)。所需放大倍率 M＝5M/1M＝5X。

難易度：■容易 □適中 □困難

(　　) 15. 下列何者不屬於低視力非光學輔具的使用？(A)望遠鏡系統 (B)在屋內裝設語音系統 (C)將電話上的按鈕放大，並增加按鈕上數字的對比度 (D)將藥盒上的字改為可經由觸碰辨識的字或加上點字 (112 專高)

解析 正確答案為(A)。望遠鏡系統為低視力患者經常用於看遠的光學輔具。

難易度：■容易 □適中 □困難

(　　) 16. 將一個固定距離的站立式放大鏡(fixed focus stand magnifier)放在桌面上，發現在放大鏡表面放上一個+2D 的鏡片，可以將天花板日光燈的影像清晰地投影在桌面上，利用該放大鏡閱讀時，書本的文字通過該放大鏡的聚散度(vergence)是多少？(A)+3 D (B)-3 D (C)+2 D (D)-2 D (112 專高)

解析 正確答案為(D)。立式放大鏡表面放上一個+2D 的鏡片，可以將天花板日光燈的影像清晰地投影在桌面上，說明上方平行光束可藉由兩正透鏡之組合聚焦在書本上，因此未放+2D 鏡片時，立式放大鏡表面為-2D 的發散光束。

難易度：■容易 □適中 □困難

( ) 17. 使用手持式放大鏡時，下列敘述何者錯誤？(A)手持式放大鏡與眼睛得距離越近，像差會減少，視野會增加 (B)戴雙光眼鏡使用手持式放大鏡，若眼睛到放大鏡的距離大於放大鏡焦距，用雙光上方遠用度區域看放大鏡，取得較高的放大 (C)戴雙光眼鏡使用手持式放大鏡，若眼睛到放大鏡的距離小於放大鏡焦距，用雙光下方近用度區域看放大鏡，取得較高的放大 (D)手持式放大鏡的倍率越高時，需將放大鏡離物體越遠才看得清楚 （112 專高）

解析 正確答案為(D)。手持式放大鏡的倍率越高時，鏡片的屈光度越高即焦距越短，物須置於焦距內才能得到放大正立虛像，因此放大鏡離物體需越近才看得看清楚影像。

難易度：■容易 □適中 □困難

( ) 18. 低視力老年人使用高正度數+12.00D 眼鏡，為能夠維持雙眼單一視覺及舒服使用眼鏡，可以使用下列何種方法來補償？(A)加水平稜鏡度 (B)加垂直稜鏡度 (C)加正球面度數 (D)加圓柱鏡度數 （112 專高）

解析 正確答案為(A)。使用高正度數眼鏡時，需要雙眼加入水平(BI)稜鏡來補償內聚需求，以維持雙眼單一視覺及舒適用眼。

難易度：■容易 □適中 □困難

( ) 19. 一個有-5.00D 近視的低視力病人，在不戴眼鏡的狀況下，使用一個物鏡為+10D，目鏡為+20D 的望遠鏡：(A)需要鏡筒長度為 14 公分 (B)得到的放大倍率為 1.5 X (C)需要鏡筒長度為 15 公分 (D)得到的放大倍率為 2X （112 專高）

解析 正確答案為(A)。近視-5.00D 者在不戴眼鏡的狀況下，使用一個物鏡為+10D，目鏡為+20D 的望遠鏡時，放大倍率 M＝(20+5)/10＝2.5X，鏡筒長度 d＝1/25 +1/10＝0.04+0.1＝0.14m＝14cm。

難易度：□容易 ■適中 □困難

( ) 20. 有一低視力患者，其看遠的配鏡處方皆為平光(plano)，而近用眼鏡的處方為雙眼皆為+6.00DS，為增加雙眼視力，加上稜鏡後的建議處方為何？(A)右眼及左眼皆為+6.00DS 及 8Δ 基底朝外鏡(base-out prism) (B)右眼及左眼皆為+6.00DS 及 2Δ 基底朝內鏡(base-in prism) (C)右眼及左眼皆為+6.00DS 及 8Δ 基底朝內鏡(base-in prism) (D)右眼及左眼皆為+6.00DS 及 2Δ 基底朝外鏡(base-out prism) （112 專高）

解析 正確答案為(B)。加上稜鏡後的近用放大眼鏡處方建議如下：

OD：+6.00D ; 2Δ(BI) OS：+6.00D ; 2Δ(BI)

難易度：□容易 ■適中 □困難

(　) 21. 某 75 歲個案平時戴+2.50D 老花眼鏡搭配一立式放大鏡閱讀：在不更換放大鏡的前提下，若該個案欲擴大 FOV (field of view)，下列方式何者可行？（設定個案已無有效調節力一 no efficient accommodation）(A)不改變原本工作距離，直接配戴比原本較高的近用加入度 (B)不改變原本工作距離，直接配戴比原本較低的近用加人度 (C)建議個案貼近放大鏡鏡片，同時依相應縮短的工作距離增加近用加入度 (D)個案無遠方屈光不正，實可拿掉老花眼鏡以裸眼貼近放大鏡鏡片得到最大 FOV （112 專高）

解析 正確答案為(C)。老花眼鏡搭配一立式放大鏡閱讀時，要擴大視野 FOV (field of view)時，眼睛至立式放大鏡的工作距離需要縮短，但此時會增加眼睛的調節需求，若個案已無有效調節力，則需要配戴比原本較高的近用加入度 ADD。

難易度：□容易 ■適中 □困難

(　) 22. 根據實質的視力儲備量(substantial acuity reserve)考量，視力為 6/30 的低視力患者，想要有舒適、快速及持久的閱讀，至少需要配戴多少屈光度才可能達到此目的？(A) +3.00 D (B) +5.00 D (C) +6.00 D (D) +10.00 D （111 專高）

解析 正確答案為(D)。使用 Kestenbaum's 規則估計等效屈光度數並保持 2X 的放大儲備讓患者可以有舒適、快速及持久的閱讀

$F_e = 2 \times 1/0.2 = +10.00D$

難易度：□容易 ■適中 □困難

(　) 23. 關於站立式放大鏡的敘述，下列何者錯誤？(A)可搭配照明系統一起使用 (B)病人雙手會顫抖時無法使用 (C)需要平坦的桌面或地面來放置 (D)倍率的站立式放大鏡因為需要維持較長的工作距離及較大的鏡片，通常較為龐大

（111 專高）

解析 正確答案為(B)。立式放大鏡有腳座，無需用手支撐使用。

難易度：■容易 □適中 □困難

(　) 24. 有一低視力患者，本身為正視眼。為了媒合其適合的手持式放大鏡，進行閱讀的測試。患者在 40 cm 的距離之下，使用+2.50 D 的老花加入度眼鏡，可讀取最小的字體為 5M。若患者期待可看到 1M 的字體，應先嘗試給予患者多少屈光度的透鏡？(A) +10.00 D (B) +12.50 D (C) +15.00 D (D) +20.00 D

（110 專高）

解析 正確答案為(B)。閱讀所需放大倍率 M＝5M/1M＝5X，在 40 cm 的距離之下使用手持式放大鏡 M＝F/2.5，所以透鏡的屈光度 F＝5×2.5＝+12.5D。

難易度：□容易 ■適中 □困難

(　) 25. 下列何者不是近距離視力在低視力者的影響？(A)物體距離眼睛更近時，視網膜的影像會放大　(B)年輕與年長的低視力者在近距離視力差異不大　(C)年長的近視者拿掉眼鏡可以看更多精細部分　(D)遠視者更需高正度數的低視力輔具來增強有效的近距離視力　(110 專高)

解析 正確答案為(B)。年長者近距離閱讀時比年輕者多了老花情形，進而影響近用視力。

難易度：■容易　□適中　□困難

(　) 26. 下列何者不是低視力放大鏡的原則？(A)高正鏡片(high plus lens)眼鏡比起手持式放大鏡，可提供較長的工作距離　(B)手持式放大鏡比起高正鏡片眼鏡，缺點是縮小了視野　(C)手持式放大鏡及高正鏡片眼鏡都是讓使用者欲觀看的物體放置在鏡片的聚焦平面　(D)手持式放大鏡及高正鏡片眼鏡都是讓使用者欲觀看的物體在光學無限遠的位置產生影像　(110 專高)

解析 正確答案為(A)。高正鏡片(high plus lens)眼鏡的工作距離為鏡片屈光度的倒數，鏡片度數越高，工作距離越近，因此近用放大眼鏡比手持式放大鏡的工作距離更短。近用放大眼鏡閱讀時欲觀看的物體要放置在鏡片的聚焦平面上，而使用手持式放大鏡時則須至於焦平面內才會成正立放大虛像。

難易度：□容易　■適中　□困難

(　) 27. 在 40 cm 處閱讀 4 mm 大小的字，藉由位在 20 cm 的擴視機可放大成 50 mm，可更輕易看見，則其放大率為何？(A) 14.5X　(B) 16X　(C) 20X　(D) 25X　(110 專高)

解析 正確答案為(D)。總放大倍率＝距離的相對放大 X 擴視機的影像放大，M＝(40 cm/20 cm)×(50 mm/4 mm)＝25X。

難易度：□容易　■適中　□困難

(　) 28. 有雙眼視覺的低視力者，配鏡時搭配稜鏡處方會增進看近的閱讀能力，下列何種稜鏡適合如此運作？(A)基底朝上(base up)　(B)基底朝下(base down)　(C)基底朝內(base in)　(D)基底朝外(base out)　(110 專高)

解析 正確答案為(C)。有雙眼視覺的低視力者若配戴近用放大眼鏡，因為注視距離在眼前很近的位置，為了減少雙眼的長時間內聚產生的疲勞，配鏡時搭配基底朝內(base in)稜鏡處方以增進看近的閱讀能力。

難易度：■容易　□適中　□困難

(　) 29. 遠視+4.00 D 的低視力患者，外掛一個+10.00 D 的透鏡，透鏡與眼鏡相距 5 cm，則這種組合產生的等效屈光度為多少？(A) +12.00 D　(B) +14.00 D　(C) +16.00 D　(D) +20.00 D　(110 專高)

解析 正確答案為(A)。$F_e = F_1 + F_2 - d \times F_1 \times F_2 = 4 + 10 - 0.05 \times 4 \times 10 = +12.00$ D。

難易度：□容易 ■適中 □困難

(　) 30. 配戴超過+10.00 D 眼鏡來看近物的老年低視力患者，通常會在眼鏡上加上下列哪一項元素，來達到保持雙眼單視的舒適配戴效果？(A)降低鏡片正度數 (B)添加垂直稜鏡 (C)添加水平稜鏡 (D)減少鏡片像差 （110 專高）

解析 正確答案為(C)。視力者若配戴超過+10.00 D 近用放大眼鏡，因為注視距離在眼前很近的位置，為了減少雙眼的長時間內聚產生的疲勞，配鏡時搭配基底朝內(base in)的水平稜鏡處方以增進看近時的閱讀能力。

難易度：■容易 □適中 □困難

(　) 31. 有關望遠鏡的出瞳(exit pupil)，下列敘述何者錯誤？(A)出瞳口徑＝物鏡直徑／放大倍率 (B)伽利略(Galilean)望遠鏡的出瞳位置，在望遠鏡內部 (C)克普勒(Keplerian)望遠鏡的出瞳位置，在望遠鏡外部 (D)對著伽利略望遠鏡目鏡的鏡頭，當頭部左右移動觀看出瞳時，出瞳移動方向與頭部移動方向正好相反 （109 專高）

解析 正確答案為(D)。

(1) 出瞳(exit pupil)口徑是望遠鏡中光線經過目鏡匯聚後，在目鏡後形成的亮斑的直徑，出瞳直徑＝物鏡直徑／放大倍率。
(2) 克普勒望遠鏡的出瞳位置，在望遠鏡外部，伽利略望遠鏡的出瞳位置，在望遠鏡內部。
(3) 伽利略望遠鏡目鏡的鏡頭，當頭部左右移動觀看出瞳時，出瞳移動方向與頭部移動方向相同，克普勒望遠鏡則相反。

難易度：□容易 ■適中 □困難

(　) 32. 在 33 公分的閱讀距離，一位低視力患者用+3.00 D 眼鏡，可讀 6/36 字型教科書，他若想讀 6/9 字型的文件，則他需要至少多少放大倍率的眼鏡才可看見？(A) 2X (B) 3X (C) 4X (D) 5X （109 專高）

解析 正確答案為(C)。放大倍率＝(6/9) / (6/36)＝36 / 9＝4X。

難易度：■容易 □適中 □困難

(　) 33. 假設一低視能個案想用改良的遠距離望遠鏡看近物，在其標示 2X 的望遠鏡上加裝+4.00 D 鏡片，其等效鏡片度數為多少？(A) +2.00 D (B) +4.00 D (C) +8.00 D (D) +12.00 D （109 專高）

解析 正確答案為(C)。望遠鏡加閱讀帽組合起來的等效鏡片度數 $F_e = M \times Fr$（M 為望遠鏡倍率，Fr 為閱讀帽的屈光度），$F_e = 2 \times 4 = +8.00$ D。

難易度：■容易 □適中 □困難

(　) 34. 承上題，閱讀距離最長為多少？(A) 12.5 cm　(B) 25 cm　(C) 50 cm　(D) 40 cm　（109 專高）

解析 正確答案為(B)。閱讀距離為閱讀帽屈光度的倒數 $d = 1/Fr = 1/4D = 0.25\ m = 25\ cm$。

難易度：■容易 □適中 □困難

(　) 35. 在開立手持式放大鏡給予低視力患者時，也須考慮框架眼鏡的老花加入度。假設有一低視力患者的老花加入度為+2.50 D，有一手持式放大鏡的屈光度為+20.00 D。此患者配戴眼鏡，再拿取放大鏡閱讀時，患者放大鏡與眼鏡的距離為 5 公分，此時整體的屈光度當量為多少？(A) +20.00 D　(B) +22.50 D　(C) +2.50 D　(D) +18.50 D　（109 專高）

解析 正確答案為(A)。

整體的屈光度 $F_e = F_1 + F_2 - dF_1F_2 = 2.5 + 20 - 0.05 \times 2.5 \times 20 = +20D$。

難易度：■容易 □適中 □困難

(　) 36. 承上題，同一患者老花加入度為+2.50 D，使用相同屈光度為+20.00 D 的手持式放大鏡。因貼近使用放大鏡，使得放大鏡與眼鏡的距離為 0 公分，此時整體的屈光度當量為多少？(A) +20.00 D　(B) +22.50 D　(C) +2.50 D　(D) +18.50 D　（109 專高）

解析 正確答案為(B)。整體的屈光度 $F_e = F_1 + F_2 - dF_1F_2 = 2.5 + 20 - 0 \times 2.5 \times 20 = +22.5D$。

難易度：■容易 □適中 □困難

(　) 37. 有一低視力患者無屈光不正，您想幫他驗配桌上型站立式放大鏡。病患在 40 公分的距離之下，使用+2.00 D 的老花眼鏡進行閱讀測試，他能讀取最小的字體為 5M。若患者期待可看到 1M 的字體，您會先嘗試給予患者多少屈光度的站立式放大鏡？(A) +5.0 D　(B) +7.5 D　(C) +10.0 D　(D) +15.0 D　（109 特師二）

解析 正確答案為(D)。

需求放大率 $ER = 50\ cm/40\ cm \times 5M/1M = 6.25X$

等效屈光度 $F_e = ER \times ADD = 6.25 \times 2 = +12.5D$

若老花眼鏡鏡度 $= F_1$，站立式放大鏡鏡度 $= F_2$

$F_e = F_1 + F_2 - d \times F_1 \times F_2$，

$12.5 = 2 + F_2 - d \times 2 \times F_2$（$F_2$ 需要大於+10.5D 以上）

若 $F_2 = +15D$ 帶入上式 得到 $d = 15\ cm$。

難易度：□容易 □適中 ■困難

( ) 38. 有關光學輔具視野大小的敘述，下列何者正確？(A)手持放大鏡片越接近眼睛，視野越小 (B)手持放大鏡片的鏡片越大，視野越小 (C)一般來說相同倍數的伽利略式望遠鏡較開普勒式視野較窄 (D)通常望遠鏡的放大倍率越小，視野越小 (109 特師二)

解析 正確答案為(C)。

(1) 手持放大鏡的視野與鏡片直徑及鏡片焦距成正比，與眼睛至鏡片的距離成反比。

(2) 望遠鏡的放大倍率越大，視野越小。

(3) 伽利略式望遠鏡與開普勒式望遠鏡的比較如下表。

難易度：□容易 ■適中 □困難

特性	伽利略式	開普勒式
物鏡	正透鏡	正透鏡
目鏡	負透鏡	正透鏡
成像性質	正立	倒立
出瞳位置	在管內	在管外
視野大小	較小	較大
鏡筒長度	較短	較長
重量	較輕	較重

( ) 39. 將影像放大是低視力輔具重要的原理之一，下列何種方法無法將投射在視網膜的影像放大？(A)閱讀字體較大的書籍 (B)將物體拿近一點看 (C)使用放大鏡 (D)透過閱讀規(typoscope)來閱讀 (109 特師二)

解析 正確答案為(D)。閱讀規(typoscope)的構造並沒有透鏡，故無放大作用，閱讀時使用閱讀規可避免跳行與擁擠現象的現象。

難易度：■容易 □適中 □困難

( ) 40. 望遠鏡目鏡為+75 D，物鏡為+15 D，其放大率及管長為多少？(A) -2X，5 公分 (B) -3X，6 公分 (C) -4X，7 公分 (D) -5X，8 公分 (109 特師二)

解析 正確答案為(D)。

放大率 $M = -75/15 = -5X$，

管長 $L = 1/75 + 1/15 = 0.08\ m = 8\ cm$。

難易度：■容易 □適中 □困難

(　) 41. 近視-10.0 D 的低視力病患，在不戴眼鏡的情況下使用開普勒望遠鏡（目鏡+40 D，物鏡+10 D）時，只考慮屈光不正與望遠鏡之關係時，其整體的放大倍率應約為多少？(A) 3.1~3.5 倍　(B) 3.6~4 倍　(C) 4.1~4.5 倍　(D) 4.6~5 倍（109 特師二）

解析 正確答案為(D)。近視-10.0 D 的低視力病患，在不戴眼鏡的情況下使用望遠鏡時，目鏡端的鏡片度數多了+10D，所以放大倍率 M＝(40+10)/10＝5X

難易度：□容易 ■適中 □困難

(　) 42. 欲幫低視力病患配置閱讀眼鏡，球面鏡的處方為高度數正球面透鏡(high plus lens)。為了增進雙眼視力，常會在最後處方中加入稜鏡(prism)，下列何者為常用的外加稜鏡處方？(A) +4~+10Δ ADD 基底朝內　(B) +4~+10Δ ADD 基底朝外　(C) +1~+3Δ ADD 基底朝內　(D) +1~+3Δ ADD 基底朝外（109 特師二）

解析 正確答案為(A)。低視力病患配置近用閱讀放大眼鏡通常鏡片的屈光度會在+5.00D~+20.00D 之間，同時注視距離很近，為了要避免雙眼產生內聚疲勞，此近用閱讀眼鏡處方會加入+4~+10Δ 基底朝內(BI)的稜鏡。

難易度：□容易 ■適中 □困難

(　) 43. 有關不同設計的放大鏡設備，下列何者錯誤？(A)手持式放大鏡的好處是有較彈性的閱讀距離　(B)高正(high plus)眼鏡，可以有較遠的閱讀距離　(C)站立式放大鏡，適合用於巴金森(Parkinsonism)病人　(D)近用望遠鏡(telemicroscope)，景深會受到侷限（109 特師）

解析 正確答案為(B)。正透鏡成像原理是物必須在焦距內，才能成正立虛像，因為高正(high plus)眼鏡的焦距較短，故閱讀距離會較近。

難易度：■容易 □適中 □困難

(　) 44. 遠視+6.00 D 低視力者，如果沒戴矯正眼鏡，而直接使用物鏡為+5.00 D，目鏡為+20.00 D 的克普勒單眼望遠鏡，輔具會產生下列哪一種情況的結果？(A)望遠鏡筒變短，倍率變高　(B)望遠鏡筒變長，倍率降低　(C)望遠鏡筒不變，倍率變高　(D)望遠鏡筒不變，倍率降低（109 特師）

解析 正確答案為(B)。物鏡為+5.00 D，目鏡為+20.00 D 的克普勒單眼望遠鏡放大率為 M＝20/5＝4X，筒長＝1/5＋1/20＝0.25 m＝25 cm；此克普勒單眼望遠鏡若讓遠視+6.00 D 低視力者，沒戴矯正眼鏡直接使用，則放大率為 M＝(20－6)/5＝3.5X，筒長 1/5＋1/14＝0.271 m＝27.1 cm，所以望遠鏡倍率會降低，鏡筒會變長。

難易度：□容易 ■適中 □困難

( ) 45. 低視力患者戴著+2.50 D附加度眼鏡，能讀 3.2 M 文字，若想看清楚 0.8 M 文件，下列何者不是合宜的輔具選擇？(A) +10.00 D 放大鏡 (B) +14.00 D 附加度的眼鏡 (C) +2.50 D 的閱讀鏡蓋搭配 4X 望遠鏡 (D) +2.50 D 附加度眼鏡，再使用擴視機 3X 放大率 （109 特師）

解析 正確答案為(D)。所需放大倍率 M＝3.2M/0.8M＝4X，+2.50D 附加度眼鏡的等效注視距離＝40 cm，所以放大鏡的屈光度 F_e＝M×2.5＝4×2.5＝+10.00D。若為+2.50 D 的閱讀鏡蓋搭配 4X 望遠鏡，則近用望遠鏡則等效屈光度 F_e＝Fr×M＝2.5×4＝+10.00D。若使用附加度眼鏡觀看擴視機時 F_e＝ER×ADD，擴視機的放大倍率 ER＝10/2.5＝4X。

難易度：□容易 □適中 ■困難

( ) 46. 下列對不同屈光度的低視力患者，在選擇望遠鏡時的敘述何者正確？(A)在矯正的情況下，近視患者選擇伽俐略(Galilean)望遠鏡可拉高整體的放大倍率 (B)在矯正的情況下，近視與遠視患者使用不同型號的望遠鏡，其整體的放大倍率是一樣的 (C)相較於遠視患者，矯正近視患者的屈光度更為重要 (D)矯正患者的散光度數，對望遠鏡倍率的選擇沒有太大的影響 （109 特師）

解析 正確答案為(B)。屈光未完全矯正時，遠視患者選擇伽俐略(Galilean)望遠鏡可拉高整體的放大倍率，近視患者選擇開普勒(Keplerian)望遠鏡可拉高整體的放大倍率。

難易度：□容易 ■適中 □困難

( ) 47. 低視力者為看得清楚方便，使用大數字型的電話按鍵型電話機，這是運用下列何種放大率方式？(A)相對大小放大率 (B)相對距離放大率 (C)角度放大率 (D)線性投射放大率 （108 專高）

解析 正確答案為(A)。眼睛觀看眼前越大的物體時（如下圖 A），在視網膜成像的大小越大（如下圖 A'）。

難易度：■容易 □適中 □困難

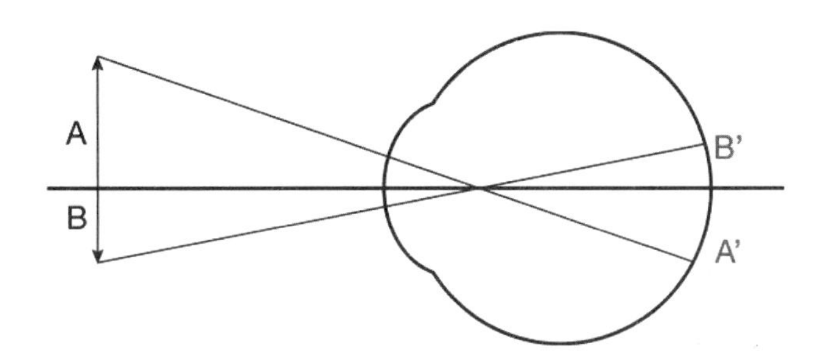

(　) 48. 低視力患者戴有+4.00 D 的附加度眼鏡，在 25 cm 處可以看到 1.6 M 字型書本，若想能閱讀文件 0.4 M 的小字，則需要多少的附加度？(A) +4.00 D (B) +8.00 D (C) +12.00 D (D) +16.00 D （108 專高）

解析 正確答案為(D)。放大倍率＝1.6M/0.4M＝4X，M＝F/4，鏡片度數 F＝M×4＝4×4＝+16.00D。

難易度：□容易 ■適中 □困難

(　) 49. 低視力患者戴+3.00 D 在 33 cm 處，可閱讀 6.4 M 的文字，若他要閱讀 1 M 的資料，則他需要多少屈光度的輔具？(A)約+8.00 D (B)約+12.00 D (C)約+15.00 D (D)約+20.00 D （108 專高）

解析 正確答案為(D)。放大倍率＝6.4M / 1M＝6.4X，M＝F/3，鏡片度數 F＝M×3＝6.4×3＝+19.39D＝約+20.00D

難易度：□容易 ■適中 □困難

(　) 50. 有關不同屈光度的低視力患者在教導使用望遠鏡時的敘述，下列何者正確？(A)若未矯正遠視患者的屈光，使用望遠鏡時，其鏡筒對焦的長度應較原來的設計為長 (B)若低視力患者不熟悉望遠鏡對焦的操作，指導者應先調整對焦後再交予患者使用 (C)若未矯正近視患者的屈光，使用望遠鏡時，其鏡筒對焦的長度應較原來的設計為長 (D)若未矯正近視患者的屈光，調整望遠鏡物鏡的倍率可拉高整體的放大倍率 （108 專高）

解析 正確答案為(A)。未矯正近視患者的屈光，使用望遠鏡時，其鏡筒對焦的長度應較原來的設計為短；未矯正近視患者的屈光，使用伽利略望遠鏡時會使整體的放大倍率下降。

難易度：□容易 ■適中 □困難

(　) 51. 教導遠視未矯正的低視力患者使用放大鏡時需要注意的事項，下列敘述何者正確？(A)未矯正遠視的低視力患者適合把放大鏡貼近眼睛使用 (B)放大鏡貼近眼睛使用雖然整體倍率會下降，但可視範圍會大於放大鏡本身的直徑 (C)放大鏡貼近眼睛使用雖然整體倍率會下降，且可視範圍不變 (D)對遠視患者而言，不矯正其屈光比矯正屈光，其使用放大鏡的效果愈好 （108 專高）

解析 正確答案為(B)。未矯正遠視的低視力患者把放大鏡貼近眼睛使用時會增加眼睛的調節負擔；放大鏡貼近眼睛使用不會影響整體倍率，但可視範圍會增加；對遠視患者而言，矯正其屈光比不矯正屈光，其使用放大鏡的效果愈好。

難易度：□容易 ■適中 □困難

(　) 52. 使用望遠鏡時，上面標示著 8X 20 LVA 7.5°，有關這段訊息的意義，下列敘述何者錯誤？(A)此望遠鏡的放大率為 8 倍　(B)此望遠鏡的物鏡屈光度為 20 D　(C)此望遠鏡的可視視野範圍為 7.5°　(D)此望遠鏡可作為低視力輔具 （108 特師）

解析 正確答案為(B)。8X 20 LVA 7.5°此望遠鏡的放大率為 8 倍，物鏡的直徑為 20 mm，可視視野範圍為 7.5，LVA 可作為低視力輔具(low vision aids)。

難易度：□容易 ■適中 □困難

(　) 53. 伽利略式望遠鏡，其目鏡為-50.00 D，物鏡為+12.50 D，其望遠鏡的管長及放大率為多少？(A) +3X，7 cm　(B) +4X，6 cm　(C) +5X，5 cm　(D) +6X，4 cm （108 特師）

解析 正確答案為(B)。放大率＝50/12.5＝4X，管長＝1/(-50)＋1/12.5＝0.06 m＝6 cm。

難易度：□容易 ■適中 □困難

(　) 54. 遠視+10.00 D 的低視力病患，在不戴眼鏡的情況下，使用開普勒望遠鏡（目鏡+40 D，物鏡+20 D）時，兩個光學系統之間的距離（調焦後的鏡筒長度）約為多少？(A) 6.8 cm　(B) 7.5 cm　(C) 8.3 cm　(D) 9.0 cm （108 特師）

解析 正確答案為(C)。管長＝1/(40－10)＋1/20＝0.083 m＝8.3 cm。

難易度：■容易 □適中 □困難

(　) 55. 教導近視未矯正的低視力患者使用放大鏡時需要注意的事項，下列敘述何者正確？(A)當眼睛到放大鏡的距離等於放大鏡的焦距時，整體放大倍率會比原放大鏡還要高　(B)當眼睛到放大鏡的距離大於放大鏡的焦距時，整體放大倍率會比原放大鏡還要高　(C)當眼睛到放大鏡的距離小於放大鏡的焦距時，整體放大倍率會比原放大鏡還要高　(D)當眼睛到放大鏡的距離大於放大鏡的焦距時，整體放大倍率等於原放大鏡的倍率 （108 特師）

解析 正確答案為(C)。手持放大鏡的放大倍率與物體在焦距內的位置及透鏡的屈光度有關係，若眼睛到放大鏡的距離縮小時，則眼睛與成像位置將更接近，會產生距離相對放大效果，因為整體放大倍率＝原放大鏡倍率×距離相對放大率，所以整體放大倍率會增加。

難易度：□容易 ■適中 □困難

(　) 56. 具有遠方視力 0.1 的低視力患者，想要看得到 20/40 大小的遠方標的時，需至少幾倍率的望遠鏡？(A) 3X　(B) 4X　(C) 5X　(D) 6X （107 專高）

解析 正確答案為(C)。望遠鏡倍率＝0.5/0.1＝5X。

難易度：■容易 □適中 □困難

( ) 57. 有關放大鏡的敘述，下列何者錯誤？(A)手持式放大鏡比高度數正(high plus)眼鏡可有更遠的工作距離 (B)站立式放大鏡若目標與鏡片距離固定並在鏡片焦距內，眼睛離鏡片越遠放大倍率越小，但需要的調節力卻越多 (C)站立式放大鏡可以不用手握，對於手抖病人很適合 (D)一般來說使用站立式放大鏡時，焦距要大於鏡片與目標物的距離 （107 專高）

解析 正確答案為(B)。立式放大鏡若目標與鏡片距離固定並在鏡片焦距內才有放大效果，其放大率與鏡片度數及目標與鏡片距離有關且是固定的。若眼睛離鏡片越遠則放大倍率不變，但需要的調節力會變少，視野也會縮小。

難易度：□容易 ■適中 □困難

( ) 58. 一位 65 歲低視力患者，在 25 cm 的閱讀距離，用+4.00 DS 的眼鏡，可看見 1.6 M 字體，若他要閱讀 0.4 M 字體，則需要多少度的眼鏡？(A) +4.00 DS (B) +6.00 DS (C) +8.00 DS (D) +16.00 DS （107 專高）

解析 正確答案為(D)。

放大倍率＝1.6M/0.4M＝4X。閱讀距離應縮小至 25 cm/4＝6.25 cm。

因此，閱讀放大眼鏡的度數 F＝1/0.0625 m＝+16.00 D。

難易度：□容易 ■適中 □困難

( ) 59. 若幫一位有黃斑部病變低視能的病患配近用的眼鏡，其遠距離最佳矯正視力為 0.2，則依據 Kestenbaum rule，其參考的閱讀老花加入度(reading add)為多少？(A) +2.00 D (B) +3.00 D (C) +5.00 D (D) +7.00 D （107 專高）

解析 正確答案為(C)。依據 Kestenbaum 法則：低視力者近用閱讀所需的正附加球鏡的度數為 Snellen 分數視力值的倒數。即 VA＝0.2＝20/100，Power of ADD＝100/20＝+5.00D 或需要的倍率＝0.4/0.2＝2X，閱讀距離須由 40 公分移近至 20 公分，因此近用眼鏡的度數＝1/0.2 m＝+5.00D。

難易度：■容易 □適中 □困難

( ) 60. 市售的一支望遠鏡標示為 10×25 6.3°，代表下列何種規格？(A)望遠鏡總長度為 10 cm，放大倍率為 25，及對近焦為 6.3 m (B)放大倍率為 10，望遠鏡總長度為 25 cm，及視角為 6.3° (C)放大倍率為 10，目鏡直徑為 25 mm，及視角為 6.3° (D)放大倍率為 10，物鏡直徑為 25 mm，及視角為 6.3°（107 專高）

解析 正確答案為(D)。望遠鏡標示為 10×25 6.3°，代表放大倍率為 10X，物鏡直徑為 25 mm，及視角為 6.3°。

難易度：□容易 ■適中 □困難

(　) 61. 未戴矯正度數的近視-8.00 D 低視力者，使用物鏡為+4.00 D，目鏡為-16.00 D 的單眼伽利略式望遠鏡，望遠鏡會產生什麼影響？(A)鏡筒變短，倍率變低 (B)鏡筒變長，倍率變高 (C)鏡筒不變，倍率變低 (D)鏡筒不變，倍率變高 （107 特師）

解析 正確答案為(A)。望遠鏡倍率會由 16.00/4.00＝4X 變為 M＝8.00/4.00＝2X（變低）。鏡筒長度會由 1/4－1/16＝3/16＝0.1875 m 變為 1/4－1/8＝1/8＝0.125 m（變短）。

難易度：□容易 ■適中 □困難

(　) 62. 近視-5.00 D 低視力者，如果沒戴矯正眼鏡，而直接使用+16.00 D 的放大鏡視物時，輔具會產生下列哪一種情況的結果？(A)閱讀距離縮短，倍率提高 (B)閱讀距離變長，倍率降低 (C)閱讀距離不變，倍率提高 (D)閱讀距離不變，倍率降低 （107 特師）

解析 正確答案為(A)。

眼鏡放大鏡的等效鏡度 F_e＝16＋5－0.012×5×16＝+20.04D（倍率提高）；閱讀距離＝1/20.04＝0.05 m（縮短）。

難易度：□容易 ■適中 □困難

(　) 63. 有關一臺標示為 4×12 的望遠鏡的敘述，下列何者錯誤？(A)若為開普勒望遠鏡加上 8 D 輔助鏡，可幫忙在 12.5 cm 處視物，且放大倍率變成 32X (B)通常近用望遠鏡可透過設計，讓病人有比放大鏡更長的工作距離 (C)伽利略望遠鏡接目鏡為負鏡片 (D)代表此望遠鏡物鏡片直徑為 12 mm （107 特師）

解析 正確答案為(A)。望遠鏡的物鏡端加上 8 D 的輔助鏡（閱讀帽），可幫忙在 1/8＝0.125 m＝12.5 cm 處視物，且等效屈光度 F_e＝F_r×M＝8×4＝32D。

難易度：□容易 ■適中 □困難

(　) 64. 3X 的放大鏡若以 25 cm 處為比較基準點，其放大效果相當於多少 D 的高度正(high plus)鏡片？(A) 3 D (B) 6 D (C) 9 D (D) 12 D （107 特師）

解析 正確答案為(D)。

工作距離為 25 cm，M＝F_e/4，等效屈光度 F_e＝M×4＝3×4＝+12D。

難易度：□容易 ■適中 □困難

請依下文回答第 65~67 題：

(　) 65. 一位低視能病患的最佳矯正視力為 30 cm 處可辨識 3 M 視標。他希望能閱讀 1 M 的視標，則需要配戴多少的高度正眼鏡？(A) 3 D (B) 6 D (C) 9 D (D) 10 D （107 特師）

解析 正確答案為(D)。
需要放大倍率＝3M/1M＝3X，注視距離 d＝30 cm/3＝10 cm。
鏡片屈光度 F＝1/0.1 m＝+10D。
難易度：■容易 □適中 □困難

( ) 66. 患者配戴上眼鏡之後需將目標物置於眼前幾 cm 處才能看清楚？(A) 33 cm (B) 16.7 cm (C) 11.1 cm (D) 10 cm （107 特師）

解析 正確答案為(D)。注視距離移近至 d＝30 cm/3＝10 cm 可以放大 3X。
難易度：□容易 ■適中 □困難

( ) 67. 此患者可能加上多少稜鏡度輔助該眼鏡之雙眼視力使用？(A) 6Δ 基底朝內 (B) 6Δ 基底朝外 (C) 12Δ 基底朝內 (D) 12Δ 基底朝外 （107 特師）

解析 正確答案為(C)。在雙眼鏡片上附加適量基底向內(BI)的稜鏡可以改善聚合性疲勞，一般當近用放大助視眼鏡達到 5.00D 開始，每增加 1.00D、每隻眼增加 1 基底朝內稜鏡，因此+10D 的高度正眼鏡，每一眼要加入 6BI 稜鏡，合計 12BI 稜鏡。
難易度：□容易 ■適中 □困難

( ) 68. 有關放大鏡的敘述，下列何者正確？(A)物體一定要放在放大鏡的焦點上才能看到成像 (B)低視力患者常使用的放大鏡度數為+5 D 至+20 D (C)過高倍率的放大鏡在使用上越顯困難，因為所見視野太廣 (D)病人訴求為看清超市的食品標籤，建議開立站立式放大鏡(stand magnifier) （107 特師）

解析 正確答案為(B)。物體要放在放大鏡的焦點內才能看到放大的正立虛像；放大鏡的屈光度越高則放大倍率越大，但視野會越窄。
難易度：■容易 □適中 □困難

( ) 69. 小明以單字型近距離視力表量測其近距離視力，右眼可在 25 公分看到 5 M 的字體，左眼可在 40 公分看到 4M 的字，小明需流暢的閱讀報紙約 1 M 大小的字體，則所需的放大鏡度數為多少？(A) 10 D (B) 20 D (C) 30 D (D) 40 D （106 專高）

解析 正確答案為(B)。小明近距離視力：右眼＝0.25 m/5 M＝0.05，左眼＝0.4 m/4 M＝0.1。在 40 cm 欲流暢閱讀報紙約 1M 的字體需要有 0.8 的視力。因此需要放大倍率 M＝0.8/0.1＝8X；放大鏡度數 F＝M×2.5＝8×2.5＝+20D。
難易度：□容易 ■適中 □困難

( ) 70. +3.00 D 的遠視患者，因矯正視力僅 0.1，兩眼需加上+10.00 D 的閱讀鏡片(reading add)，患者可獲得較佳的雙眼近看視力，則此閱讀鏡片基底朝內(base-in)稜鏡度數為何？(A) 12 稜鏡度 (B) 10 稜鏡度 (C) 8 稜鏡度 (D)無

（106 專高）

解析 正確答案為(A)。一般當近用放大助視眼鏡達到 5.00D 開始，每增加 1.00D、每隻眼增加 1 基底朝內稜鏡，因此+10D 的高度正眼鏡，每一眼要加入 6 BI 稜鏡，合計 12 BI 稜鏡。

難易度：☐容易 ■適中 ☐困難

( ) 71. 無屈光異常的低視能患者，戴上高度近視隱形眼鏡，外加高度遠視鏡框眼鏡，可形成何種鏡片系統？(A)天文望遠鏡(astronomical telescopes) (B)伽利略望遠鏡(Galilean telescopes) (C)克普勒望遠鏡(Keplerian telescopes) (D)顯微鏡(microscopes)

（106 專高）

解析 正確答案為(B)。目鏡為負透鏡與物鏡為正透鏡可以組成伽利略望遠鏡(Galilean telescopes)。

難易度：■容易 ☐適中 ☐困難

( ) 72. 配戴高度數正鏡(plus lens)的患者，會遇到下列何種情況？(A)會有「枕形失真」(pincushion distortion)效應 (B)會降低最高視力值 (C)會產生環狀盲點 (D)有縮小影像的效果

（106 專高）

解析 正確答案為(A)或(C)或(A)(C)者均給分。配戴高度數正鏡(plus lens)時閱讀距離需要移近至眼前，產生距離相對放大效應，但會伴隨枕形失真與環狀盲點的產生。

難易度：☐容易 ■適中 ☐困難

( ) 73. 下列關於手持式望遠鏡(telescope)的敘述，何者錯誤？(A)低視能患者看遠的輔具以望遠鏡為主 (B)相對於放大鏡是以靜態閱讀為主，望遠鏡則以進行時動態使用 (C)透過望遠鏡，遠物看起來很像在眼前，會影響使用者的空間距離判斷 (D)稍微移動望遠鏡會造成影像的快速移動，故容易追丟目標物

（106 專高）

解析 正確答案為(B)。望遠鏡不可以進行時動態使用，因為空間距離會產生誤判導致危險。

難易度：☐容易 ■適中 ☐困難

( ) 74. 下列關於鏡片的敘述，何者正確？(A) 1X 的放大鏡，以 25 公分的視物距離來說，相當於+2.5 D 的透鏡 (B) 2X 的放大鏡，以 40 公分的視物距離來說，相當於+5.0 D 的透鏡 (C) 3X 的放大鏡，以 40 公分的視物距離來說，相當於

+12.0 D 的透鏡 (D) 4X 的放大鏡，以 25 公分的視物距離來說，相當於+10.0 D 的透鏡 （106 專高）

解析 正確答案為(B)。放大鏡的公式 放大率＝屈光度(D)×視物距離(m)。

難易度：☐容易 ■適中 ☐困難

( ) 75. 望遠鏡可以固定在一般眼鏡上，下列敘述何者錯誤？(A)其固定的位置，通常在眼鏡片的視軸線之下，以利行動 (B)望遠鏡是以放大視角達到看清遠物的效果 (C)行動時必須透過眼鏡片的視軸線及望遠鏡未被擋住的視野來辨識環境 (D)需要看清目標物如站牌或招牌等，可稍低頭透過望遠鏡放大來辨識 （106 專高）

解析 正確答案為(A)。望遠鏡可以固定在一般眼鏡上時，需固定在眼鏡片的視軸線之上，行動時必須抬頭透過眼鏡片的視軸線的視野來辨識環境，要看清目標物如站牌等，可稍低頭透過望遠鏡放大來辨識。

難易度：☐容易 ■適中 ☐困難

( ) 76. 配戴高度數正鏡的患者會遇到環狀盲區，下列敘述何者錯誤？(A)盲區的大小可由 Prentice's rule 計算出來 (B)頂間距離愈大，盲區範圍愈大 (C)在 1 至 3 公尺的距離最明顯 (D)盲區的產生是無法被改善的 （106 專高）

解析 正確答案為(B)。配戴高度數正鏡的患者頂間距離愈小環狀盲區範圍愈大。

難易度：☐容易 ■適中 ☐困難

( ) 77. 關於站立式放大鏡(stand magnifier)，下列何者錯誤？(A)站立式放大鏡的腳座高度，通常較鏡片的焦距長 (B)使用站立式放大鏡常需調視(accommodation)，或併用近看眼鏡 (C)站立式放大鏡的實用放大倍率，會比其鏡片的放大倍率低 (D)相較於手持式放大鏡，建議使用較高倍率的站立式放大鏡，以獲得相同效果 （106 專高）

解析 正確答案為(A)。站立式放大鏡的腳座高度，通常較鏡片的焦距短，才能得到放大的正立影像。

難易度：☐容易 ■適中 ☐困難

( ) 78. +3.00 D 的遠視患者，因矯正視力僅 0.1，需加上+10.00 D 的閱讀鏡片(reading add)，則其閱讀距離為何？(A) 8 cm (B) 10 cm (C) 14 cm (D) 16 cm （106 專高）

解析 正確答案為(B)。閱讀距離＝1/近附加鏡度數＝1/10＝0.1 m＝10 cm

難易度：☐容易 ■適中 ☐困難

(　) 79. 低視力患者可用下列哪些方式使影像在視網膜的成像放大？(1)將原物體放大 (2)增加與視標的距離 (3)實物投影放大 (4)鏡片放大(telescopic magnification)。(A)(1)(2)(3) (B)(2)(3)(4) (C)(1)(3)(4) (D)(1)(2)(4)　(106 專高)

解析 正確答案為(C)。增加眼睛與視標的距離則在視網膜的成像會縮小。

難易度：□容易 ■適中 □困難

(　) 80. 望遠鏡是低視能的有效視覺輔具之一，其功能及特性下列何者正確？(A)理論上，距離 2 公尺距離的目標，使用五倍望遠鏡可以拉遠至 10 公尺的位置 (B)放大倍率越高的望遠鏡視野會越大 (C)放大倍率高的望遠鏡有影像偏暗的缺點 (D)加大接物鏡片的口徑會減少對比的視覺效果，但會增加解析度

(106 專高)

解析 正確答案為(C)。距離 10 公尺的遠方目標，使用五倍望遠鏡可以拉近至 2 公尺的位置；望遠鏡放大倍率越高則視野會越小，景象會越暗。

難易度：□容易 ■適中 □困難

(　) 81. 下列關於光學性低視力輔具的使用建議，何者正確？(A)望遠鏡可用於改善遠距離視力(distance viewing) (B)使用站立式放大鏡時不必配戴老花鏡 (C)使用望遠鏡時可同時走路或移動 (D)使用站立式放大鏡時，眼睛和放大鏡之間的距離不必保持固定　(106 專高)

解析 正確答案為(A)。使用站立式放大鏡時應該配戴老花鏡改善調節問題，眼睛和放大鏡之間的距離必須保持固定，才能維持穩定的放大效果；使用望遠鏡時不可以同時走路或移動。

難易度：□容易 ■適中 □困難

(　) 82. 屈光度為+8.0 D 的鏡片，若視線通過光學中心的鼻側 5 mm，會產生多少稜鏡效應？(A) 40 稜鏡度，基底朝內 (B) 40 稜鏡度，基底朝外 (C) 4 稜鏡度，基底朝內 (D) 4 稜鏡度，基底朝外　(106 專高)

解析 正確答案為(D)。$P=cF=0.5cm\times8=4$ 稜鏡度，基底朝外。

難易度：□容易 ■適中 □困難

(　) 83. 一位低視能患者之最佳近距離的視力為 40 公分處可以辨識 4M 視標，若此患者欲看見 1M 視標，他需要配戴幾度的凸透鏡？(A) +15.00 D (B) +10.00 D (C) + 6.00 D (D) +2.00 D　(106 專高)

解析 正確答案為(B)。放大倍率 $M=4M/1M=4X$，注視距離 $=40\ cm/4=10\ cm$。透鏡度數 $F=1/0.1\ m=+10D$。

難易度：□容易 ■適中 □困難

(　) 84. 承上題，上述這位患者配戴以上之眼鏡後，須將 1M 視標放置於眼前幾公分處方能辨識？(A) 10 cm　(B) 15 cm　(C) 33.3 cm　(D) 50 cm　（106 專高）

解析 正確答案為(A)。放大倍率 M＝4M/1M＝4X，注視距離＝40 cm/4＝10 cm。

難易度：□容易 ■適中 □困難

(　) 85. 有一低視力患者，在 40 cm 測得 2M 的最佳矯正視力，則他至少需要幾倍的放大鏡，才能看到需求視力為 6/12 的路牌？(A) 4 倍　(B) 10 倍　(C) 1 倍　(D)2.5 倍　（106 專高二）

解析 正確答案為(D)。患者的視力值＝0.4 m/2M＝0.2，若目標視力為 6/12＝0.5，放大倍率＝0.5/0.2＝2.5X。

難易度：■容易 □適中 □困難

(　) 86. 運用於低視力患者鏡片度數的計算方式中，下列哪一種方式，係以採用鏡片的主平面為計算依據，並且假設此鏡片有厚度，無法用一般方法測得？(A)趨近度數　(B)等價度數　(C)前頂點度數　(D)後頂點度數　（106 專高二）

解析 正確答案為(B)。假設鏡片前後表面的屈光度分別為 F_1 與 F_2，中心厚度為 t，材質折射率為 n。

(1) 若把透鏡的中心厚度忽略，則趨近度數＝F_1+F_2。
(2) 採用鏡片的主平面為計算依據，則等價度數 $F_e=F_1+F_2-(t/n)F_1\times F_2$。
(3) 採用鏡片的前頂點為計算依據，則前頂點度數 $F_v=F_e/[1-(t/n)F_2]$。
(4) 採用鏡片的後頂點為計算依據，則後頂點度數 $F_v'=F_e/[1-(t/n)F_1]$。

難易度：□容易 ■適中 □困難

(　) 87. 下列關於眼鏡和手持式放大鏡的使用建議，何者正確？(A)配戴高度數老花鏡時，其工作距離(working distance)通常較一般老花鏡來得長　(B)使用手持式放大鏡時，必須配戴老花鏡　(C)配戴高度數的眼鏡閱讀時，移動眼睛有可能造成影像扭曲，可以建議病人固定眼睛，以移動書本的方式來閱讀　(D)使用手持式放大鏡時，鏡片和物體間的距離不必固定　（106 專高二）

解析 正確答案為(C)。配戴高度數老花鏡時，其工作距離(working distance)通常較一般老花鏡來得短，因為工作距離等於鏡片屈光度的倒數。使用手持式放大鏡時，物需置於透鏡焦點內的固定距離，才能得到穩定的正立放大虛像，眼鏡觀看時不一定需要配戴老花眼鏡。

難易度：□容易 ■適中 □困難

( ) 88. 一位低視力患者預定配戴+10 D 鏡片作為工作眼鏡，其瞳孔間距離為 60 mm，眼軸長為 20 mm，鏡片到角膜距離約為 12 mm，則其鏡片中心應較視遠物時的鏡片中心偏離(decentration)多少？(A) 5.1 mm (B) 6.2 mm (C) 7.3 mm (D) 8.4 mm （106 專高二）

解析 正確答案為(C)。閱讀距離＝1/10＝0.1 m＝10 cm，近用 PD＝10/ (10＋1.2＋2)×60 mm＝45.5 mm 鏡片的中心偏離(decentration)量＝(60－45.5)/2＝7.3 mm。

難易度：□容易 □適中 ■困難

( ) 89. 一位 70 歲低視力患者，他在 25 cm 處可測得 20/60 的最佳矯正視力，若其希望能閱讀約當近視力表上 20/20 大小字體的雜誌，他的老花眼鏡至少應需多少度數？(A) +6 D (B) +8 D (C) +12D (D) +20D （106 專高二）

解析 正確答案為(C)。放大倍率 M＝(20/20)/(20/60)＝3X，需要的閱讀距離 d＝25 cm/3＝8.33 cm，等效閱讀屈光度 F＝1/d＝1/0.0833 m＝+12.00D。

難易度：□容易 ■適中 □困難

( ) 90. 一個配備+25 D 物鏡和+50 D 目鏡的天文望遠鏡(astronomical telescope)，望遠鏡長度約為 6 cm，放大倍率為-2X，若一位近視-5 D 的患者，在不戴眼鏡的狀況下想使用此望遠鏡，並且不想改變物鏡和目鏡的度數下，則望遠鏡的長度應該為多少？此時放大倍率為何？(A)望遠鏡長度為 5.8 cm，放大倍率為-2.2X (B)望遠鏡長度為 6.2 cm，放大倍率為-1.8X (C)望遠鏡長度為 5.8 cm，放大倍率為 2.2X (D)望遠鏡長度為 6.2 cm，放大倍率為 1.8X （106 專高二）

解析 正確答案為(A)。物鏡 F_1＝+25 D 目鏡 F_2＝50＋5＝+55D 放大倍率 M＝ $-F_2/F_1$＝-55/25＝-2.2X，望遠鏡長度＝ $1/F_1 + 1/F_2$＝1/25＋1/55＝0.5818 m＝5.818 cm。

難易度：□容易 ■適中 □困難

( ) 91. 一位老花眼患者戴著+2D 的老花眼鏡(+2D near addition)，坐在離閉路電視 50 cm 的地方，使用閉路電視將原物體放大 6X，若以參考距離(reference distance) 25 cm 來看，則此影像被放大的幾倍(total enlargement)？(A) 1X (B) 1.5X (C) 2X (D) 3X （106 專高二）

解析 正確答案為(D)。影像總放大倍率＝距離調整放大率×擴視機放大率＝(25 cm/50 cm)×6X＝3X。

難易度：□容易 ■適中 □困難

(　) 92. 低視力患者使用放大鏡或望遠鏡將視網膜影像放大的原理為：(A)尺寸放大(increase object size)　(B)距離調整(adjust viewing distance)　(C)實物投影放大(real image magnification)　(D)鏡片放大(telescopic magnification)（106 專高二）

解析 正確答案為(D)。低視力患者視覺復健的基本原理：

(1) 尺寸放大作用(increase object size)：目標的尺寸增大時，其對眼所形成的視角隨之增大，視網膜影像也增大。

(2) 距離調整放大作用(adjust viewing distance)：尺寸大小相同的目標，距離注視眼越近，其對眼所形成的視角越大，視網膜影像也越大。

(3) 實物投影放大(real image magnification)：將影像放大的電子裝置，例如投影機、放大螢幕。

(4) 鏡片放大作用(telescopic magnification)：在目標尺寸和注視距離不變的情況下，目標發出的光線經過放大鏡或望遠鏡後的射出角大於入射角，由於視角的增大，視網膜的影像也增大。

難易度：□容易 ■適中 □困難

(　) 93. +3.00 D 的遠視患者，因最佳矯正視力僅 0.1，配戴著遠用眼鏡及+10.0 D 的手持式放大鏡，下列敘述何者錯誤？(A)放大鏡與閱讀物的距離建議為 10 cm　(B)可以隨意調整眼睛與放大鏡的距離　(C)習慣將眼睛靠近放大鏡使用者，可考慮改用高正屈光度的眼鏡　(D)改變眼睛與放大鏡的距離，不會影響閱讀的視野（106 專高二）

解析 正確答案為(D)。若眼睛與手持放大鏡的距離為 d，放大鏡的屈光度為 F 而直徑為 D，則閱讀的視野＝D/dF，所以放大鏡的視野與 D 成正比，與 F 及 d 成反比，因此將眼睛與放大鏡的距離縮短則視野會增加，反之則會縮小。

難易度：□容易 ■適中 □困難

(　) 94. 關於低視力病人驗配眼鏡的敘述，下列何者錯誤？(A)可適度加上基底朝外(base-out)稜鏡來幫助病人達到近距離視物融像(near fusion)　(B)驗配眼鏡時，室內必須維持足夠的照明　(C)對於視力低於 6/60 的病人，若調整後鏡片度數差距少於 1D 或散光度數差距少於 2D，通常對視力改善不大　(D)初步決定眼鏡度數後，必須讓病人試戴以確定視力是否改善（106 專高二）

解析 正確答案為(A)。低視力者驗配近用閱讀眼鏡時，因為鏡片的屈光度很高，所需閱讀距離很近，因此眼鏡需要加入基底朝內(base-in)稜鏡，來幫助病人達到近距離視物融像(near fusion)，並可減少長時間閱讀時產生雙眼的內聚疲勞。

難易度：□容易 ■適中 □困難

( ) 95. 望遠鏡可做為低視力學生患者看黑板及近讀使用，但下列敘述何者錯誤？(A)其位置宜固定在眼鏡片的視軸線中心 (B)可減少手持式望遠鏡手酸、抖動的問題 (C)看近時，望遠鏡前方需套上一個近讀鏡片，一個+2D 的近讀鏡片可使望遠鏡聚焦在鏡片前 50 cm 處 (D)看黑板時的景深較近讀時窄

（106 專高二）

解析 正確答案為(D)。望遠鏡可以固定在框架眼鏡的視軸線中心上，若望遠鏡的物鏡端套上閱讀帽（+2.00~5.00D 的近讀鏡片）則可以做為近用閱讀放大輔具，可減少使用手持式望遠鏡時產生手酸與抖動的問題，通常閱讀距離為近讀鏡片度數的倒數，此輔具看遠時的焦點前後可以清晰對焦的區域(即景深)會較近讀時為長。

難易度：□容易 ■適中 □困難

( ) 96. 有兩具望遠鏡(1) 4×12, 12.5°和(2) 4×10, 10°，以下何者錯誤？(A)其放大倍率均為 4 倍 (B)望遠鏡(2)可讓較多光線進入鏡筒，看到的影像會較亮 (C)視網膜疾病傾向建議使用望遠鏡(1) (D)畏光型疾病傾向建議使用望遠鏡(2)

（106 特師）

解析 正確答案為(B)。望遠鏡(1) 4×12, 12.5° 和望遠鏡(2) 4×10, 10°，其放大倍率均為 4 倍。(1)與(2)的物鏡直徑分別為 12 mm 與 10 mm，因此(1)可讓較多光線進入鏡筒，看到的影像會較亮。

難易度：□容易 ■適中 □困難

( ) 97. 有關放大鏡的說明，下列何者正確？(A)放大鏡鏡片為一種凹透鏡 (B)放大鏡的倍率愈高，鏡面的可視範圍就愈大 (C)物體在放大鏡的焦距範圍內，會產生正立放大的虛像 (D)若低視力患者所需的放大倍率為 30 倍，可建議使用 4 倍的眼鏡型放大鏡，搭配 15 倍的手持式放大鏡 （106 特師）

解析 正確答案為(C)。放大鏡的可視範圍＝鏡片直徑/（鏡眼距離 x 鏡片度數），放大鏡的倍率愈高則鏡片度數越大，因此可視範圍越小。

總放大倍率＝距離相對放大×角性放大＝4×15＝60X。

難易度：■容易 □適中 □困難

( ) 98. 望遠鏡是低視力患者常用的輔具，下列有關望遠鏡的說明何者正確？(A) 15 倍以上的高倍望遠鏡通常影像偏暗，可縮小口徑以增加亮度 (B)距離 20 公尺的目標，以 4 倍的望遠鏡觀察時，可將目標拉近到 50 公分處的位置 (C)若目鏡的屈光度為-10D，物鏡的屈光度為+5D，該望遠鏡的放大倍率為兩倍 (D)物鏡焦距愈短，目鏡焦距愈長，放大倍率愈高 （106 特師）

解析 正確答案為(C)。

(1) 高倍望遠鏡通常可增大物鏡口徑以增加亮度。

(2) 距離 20 公尺的目標，以 4 倍的望遠鏡觀察時，可將目標拉近到 5 公尺位置。

(3) 望遠鏡的放大倍率＝目鏡屈光度／物鏡屈光度＝10/5＝2X。

(4) 望遠鏡的放大倍率＝物鏡焦距／目鏡焦距。

難易度：□容易 ■適中 □困難

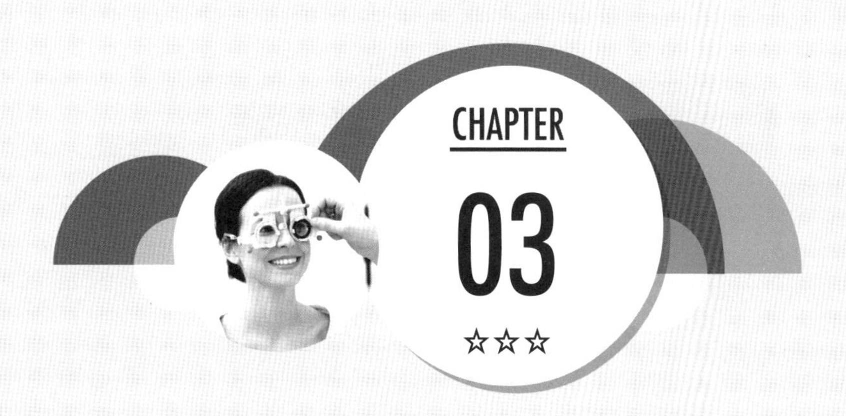

低視力的檢測、評估與處理

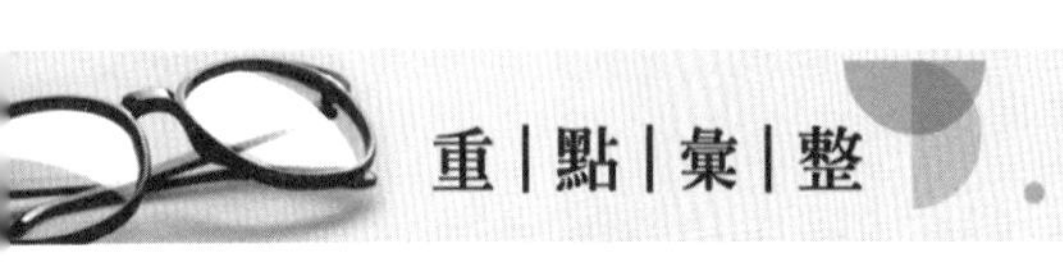

重|點|彙|整

3-1 低視力的視功能檢查

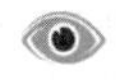

一、視力檢查

1. 低視力患者的相關檢查：
   (1) 問診：主訴、視覺需求、眼睛檢查史、藥物病史、家族病史、常規眼部問題症狀。
   (2) 視功能檢查：視力、眼屈光、對比敏感度、視野、眩光、立體視覺、色覺、視覺電生理。
   (3) 眼部檢查：眼科常規檢查、一般檢查、裂隙燈檢查、檢影鏡檢查。
   (4) 眼科影像檢查：電腦斷層(CT)、核磁共振(MRI)、眼超音波(UBM)、眼底斷層掃描儀(OCT)、角膜地圖儀(topography) 、眼底血管造影。

2. 視力檢查的最終目的即是測出眼能辨別兩點時的最小可分辨角(Minimal Angle of Resolution, MAR)，單位：弧分(') (arc minute)，用這一最小分辨角的倒數值來表示視力(Visual Acuity, VA)。即小數視力＝1/MAR(')（圖 3-1）。

圖 3-1　各式遠用及近用視力表

二、遠用視力表類型

1. 常用於低視力檢查的遠用視力表：費因伯洛姆氏表(Feinbloom)、LogMAR 視力表(6 m)、China LogMAR 視力表、EDTRS 視力表等。
2. 費因伯洛姆氏視力表(Feinbloom)：這種視力表的視標範圍 10/700 到 10/10，每一頁含 1 到 7 個視標檢查距離為 10 英尺而非一般的 20 英尺（圖 3-2）。
   (1) 若患者中央視野有缺損，檢查者需指示患者使用偏心視力看視標。
   (2) 若患者在 10 英尺處看到最大的視標，請患者向前走直到能看到最大的視標為止。例如患者在 5 英尺處能看到視標，則其視力為(10/700)×(5/10)＝5/700。

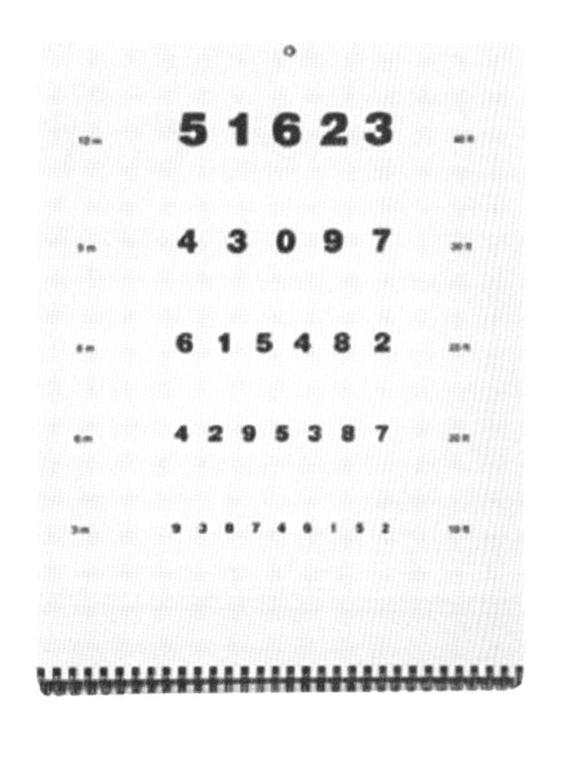

圖 3-2　費因伯洛姆氏(Feinbloom)視力表
(From William Feinbloom , O.D., PH.D.)

3. LogMAR 視力表：其視標按照幾何級數設計，視標增率恒等於 4/5，每行均有 5 個視標，視標由 26 個字母組成。視力記錄為最小可分辨視角(MAR)的對數。在 20/20 至 20/200 之間，分為 10 級。

4. ETDRS 視力表：早期糖尿病視網膜病變治療研究(Early Treatment Diabetic Retinopathy Study, ETDRS)視力表，又稱 Bailey-Lovie chart，此種視力表是設計使用在 4、2 及 1 公尺的檢查距離（圖 3-3）。當患者看不到視力表第一行的視標時，將視力表移動至患者前 2 公尺或 1 公尺處，看患者是否能看到視標。若患者中央視野有缺損，檢查者需指示患者使用偏心視力觀看視標。ETDRS 視力表的視標增率為 1.26，每隔 3 行視角增加 1 倍。該視力表共 14 行，每行 5 個字母，檢查距離 4 米或 2 米或 1 米。

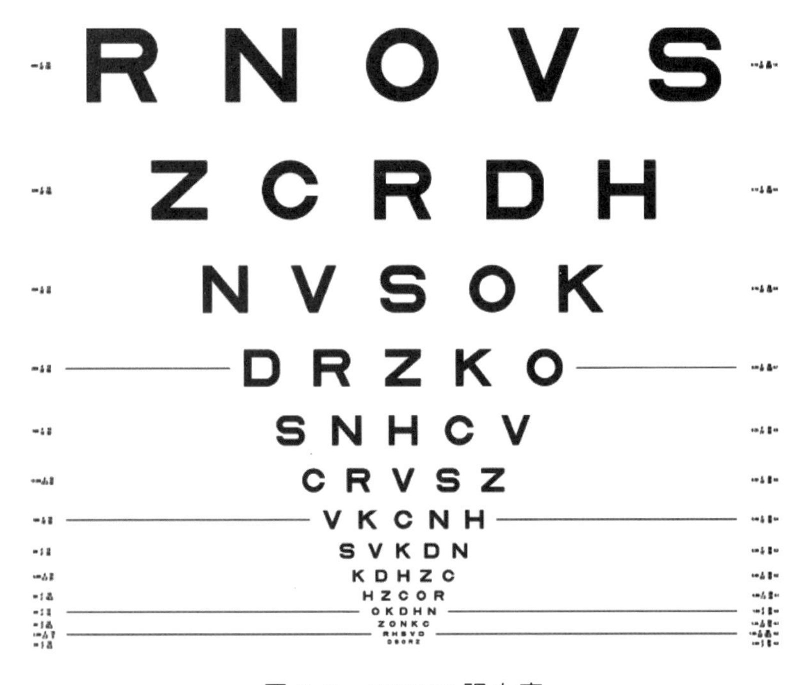

圖 3-3　ETDRS 視力表

使用 ETDRS 視力表檢查的對數視力值 VA＝1.1－n×0.02，其中 n 是患者答對的視標數目。

EXAMPLE

【練習 1】

使用 ETDRS 視力表幫甲、乙、丙三人分別檢查視力，若他們分別答對 10、35、70 個視標，問這三人的視力值分別為多少？

解題攻略

甲：對數視力值 VA＝1.1－10×0.02＝0.9，即小數 VA＝0.125。

乙：對數視力值 VA＝1.1－35×0.02＝0.4，即小數 VA＝0.4。

丙：對數視力值 VA＝1.1－70×0.02＝-0.3，即小數 VA＝2.0。

5. 分數視力、小數視力及對數視力的轉換（表 3-2）：

$VA_{對數}=\log(\frac{1}{VA_{小數}})$，$VA_{小數}=10^{-VA_{對數}}$

例如：VA 小數＝0.2，VA 對數＝log (1/0.2)＝0.7

VA 對數＝-0.3，$VA_{小數}=10^{-(-0.3)}=2.0$

表 3-1 各種視力表示對照表(visual acuity scales)

Foot	Metre	Decimal	LogMAR
20/200	6/60	0.10	1.00
20/160	6/48	0.125	0.90
20/125	6/38	0.16	0.80
20/100	6/30	0.20	0.70
20/80	6/24	0.25	0.60
20/63	6/19	0.32	0.50
20/50	6/15	0.40	0.40
20/40	6/12	0.50	0.30
20/32	6/9.5	0.63	0.20
20/25	6/7.5	0.80	0.10
20/20	6/6	1.00	0.00
20/16	6/4.8	1.25	-0.10
20/12.5	6/3.8	1.60	-0.20
20/10	6/3	2.00	-0.30

三、近用視力表類型

1. 近距視力表常把 40 cm 作為標準近距檢查距離。常見近距視力表，如：LogMAR 近視力表(40 cm)、LogMAR 中文近用視力表、近距 Snellen 視力表、近用閱讀視力表、M 單位、點數(points)、N 標識、Jaeger 視力卡等。

2. M 單位：是由 Sloan Habel (1956)提出的一種印刷大小。係以一米制距離表示視標尺寸，印刷字體高度（小寫印刷字母×的高度）在該距離上對應 5 分的視角。所以，M 單位印刷設計視標大小 1M 表示對應 5 分視角的距離為 1 m，相應視標高度為 1.45 mm；6M 視標高度為 8.7 mm。N 標識視力值為 M 單位視力值的 8 倍。一般的英文報紙印刷字體是 1.0M 單位大小（表 3-2）。因此在 d 公尺(m)處可以閱讀 x M 字體，其小數視力應為 VA＝d m/x M。如小明在 40 公分處可以辨識 5M 的字體，其小數視力 VA＝0.4 m/ 5M＝0.08。

表 3-2 不同距離 5 分角 M-chart 視標與實際大小的相關性

距離（公尺）	M視標大小	實際大小（公分）
0.1	0.1M	0.0145
0.2	0.2M	0.29
0.33	0.33M	0.048
0.4	0.4M	0.058
0.5	0.5M	0.0725
1	1M	0.145
2	2M	0.29
3	3M	0.435
4	4M	0.58
5	5M	0.725
6	6M	0.87

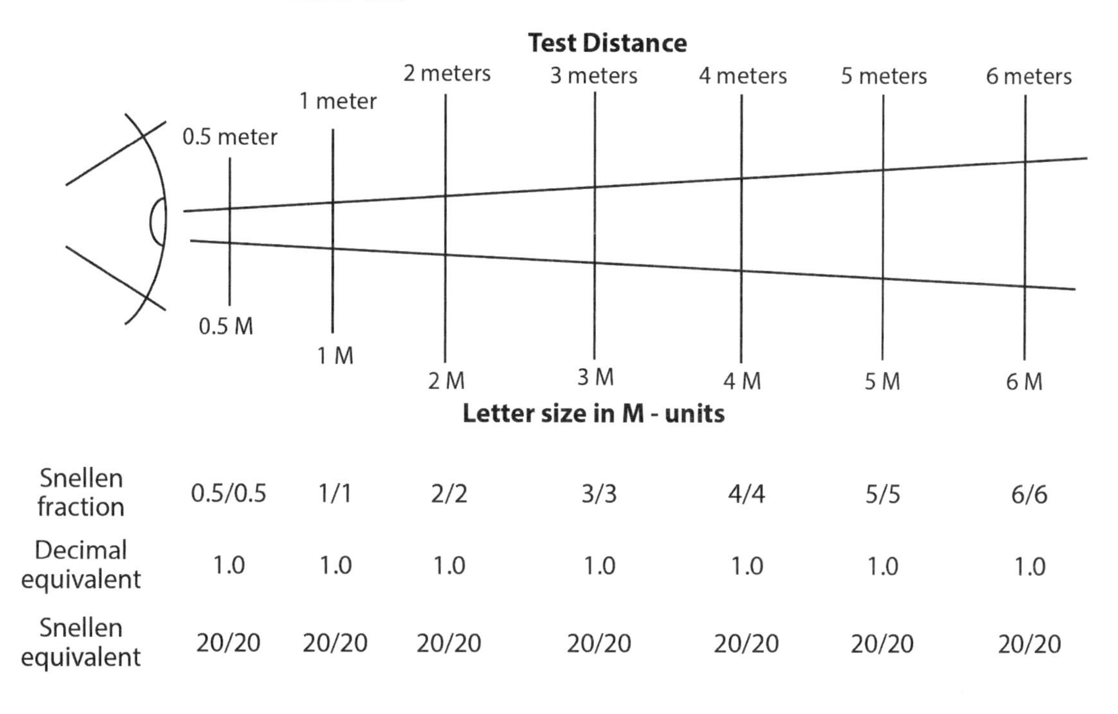

Snellen fraction	0.5/0.5	1/1	2/2	3/3	4/4	5/5	6/6
Decimal equivalent	1.0	1.0	1.0	1.0	1.0	1.0	1.0
Snellen equivalent	20/20	20/20	20/20	20/20	20/20	20/20	20/20

EXAMPLE

【練習 2】

在 50 公分距離能看到 5M 視標，則 M system VA 如何記錄？5M 視標高度為多少 mm？5M 相當於多少的 N 標識視標？

解題攻略

1. 視力值應為 VA＝d m/x M＝0.5 m/5 M＝0.1。
2. 6M 視標高度與 6 公尺的 1.0 視標同高，約為 8.7 mm，故 5M 視標高度為 8.7 乘上 5/6 等於 7.25 mm。
3. N 標識＝M 單位×8＝5×8＝N40。

EXAMPLE

【練習 3】

有一低視力患者的右眼的視力是 10/200，而左眼的視力是 6/30，請問他的右眼在 40 公分處能夠分辨幾 M 的字體？而他的左眼在 20 公分處可以辨別幾 M 的字體？

解題攻略

OD：10/200＝0.05, M-unit＝0.4 m/0.05＝8M

OS：6/30＝0.2, M-unit＝0.2 m/0.2＝1M

3. Jaeger 視力表：以文字段落設計的視力表（圖 3-4）。患者以**可以讀取的最小字體**決定視力。沒有標準化，不同卡片的字母實際大小的可變性非常高。使用不同卡片測試結果不具有可比性。Jaeger、M-unit、Snellen、N-scale 各種近距視力值的對照見表 3-3。

表 3-3　不同視力值與視敏度分數

Decimal notation	MAR	logMAR	VAS
2.0	0.5	-0.3	115
1.6	0.63	-0.2	110
1.25	0.8	-0.1	105
1.0	1.0	0.0	100
0.8	1.25	0.1	95
0.63	1.6	0.2	90
0.50	2.0	0.3	85
0.40	2.5	0.4	80
0.32	3.2	0.5	75
0.25	4.0	0.6	70
0.20	5.0	0.7	65
0.16	6.3	0.8	60
0.125	8.0	0.9	55

表 3-3 不同視力值與視敏度分數（續）

Decimal notation	MAR	logMAR	VAS
0.10	10.0	1.0	50
0.08	12.5	1.1	45
0.06	16	1.2	40
0.05	20	1.3	35
0.04	25	1.4	30

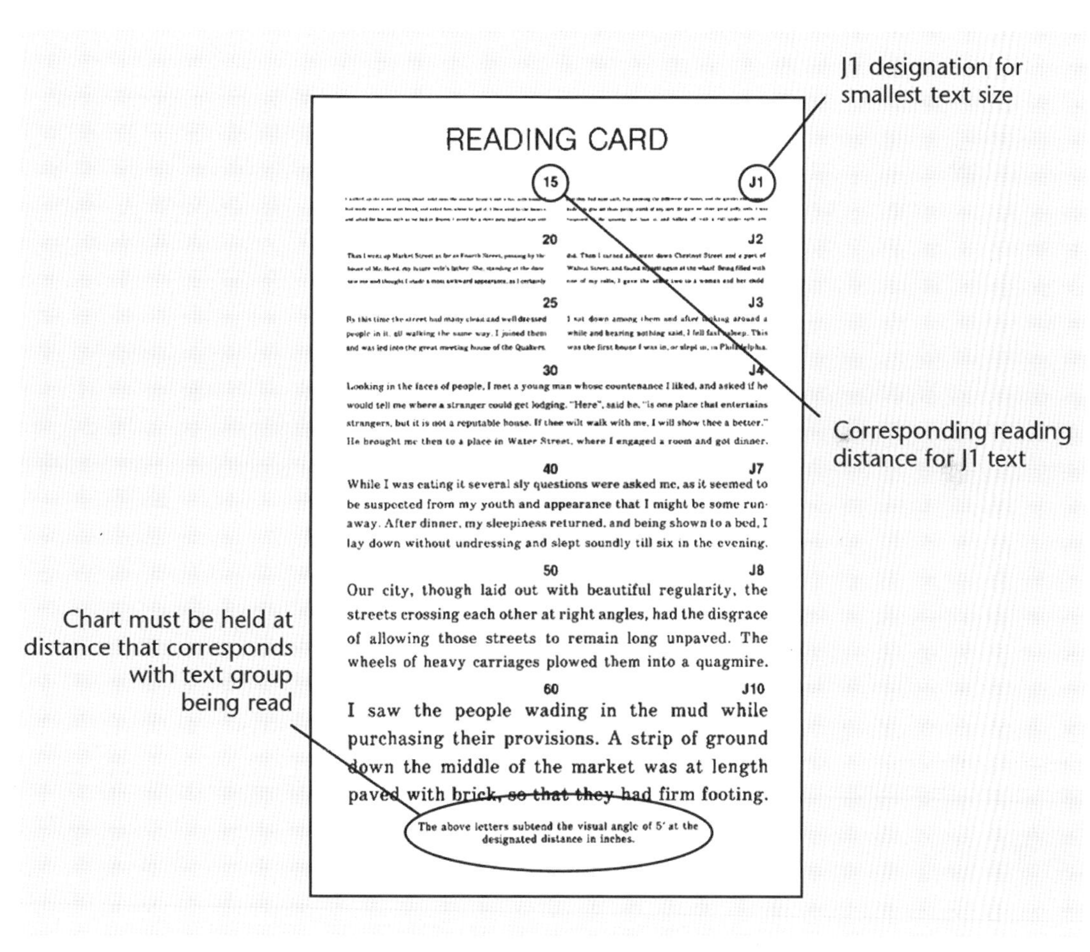

圖 3-4 Jaeger 視力表

4. 各類近距視力測量與各種表示方式關係與轉換（表 3-4）。

表 3-4　等效近距視力測量(40 cm)與各種視力檢查法之轉換

Snellen' Meters	Snellen' Feet	M-unit	A-series	Near Jaeger	Printer's Points	Near Time New Roman	Diopters of Add for or 1M at 40cm	Decimal
6/6	20/20	0.4M	A1					1.0
6/9	20/30	0.6M	A3					0.66
			A4	J1				
6/12	20/40	0.8M	A5					0.5
6/15	20/50	1.0M	A6	J4	8Pt	N6	2.50D	0.4
6/18	20/60	1.25M	A7	J6	10Pt	N8	4.00D	0.33
6/24	20/80	1.6M	A8	J10	12Pt	N10		0.25
6/30	20/100	2M	A9	J12	16Pt	N18	5.00D	0.2
6/36	20/120	2.4M	A10					
6/60	20/200	4M	A12		32Pt	N24-30	10D	0.1
3/60	20/400	8M	A15		64Pt	N48-60	20D	0.05

EXAMPLE

【練習 4】

1. 有一低視力者在 3 英尺處，能夠辨識 6/24（米制）大小字體的視標，請問其分數式的視力值是多少？
2. 某人在 3 公尺處，能夠辨識 20/400（英制）大小字體的視標，請問其分數式的視力值是多少？

解題攻略》

1. 3 英尺＝0.9m
   視力值＝(6/24)×(0.9/6)＝6/160（米制）
2. 3 公尺＝10 英尺
   視力值＝(20/400)×(10/20)＝20/800（英制）

四、評估視覺能力的方法

1. 視敏度分數(Visual Acuity Score, VAS)：VAS 提供了一個方便的量表來評估**視覺能力**(visual abilities)。在此量表上 20/20 被評為 VAS＝100 分；在對數視力表上，每一行視標為 5 分，因此每行上的字母則為 1 分。VAS＝50 分，代表視力值為 **20/200**；此方法可以合理地估計在這個水平上，此人已經喪失了**50%**的視覺能力。視力值若為 20/2,000 則 VAS 已達到零，在這個水平上很難計算視敏度大小，若要做細節上的識別，此時需要 100 倍的放大倍率才行。一般 VAS 量表也可用於計算視力的障礙等級（表 3-3）。

   視敏度分數(VAS)的公式：

$$\text{Visual Acuity Score (VAS)} = 100 - 50 \times \text{logMAR}$$

【練習 5】 EXAMPLE

有一低視力患者的右眼使用 ETDRS 檢查視力值的結果如下圖，問視力值與視敏度分數？

DEC
LOG
IAV
0,10 ZVDHO 1.0 50
0,12 RSNCK 0.9 55
0,16 VHZRO 0.8 60
0,20 DRKHS 0.7 65
0,25 ONZVC 0.6 70
0,32 KRHOD 0.5 75
0,40 SVCRN 0.4 80
0,50 RVONK NHZKO VKONR 0.3 85
0,63 0.2 90
0,80 0.1 95
1,00 0.0 100
1,25 -0.1 105

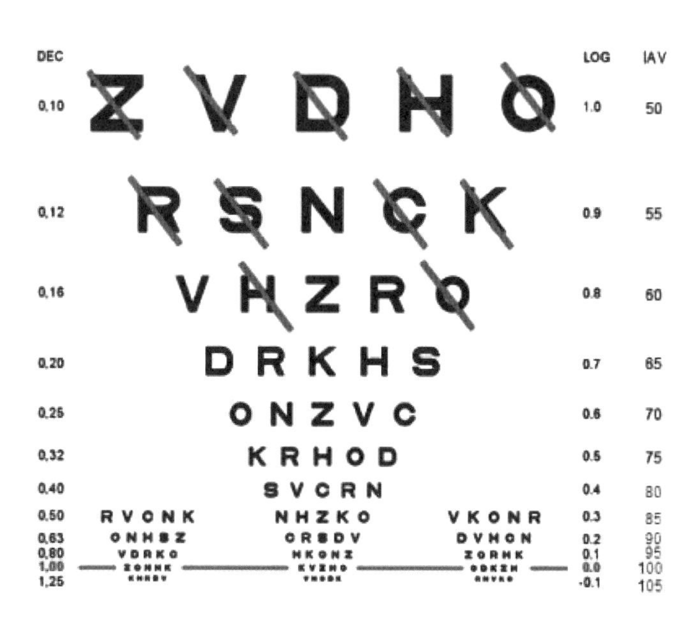

解題攻略》

此人右眼可分辨出的視標數 n＝11

1. 對數視力值 VA＝1.1－n×0.02＝1.1－11×0.02＝0.88
2. 視敏度分數(VAS)＝100－50×logMAR＝100－50×0.88＝56 分

五、兒童視覺功能檢查

1. 新生兒視力檢查的重點並非在於左右眼的視力值是多少，而是確認**兩眼視力是否存在**，以及兩眼視力是否相當，常用檢查方法如下：
   (1) 視動震顫(optokinetic nystagmus, OKN)：新生兒的視動震顫視力值應高於 6/120。
   (2) 注視偏好(preferential looking)：0 month→6/240；3 months→6/60；3 years→6/6。
   (3) 視覺誘發電位(visually evoked potentials, VEP)：視皮質電位測得的視力值為 1 month→6/120，一歲前可達 6/6。
2. 常用兒童視力檢查方法（表 3-5、圖 3-5）。

表 3-5　常用兒童視力檢查方法

檢查方法	用途	備註
Feinbloom test	檢查低視力者的遠距視力	兒童可以分辨字元或數字
LEA distance/near symbols	檢查遠／近距視力	幼兒可以口頭辨識符號
Sloan letter distance chart	檢查遠距視力	個體可以口頭辨識字母、數字或符號
HOTV distance chart	檢查遠距視力	大於 3 歲的幼兒、可以口頭辨識字母
Forced choice preferential looking system –teller acuity system(注視偏好)	檢查近距與中距的視力	無法分辨符號的嬰孩
New York lighthouse near acuity test	檢查近距視力	個體可以口頭辨識字母、數字或符號

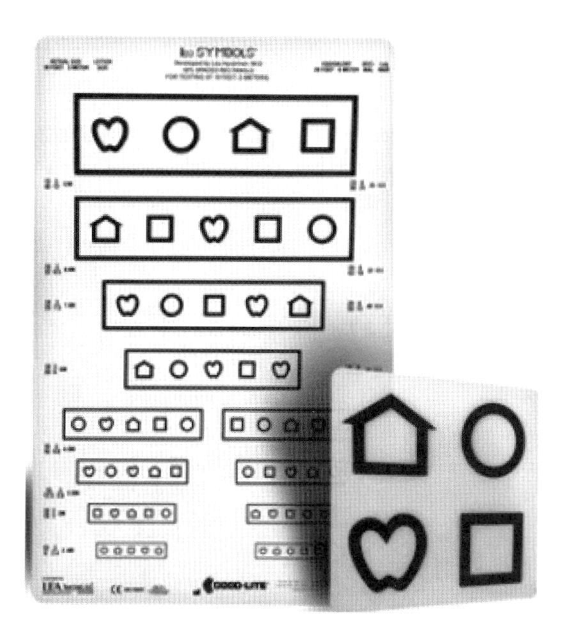

(a) LEA distance symbols

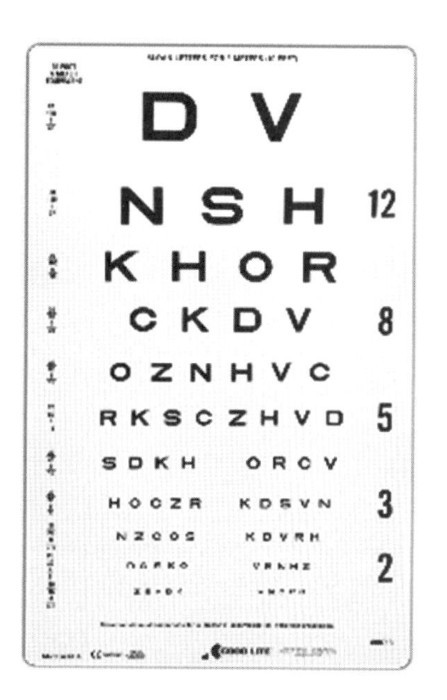

(b) Sloan letter distance chart

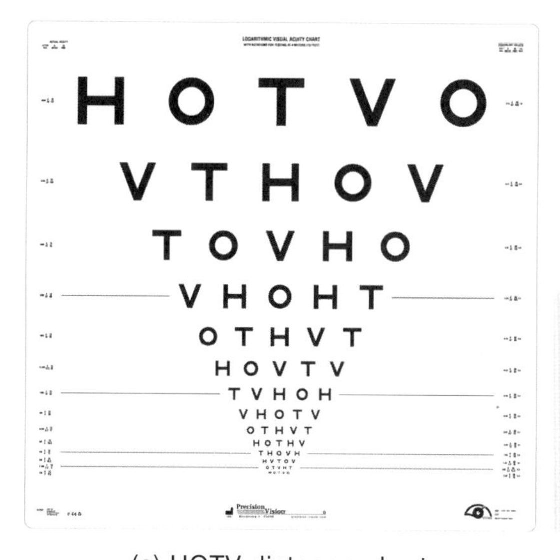

(c) HOTV distance chart

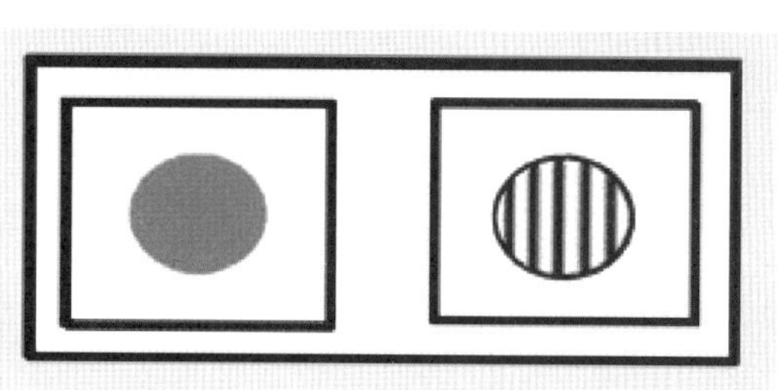

(d) preferential looking system

圖 3-5　常用兒童視力檢查表

3. 常用兒童對比敏感度檢查方法（表 3-6、圖 3-6）。

表 3-6　兒童對比敏感度檢查方法

檢查方法	用途	備註
LEA symbols/numbers	評估對比敏感度	個體可以口頭辨識數字或符號
Cambridge contrast test	評估對比敏感度	10 歲以上兒童可以分辨點線圖形
Hiding heidi and Mr. Happy	評估對比敏感度	無法分辨符號的嬰孩

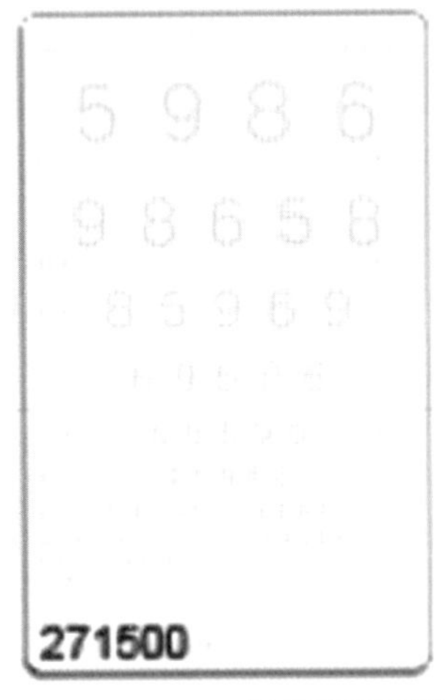

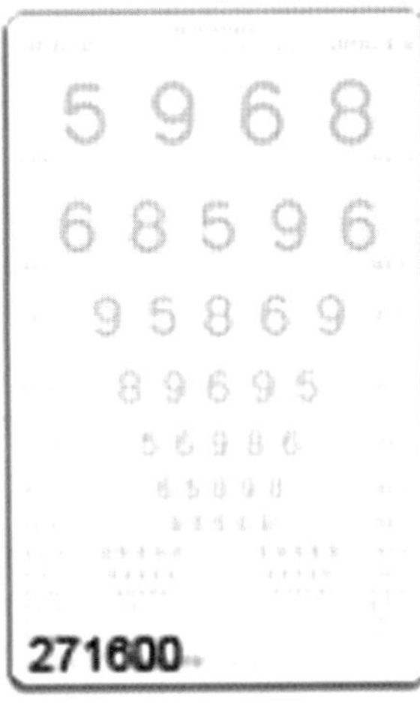

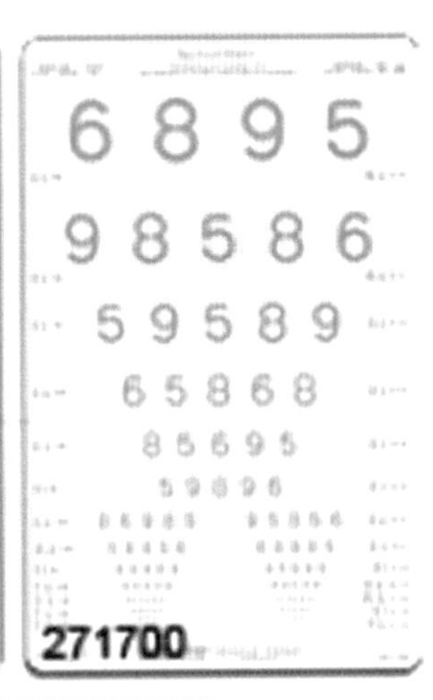

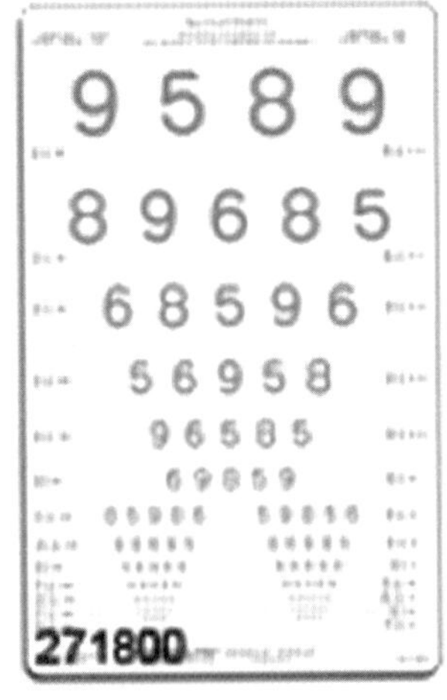

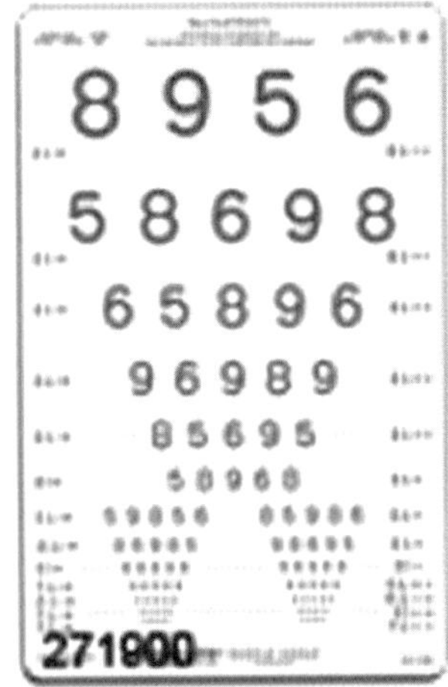

(a) LEA symbols/numbers

圖 3-6　各式兒童對比敏感度檢查方法

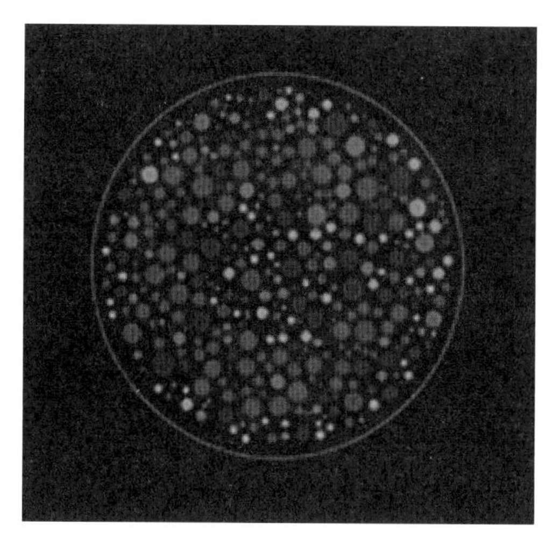

(b) Cambridge Contrast test

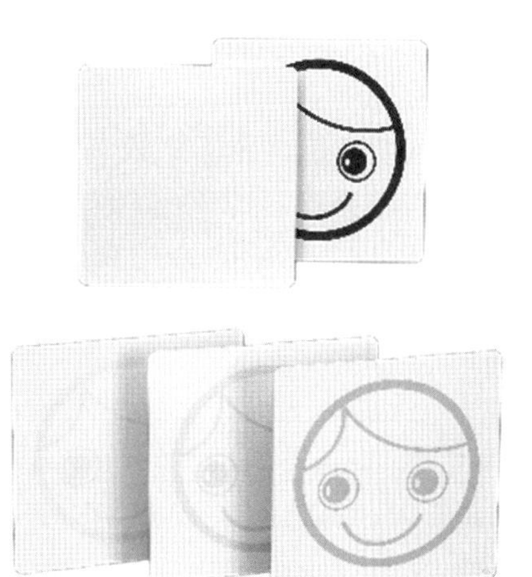

(c) Hiding Heidi and Mr. Happy

圖 3-6　各式兒童對比敏感度檢查方法（續）

4. 常用兒童色覺的檢查方法：色覺檢查的目的在於檢查兒童是否有色盲、色弱，或者有無視神經或視網膜病變的可能（表 3-7）。

表 3-7　兒童色覺的檢查方法

檢查方法	用途	備註
farnsworth color perception test	檢查是否有中重度的色覺障礙	個體有視覺狀態且可依序辨識與排列色塊
holmgren type wool color	檢查是否有色覺障礙	可以比對毛線顏色的兒童

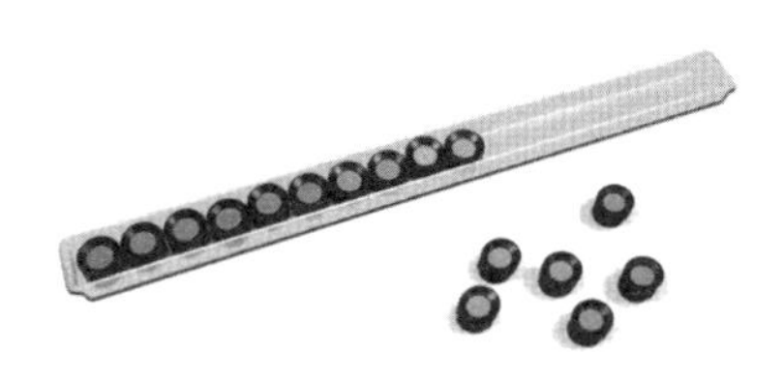

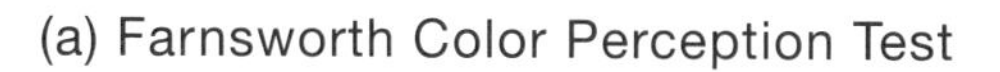

(a) Farnsworth Color Perception Test

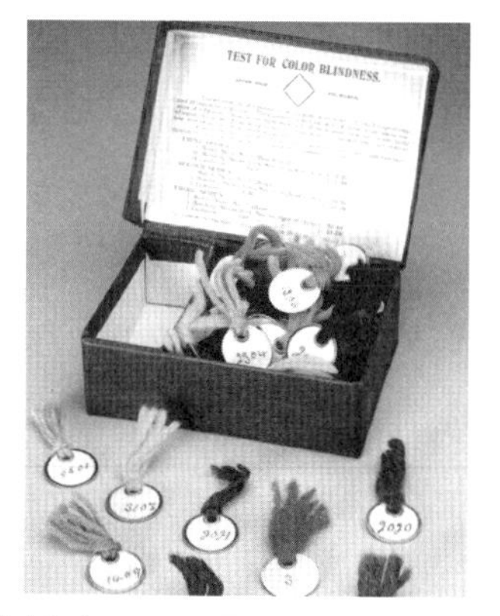

(b) Holmgren Type Wool Color

圖 3-7　常見兒童色覺的檢查方法

(From Wellcome Collection gallery/Wikimedia Commons)

5. 各式視力檢測表的主要特徵（表 3-8）。

表 3-8　各式視力檢測表的比較

Types	Keeler LogMAR	HOTV	Kay Picture	Lea Symbols	ETDRS
每一列的視標數	4	5	4	5	5
視標間距	0.5	1	0.5	1	1
3 米檢查的視力範圍	0.8~-0.3	0.7~-0.3	1.0~-0.1	0.6~-0.1	1.0~-0.3
視標圖示	XUYO	OHTVT TVHOV HTOVH			HDKCR CSRHN SVZDK NCVOZ RHSDV SNHOH OCNKS NCVOZ

六、對比敏感度檢查

1. 對比敏感度(contrast sensitivity function, CSF)檢查：引入調製傳遞函數(modulation transfer function)概念，根據灰度調製曲線的變化製成寬窄、明暗不同的條柵圖作為檢查視標。以**空間頻率**為橫軸，它的**對比敏感度函數**為縱軸，可以繪製出對比敏感度函數曲線，正常人此曲線為**一倒 U 形**（圖 3-8）。

$$對比度\ CS=\frac{L_{MAX}-L_{MIN}}{L_{MAX}+L_{MIN}}$$（L_{MAX}為最大亮度；L_{MIN}為最小亮度）

常用對比敏感度檢測圖及記錄表，如圖 3-9 對比敏感度檢測圖為正弦波光柵圖測試，共有五個空間頻率(A~E)和九個對比度級別(1~9)、圖 3-10 為檢查記錄表。

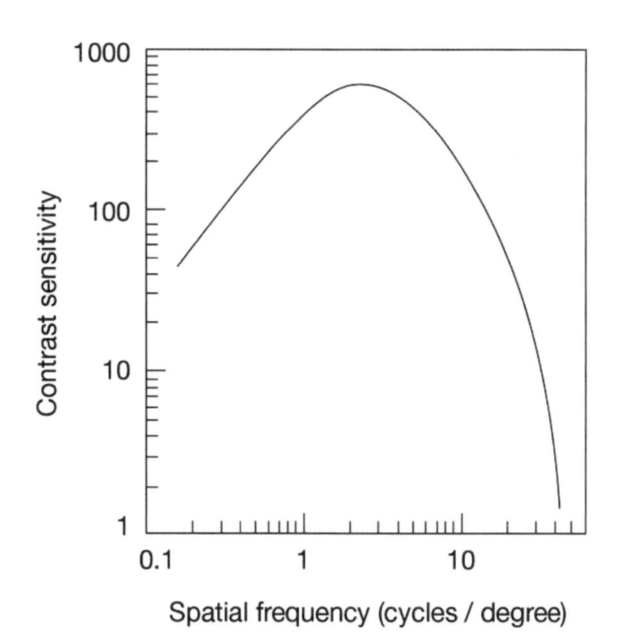

圖 3-8　對比敏感度函數與空間頻率曲線

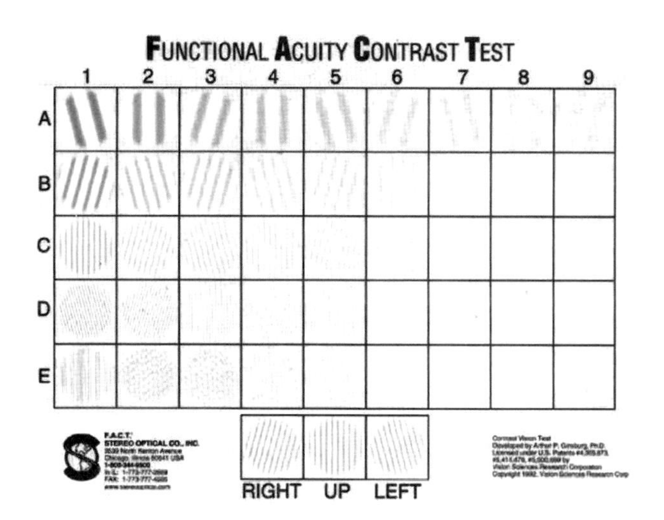

圖 3-9　對比敏感度檢測圖

(From Chandrinos Aristeidis webside)

FUNCTIONAL ACUITY CONTRAST TEST (F.A.C.T.)®

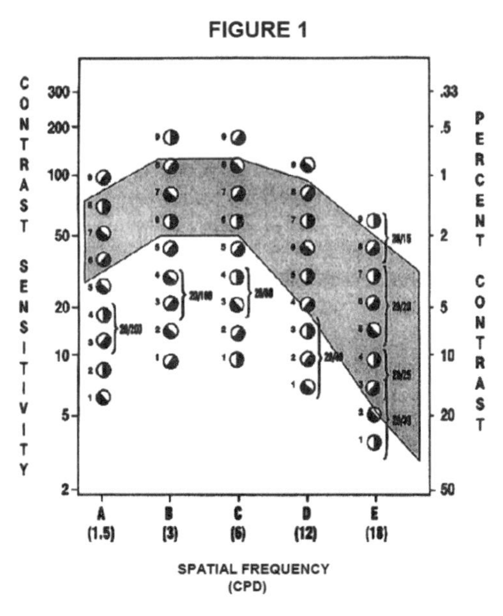

CONTRAST SENSITIVITY TARGET SAMPLES

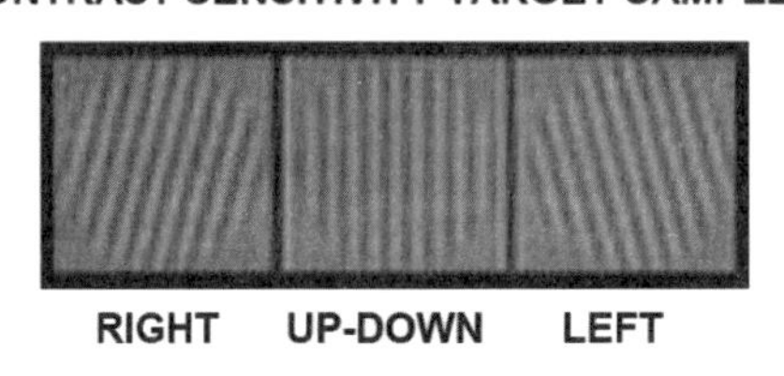

圖 3-10　對比敏感度記錄表

(From Chandrinos Aristeidis webside)

2. 正常人的對比敏感度曲線（對比靈敏度／空間頻率）中，常見三個以視標大小與對比度變化呈現的檢查表，即：**高對比 Bailey-Lovie 視力表、低對比 (10%) Bailey-Lovie 視力表、Pelli-Robson 對比度視力表**，如圖 3-11。

3. 對比敏感度的標準範圍：對比敏感度(CSF)以**對數對比敏感度**的單位(log contrast sensitivity units)來測量。分數越低，該眼睛的對比敏感度越差。對數對比敏感度分數**大於 1.8 以上**表示對比敏感度正常，一般 60 歲以上的對數對比敏感度分數為 **1.52~1.76**，至於 60 歲以下的分數應在 **1.72~1.92**（表 3-9）。

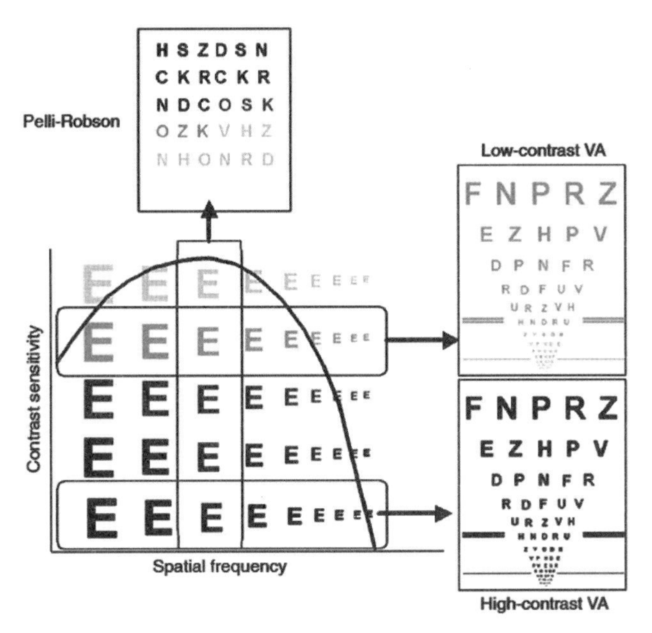

圖 3-11　視標大小與對比度變化呈現的檢查表

(From Harvey & Franklin 2005)

表 3-9　對數對比敏感度值分類說明

對比敏感度值的對數值 (log contrast sensitivity)	分類說明	定量說明
>1.80	正常	
1.52~1.48	接近正常	比正常減低約 2 個因子
1.04~1.48	中等損失	減低約 2~6 個因子
0.52~1.00	嚴重損失	減低約 6~19 個因子
<0.48	巨大損失	減低大於 20 個因子

4. 對比敏感度異常對視覺功能的影響與定量化說明：

對比敏感度異常對視力、立體視覺、光覺、視野和色覺等各項視覺功能均有影響。學者 Arden 指出，例如球後視神經炎疾病病人常主訴視物模糊、無光澤，他們所謂的形覺障礙如同電視機的對比度降低了，因此通過 CSF 檢查，就能明確地解釋這些障礙。

5. 對比敏感度的檢查可以作為評估各種疾病的**視網膜功能**的指標之一，對於低視力患者，可提供**視覺疾病的鑒別和病情監測**，判斷整個視覺系統的功能狀態。**對比敏感度檢查**也可檢查出藥物副作用、青光眼(glaucoma)、白內障(cataract)、視網膜異常(retinal disorders)及神經傳導困難(nerve conduction difficulties)像是多發性硬化症(multiple sclerosis)、視神經萎縮(optic atrophy)以及其他視神經疾病。

6. 對比敏感(CS)定義為視覺系統能覺察的**對比度閾值的倒數**，即：對比敏感度＝1/對比度閾值。對比度閾值低，則對比敏感度高，因此視覺功能較好。下表 3-10 說明以視屏螢幕顯示的閱讀物，目標的對比度較佳，因此，患者之對比度閾值＜10%可支持流暢的閱讀，對比度閾值＜33%可支持點狀閱讀（表 3-10）。

表 3-10　閱讀的目標物與對比度閾值的關係

閱讀的目標物	目標物的對比度	對比度閾值(%)	
		流暢閱讀	點狀閱讀
視屏螢幕	100	＜10	＜33
雜誌	80	＜8	＜27
報紙	75	＜7	＜23
裝訂書籍	50	＜5	＜16
黑板	30	＜3	＜10

註：Data from Rumney16 and Whittaker & Lovie-Kitchin.

7. 對比敏感度降低的人可能會遇到以下情形：
   (1) 晚上開車時視力不好。
   (2) 很難看清馬路邊線和樓梯臺階。
   (3) 看電視或閱讀時常導致眼睛疲勞。
   (4) 圖像看起來好像都褪色了。
   (5) 無法識別盤子裡的食物。

8. 提升低視力者閱讀能力的改善方法：
   (1) 視力低下的情形：可以**放大字體**，增進辨識能力。
   (2) 對比度靈敏度損失的情形：可以改進照明及**增強**目標與背景的**對比度**。
   (3) 出現大小暗點(scotomas)的情形：可以利用**放大字體**加上**提高照明**及**增強對比度**來改善。

七、眼屈光檢查

1. 低視力的屈光測量與一般的屈光測量的基本方法相同，但比具有正常矯正視力的屈光測量困難得多。一般低視力驗光主要為**自覺式屈光檢查**，角膜弧度儀及檢影鏡數值為自覺式屈光檢查參考起始點。如無法獲得角膜弧度儀或影鏡資訊、可以採用患者的慣用處方為起始點。

2. 低視力者屈光檢查：視力表通常放置在 3 公尺處。視力表必須與燈源維持垂直以**避免眩光干擾**檢查結果。低視力眼常對＜1.00D 的屈光度遞變不能分辨，故對低視力眼做試片時，可先放置-6.00D 或＋6.00D 的球面試片，使被測眼對試片的屈光度漸變產生認識。

   通常在修改試片時，每次以±1.00D 球面透鏡為漸變梯度，以 JCC 判定散光時則需要採較高度數±0.75D 或±1.00D。

   例如，若患者的視力低於 0.1 應使用±1.00D 的交叉圓柱鏡。對於 0.2＜視力＜0.3 的低視力被測眼，可試用±0.50D 的交叉柱鏡（表 3-11）。

表 3-11 低視力者的視力值與使用交叉圓柱鏡的關聯性

視力值	使用的交叉圓柱鏡
20/50 或更好	±0.25D JCC
20/100~20/63	±0.50D JCC
20/160~20/125	±0.75D JCC
20/200 或更低	±1.00D JCC

3. 裂隙片(stenopaeic slit)：將裂隙片放置於試鏡架上，疊置一定屈光度的球面透鏡，囑患者自行旋動裂隙片的軸向，以求得最佳矯正效果。應注意裂隙片的**裂隙向**為**屈光力**方向，與柱鏡試片的軸位向不同。

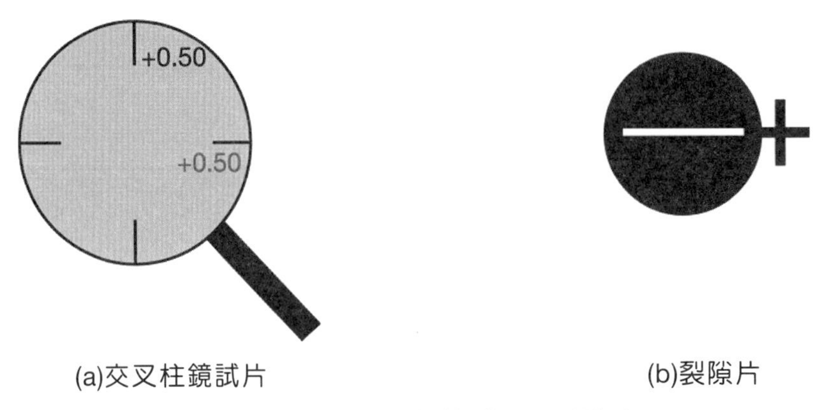

(a)交叉柱鏡試片　　(b)裂隙片

圖 3-12　交叉柱鏡試片與裂隙片

4. 如果低視力眼常對正常的屈光度漸變不能分辨，可試在綜合驗光儀上採用±3.00D 粗調旋鈕進行快速大致測量，在找到清晰範圍時，再用最小可覺差異(just-noticeable difference, JND)方法覆核屈光狀態。

5. 最小可覺差異屈光度 JND：在決定**最佳球面度數**時，可採用**最小可覺差異技巧**(just-noticeable difference, JND)判定（圖 3-13、表 3-12）。
   (1) 視力值以英制表示時：即英制分數式視力表的分母除以 100，得到最小可覺差異屈光度 JND。
   例如：若患者最佳矯正視力為 20/200，則 JND 鏡片為 200/100＝2.00D。
   (2) 視力值以公（米）制表示時：即公制分數式視力表的分母除以 30，得到最小可覺差異屈光度 JND。
   例如：若患者最佳矯正視力為 6/60，則 JND 鏡片為 60/30＝2.00D。
   (3) 視力值以小數式表示時：即小數視力值乘 5 所得的倒數值，得到最小可覺差異屈光度 JND。
   例如：若患者最佳矯正視力為 0.1，則 JND 鏡片為 1/(0.1×5)＝2.00D。

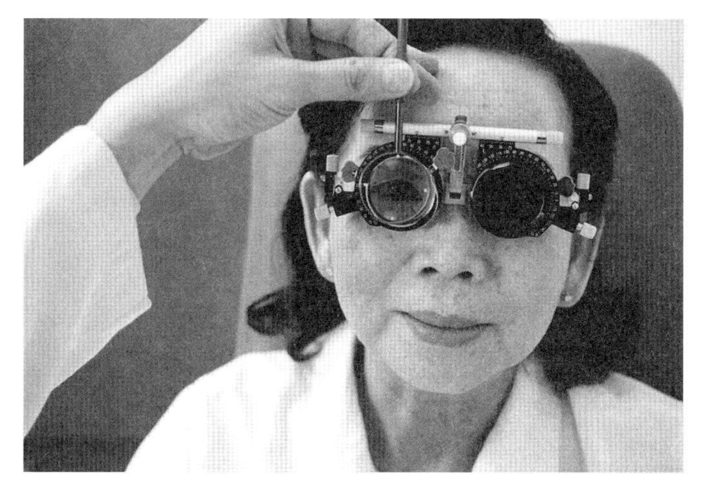

圖 3-13　最小可覺差異(JND)方法覆核屈光狀態

【練習 6】

EXAMPLE

若患者最佳矯正視力為 20/400 求最小可覺差異屈光度 JND 與鏡片調整範圍？

解題攻略》

JND 鏡片為 400/100＝4.00D

Lens Intervals（鏡片調整範圍）＝±2.00D

【練習 7】

EXAMPLE

若患者最佳矯正視力為 0.2 求最小可覺差異屈光度 JND 與鏡片調整範圍？

解題攻略》

JND 為 1/(0.2*5)＝1.00D

Lens Intervals（鏡片調整範圍）＝±0.50D

表 3-12　視力值與最小可覺差異屈光度以及鏡片調整範圍的關係

VA （英制）	VA （公制）	VA （小數式）	JND (最小可覺差異屈光度)	Lens Intervals （鏡片調整範圍）
20/50	6/15	0.4	0.50	±0.25D
20/100	6/30	0.2	1.00	±0.50D
20/150	6/45	0.13	1.50	±0.75D
20/200	6/60	0.1	2.00	±1.00D
20/400	6/120	0.05	4.00	±2.00D

6. 各類眼部疾病或全身系統性疾病的屈光狀態：眼睛與全身其他器官、系統有著十分密切的關係。很多全身疾病都可能在眼部的屈光狀態之表現或多或少都有影響（表 3-13）。

表 3-13　各類眼部疾病或全身系統性疾病的屈光狀態

疾病	屈光狀態	疾病	屈光狀態
白內障	隨水晶體混濁，近視度數增加	糖尿病	隨血糖上升，近視度數增加
退化性近視	高度近視	早產兒視網膜病	高度近視
腦性麻痺	中、高度遠視	小眼症	中、高度遠視
白化症	伴隨散光的中、高度近視或遠視	唐氏症	中、高度近視
角膜疤痕	中、高度散光	圓錐角膜	高度不規則散光
先天眼球震顫	中度順規散光	單色視覺	高度近視／中度順規散光

7. 角膜平均屈光度為 **43.00 至 44.00D**，角膜厚度為 530~540 μm，當兩眼之角膜曲率或角膜散光差異大於 1.00D 應複查確認。若角膜屈光度檢查數據低於 40.00D 或大於 47.00D 亦應複查確認。

8. 圓錐角膜(keratoconus)：是一種嚴重影響角膜屈光的眼病，會導致視力明顯下降。大約每 2,000 人中就有一人患有這種疾病，並且在青少年早期就會表現出來，而且會越來越嚴重。接近中心的局部角持續變薄目呈圓錐狀突出，造成軸長增加與弧度擴張的情形，靠近圓錐中心部分變薄且突出，為一種非發炎性疾病。當疾病惡化至一定程度時會伴隨不規則、不穩定的散光，視力會顯著下降。圓角膜症狀的嚴重性因人而異，且不易預測其進程。圓錐角膜這種眼病的主要症狀和體徵如下：視力模糊(blurred vision)、視覺扭曲(distorted vision)、對強光和眩光敏感(sensitivity to bright light and glare)、視野模糊(clouding of vision)，以及在短時間內改變多重眼鏡配方(multiple eyeglass prescription changes in a short space of time) （圖 3-14、表 3-14）。

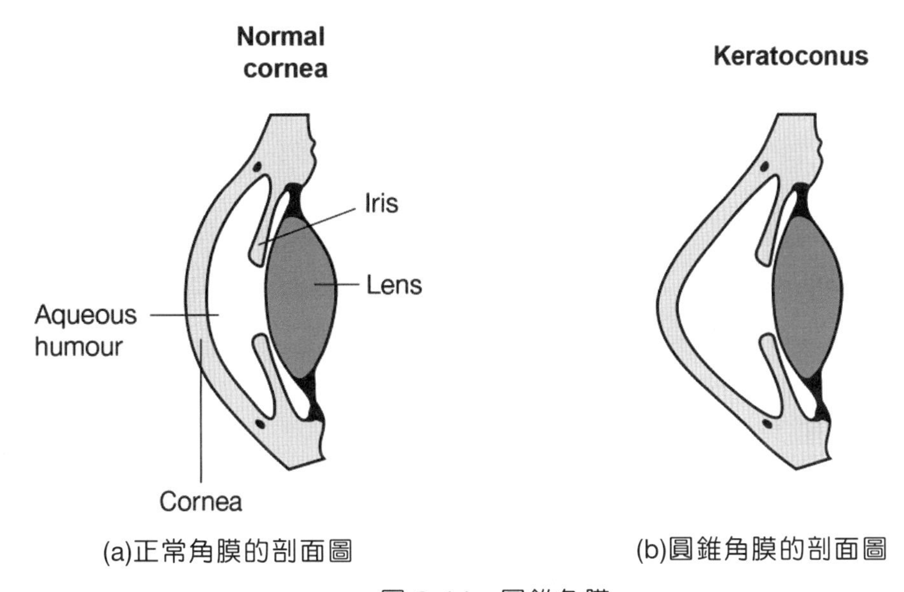

(a)正常角膜的剖面圖　(b)圓錐角膜的剖面圖

圖 3-14　圓錐角膜

表 3-14　圓錐角膜的分級

圓錐角膜	輕度	中度	重度	極重度
角膜屈光度	＜45D	45~52D	＞52D	＞62D
角膜厚度	506 μm	473 μm	4,463 μm	－

9. 角膜對整體散光之推估：依據 Javal's Rule 經驗公式的估算，總散光等於**角膜散光的 1.25 倍加上-0.50D 的逆散光**。

$A_t = \rho \times A_c + k$

A_t＝總散光

A_c＝角膜散光

$\rho = 1.25$

$k = -0.50D$ 逆散光

【練習 8】 EXAMPLE

若患者角膜散光為-2.00×90 依據 Javal's Rule 經驗公式的估算此眼睛的總散光？

解題攻略》

$A_t = \rho \times A_c + k$

$= 1.25 \times (-2.00 \times 90) + (-0.50D \times 90)$

$= -3.00 \times 90$

八、視野檢查

1. 視野(visual field)是指眼向前方固視時所見的空間範圍。相對於中心視力而言，它反映周邊的可視範圍。距注點 30°以內的範圍稱**中心視野**(central visual field)，30°以外的範圍稱為**周邊視野**(peripheral visual field)（圖 3-15）。

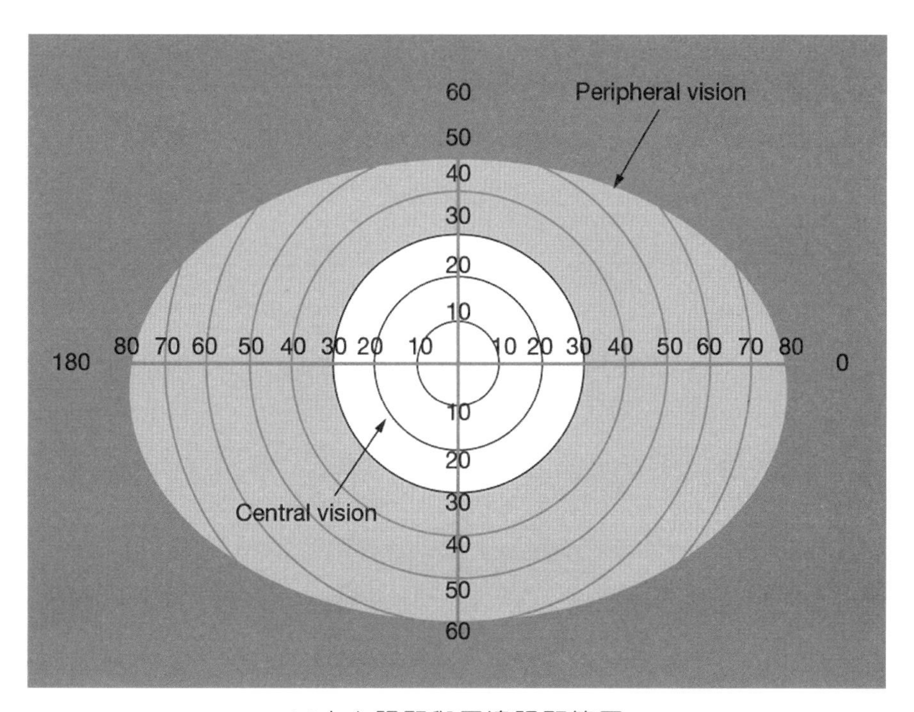

(a)中心視野與周邊視野範圍

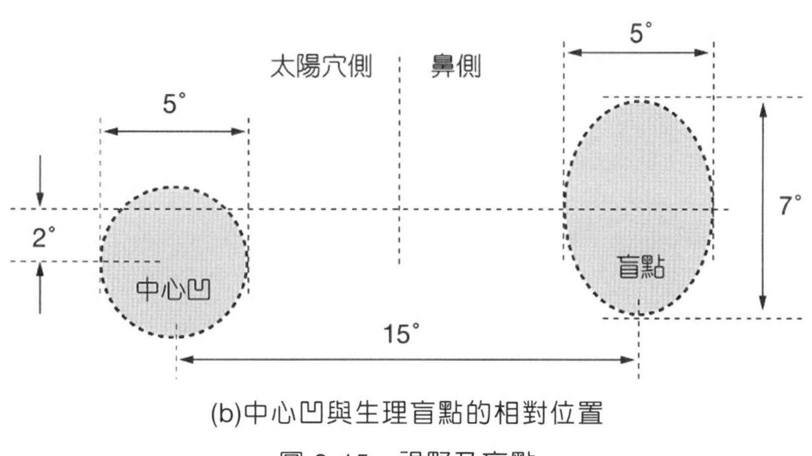

(b)中心凹與生理盲點的相對位置

圖 3-15 視野及盲點

2. 正常人動態視野的平均值為：**上方 60°**，**下方 75°**，**鼻側 60°**，**顳側 100°**。**生理盲點**(blind spot)呈橢圓形，中心位於注視**顳側 15.5°**水平線下 1.5°處。其垂直直徑為 7.5°，橫徑 5.5°（圖 3-16）。

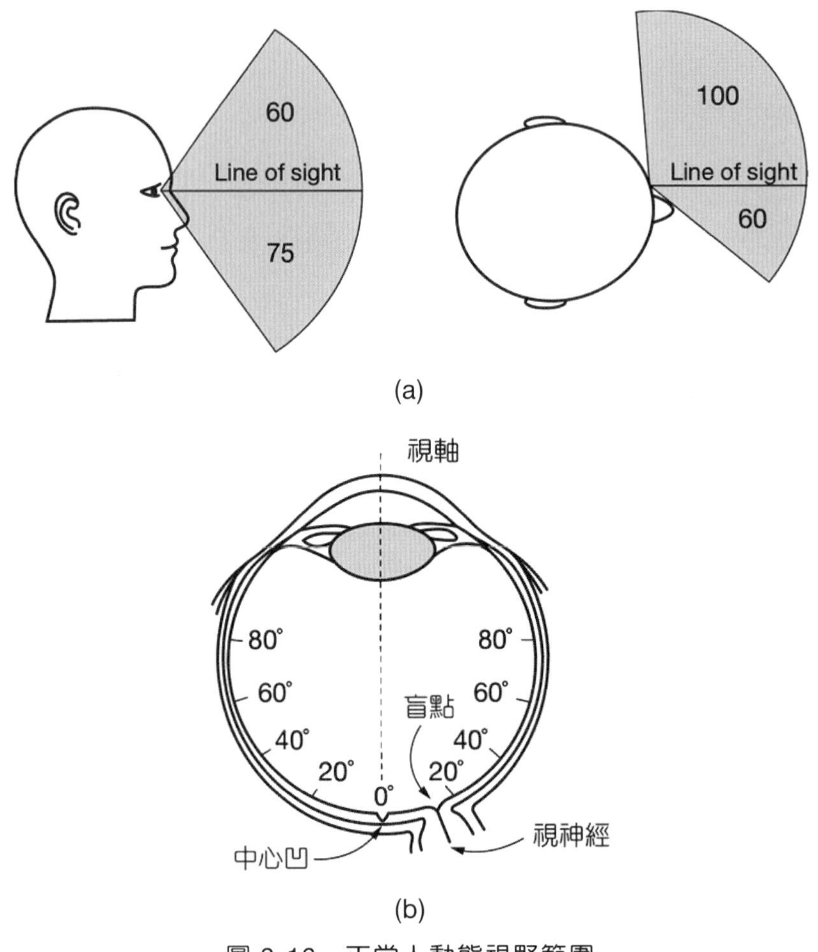

圖 3-16　正常人動態視野範圍

3. 世界衛生組織規定視野**半徑小於 10**°者，即使中心視力正常也屬於**盲**(blind)。

4. 視野檢查的種類分動態及靜態視野檢查：

   (1) 動態視野檢查(kineticperimetry)：即傳統的視野檢查法，用不同大小的試標，從周邊不同方位向中心移動，記錄下患者剛能感受到試標出現或消失的點，這些光敏感度相同的點構成了某一試標檢測的等視線，由幾種不同試標檢測的等視線繪成了類似等高線描繪的「**視野島**」。動態視野的優點是檢查速度快，適用**周邊視野**的檢查；缺點是小的、旁中心相對暗點發現率低。

(2) 靜態視野檢查(staticperimetry)：在視屏的各個設定點上，由弱至強增加試標亮度，受測者剛能感受到的亮度即為該點的**視網膜敏感度**或**閾值**。電腦控制的自動視野計，使定量靜態視野檢查更快捷、規範。

5. 視野檢查的影響因素：視野檢查屬於**心理物理學**檢查，反映的是病人的**主觀感覺**。影響檢查結果的因素有：
   (1) 受試者方面：精神因素（如警覺、注意力、視疲勞及視閾值波動）；生理因素（如瞳孔直徑、屈光介質混濁、屈光不正、縮瞳藥等）。
   (2) 儀器方面：存在動態與靜態視野檢查法的差異，平面屏與球面屏的差異，單點刺激與多點刺激的差異等。此外，背景光及試標不同，視閾值曲線就不同。
   (3) 操作方面：自動視野計初次檢查的可靠性較差，應該正確指導受試者也要讓他有學習操作的機會、掌握的過程。

6. 常用的視野檢查方法：(1)對坐（比）法；(2)平面視野計(tangent screen perimetry)：檢測中心 30°視野；(3)弧形視野計(arc perimeter)：用於檢查周邊視野；(4)正切屏(tangent screen fields)：一般只有中心 50~60 度範圍左右；(5) Amsler 方格表（用於檢查中心 20°範圍的視野）；(6) Goldmann 視野計；(7)自動視野計。

7. 對坐（比）視野檢查法：此法以檢查者的正常視野與受試者的視野作比較，以確定受試者的視野是否正常。方法為檢查者與患者面對面而坐，**距離約 1 m**。檢查右眼時，受檢者遮左眼，右眼注視驗光師的左眼，而驗光師遮右眼，左眼注視受檢者的右眼。驗光師將手指置於自己與患者的中間等距離處，分別從上、下、左、右各方位向中央移動，囑患者發現手指出現時即告之，這樣驗光師就能以自己的正常視野比較患者視野的大致情況。此法的優點是操作簡便，不需儀器；缺點是不夠精確，且無法記錄。

8. 平面視野計(tangent screen perimetry)：用來檢查 **30°以內**視野有無異常，主要檢查有**無病理性暗點**。在自然光線下或人工照明下進行。受檢者坐在用黑色呢絨製成的平面視野屏前 1 米處，將下頦固定於頦架上，被檢眼注視平面視野計中心的白色固定目標點，另一眼用眼罩遮蓋，用適宜的視標（常用直徑為 2 mm)，先查出生理盲點的位置和大小，然後在各子午線上由中心到周邊，或由周邊向中心緩慢移動視標，並在移動中均勻地與進行方向做垂直的輕微擺動，讓受檢者說出何處看到視標變形、變色或消失，用黑色大頭針在視野屏上作出記號。發現暗點後，要圍繞此處反覆檢查，標出其界限，最後把結果描記於平面視野表上。檢查時，如查不出生理盲點，則表示檢查方法不正確或病員對檢查方法還不了解（圖 3-17）。

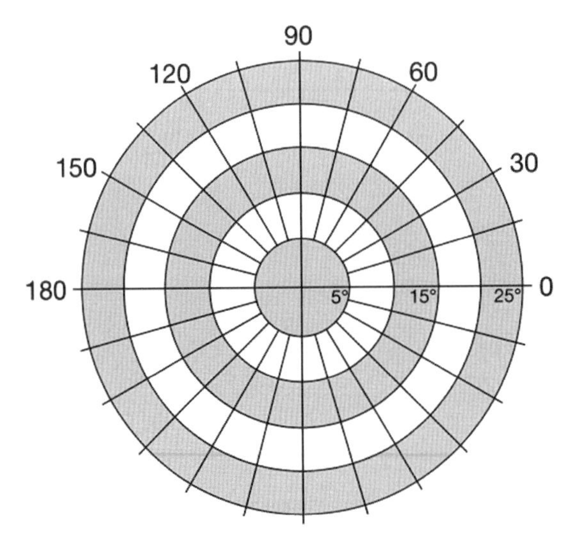

圖 3-17　平面視野計的檢查範圍

(From：https://doi.org/10.1371/journal.pone.0174607.g001)

9. 弧形視野計：主要用於檢查**周邊視野**，屬動態檢查。方法是在自然光線或人工照明下進行，被檢者坐於視野計前，下頦固定於頦架上，受檢眼正對視野計中心，注視視野計弧上零度處的白色固定目標，另一眼用眼罩遮蓋。視野計為 180°的弧形，半徑為 330 mm，選用適宜的視標（常用的直徑為 3 或 5 mm），從圓弧周邊向中心緩慢移動。囑被檢者剛一發現視標或辨出顏色時，立即告知。將此時視標在弧上的位置記錄在周邊視野表上。將圓弧轉動 30°後再查，如此每隔 30°檢查一次，直到圓弧轉動一圈，最後把各點連接起來，就是該眼的視野範圍。一般常檢查白色及紅色視野（圖 3-18）。

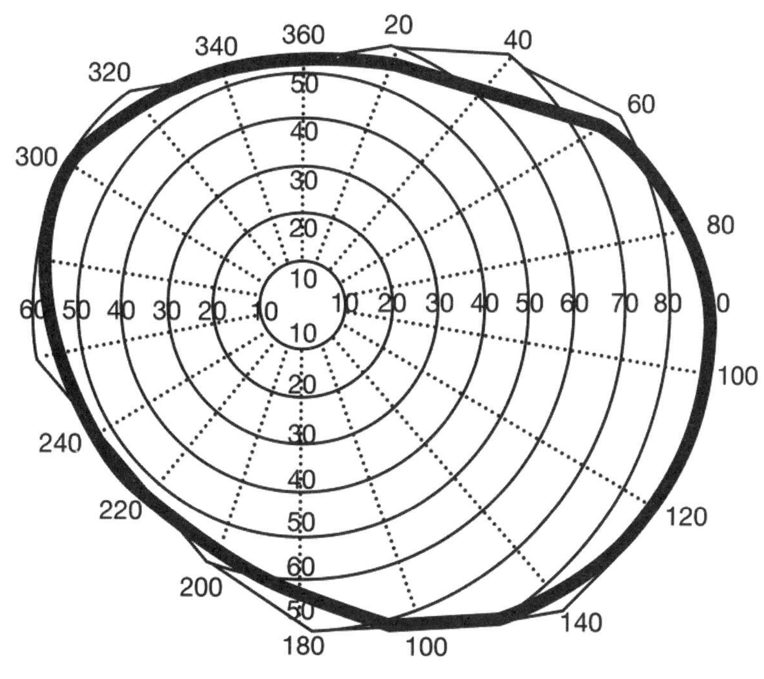

圖 3-18 弧形視野計的檢查紀錄

10. Goldmann 視野計：背景為半徑 330 mm 的半球，用六個可隨意選用的不同大小光點作視標，光點的亮度可以調節，可用來作**動態與靜態**檢查。動態檢查基本上同弧形視野計法。靜態檢查是指在經動態檢查法中的可疑或查得的缺損部位所在子午線上，每隔 2°~10°檢查一點，將視野計上的光點視標調到正常人看不見的弱亮度，顯示一秒鐘，若被檢眼也看不到，則間隔 3 秒鐘後再用強一級的亮度顯示，依次逐步增加，直到被檢眼看見，記錄此時所用的光強度，然後用座標記錄或將各點連成曲線。由此對視野缺損得出一深度概念，亦即視野的立體檢查。不少學者報告，靜態視野檢查比動態檢查有一定的優越性，對一些視網膜變性、黃斑病變、視神經炎等，能查出用一般方法不能查出的視野改變。

11. 自動視野計：自動視野計發展至今，硬體部分已經比較發達。隨著我們對青光眼的病理生理和視野缺損的進一步了解，視野計有可能出現一些更為特殊的或更為有效的試驗策略和有意義的數據分析程式。最終，智慧型視野計採用人工智慧的運算規則，將一次選擇檢查的類型和相應的數據分析方法（圖 3-19）。

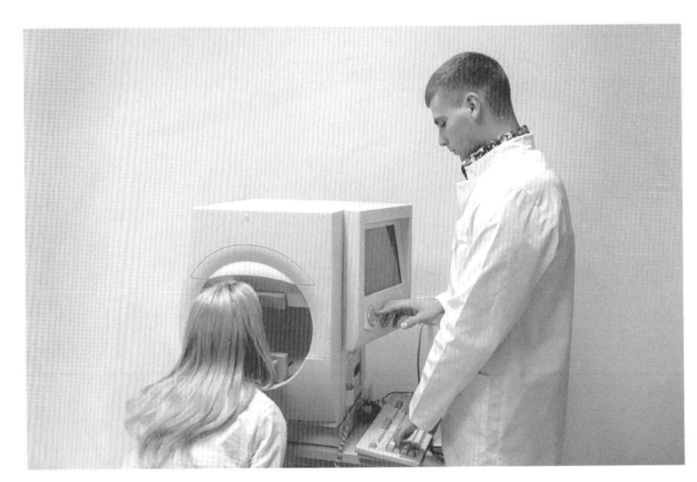

圖 3-19　自動視野計的檢查與紀錄

12. 阿姆斯勒盤(Amsler grid)：用以檢查**中心視野**，特別是檢查黃斑部早期病變的一種精確方法。它是由一個 10 cm 見方的黑紙板用白色線條（也可在紙上用黑線）劃成 5 mm 見方的小方格，中央劃一小點作注視固定點。也可在整個表上劃兩條對角線，使之在中心固定點處相交，以便讓有**中心暗點**的病患可固視之用。檢查距離為 30 cm，使得每一小格的視角為 1°，而整個表在眼底的形象占據整個黃斑部及其周圍的小部分。檢查前不可擴瞳或作眼底檢查，檢查時應詢問被檢者，能否看清整個表，有些小方格是否感到似有紗幕遮蓋，線條是否變色、變形（彎曲或粗細不勻），小方格是否正方形，是否變大變小。並讓被檢者直接在小格上用鉛筆描出彎曲變形的型態，藉以判斷視網膜黃斑部有無病變及其大致的範圍（圖 3-20）。

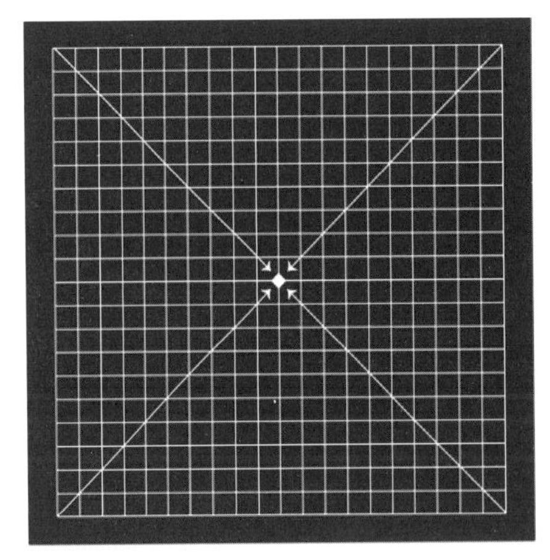

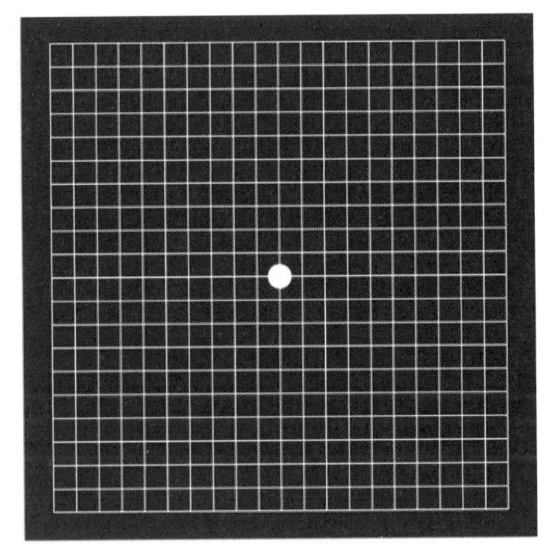

圖 3-20　阿姆斯勒盤

九、視野異常的病因與類型

1. 視野異常的病因：
   (1) **向心性視野收縮**：視野形狀不變，僅周圍界限均等地收縮形成管狀視野。常見於視網膜色素變性(RP)、青光眼晚期、球後神經炎（周圍型）、周邊部視網膜脈絡膜炎等。
   (2) **不規則性（扇形）的視野收縮**：視野呈不規則收縮，形狀一以尖端向中心呈扇形或三角較多見。
      a. 扇形尖端位於生理盲點，為中央動脈分支栓塞或缺血性視盤病變。
      b. 扇形尖端位於中心注視點為視路的疾病。
      c. 象限盲，為視放射的前部損傷。
      d. 鼻側階梯，為青光眼的早期視野缺損。
   (3) **偏盲性收縮**：以注視點為界，視野的一半缺損稱偏盲。雙眼同時發生，為視交叉和以上視路病變所致的視野缺損，因此對於路疾病的定位診斷非常重要。
      a. 同側偏盲：為一眼的顳側偏盲和另一眼的鼻側偏盲，多為視**交叉以後**視路的病變所引起，可分為完全性、部性和象限同側偏盲。部分性同側偏盲最為多見。
      b. 異側偏盲：分為雙顳側偏盲和雙鼻側偏盲。雙鼻側偏盲為**視交叉病變**所引起；雙眼視野缺損的形狀、大小完全相同者稱為一致性缺損，不對稱者為不一致性缺損。雙眼視野損害越一致，其病變部位越靠後。
2. 各種視野缺損病變對應的損傷部位（表 3-15、圖 3-21）。

表 3-15　視野缺損情況與受損區域解剖定位

編號	視野缺損情況	受損區域解剖定位
1	左眼全盲	左側視神經
2	左眼全盲伴對眼顳側偏盲	左側視神經近視交叉處
3	雙眼顳側偏盲	視交叉內側
4	雙眼鼻側偏盲	視交叉外側
5/6/9	雙眼同向右側偏盲	左側視束，視放射
7	雙眼同向右上象限偏盲	左側視放射下部

表 3-15　視野缺損情況與受損區域解剖定位（續）

編號	視野缺損情況	受損區域解剖定位
8	雙眼同向右下象限偏盲	左側視放射上部
10	雙眼同向右側偏盲~黃斑迴避	左側視覺中樞
11	雙眼中央盲點	視覺中樞局灶性損傷

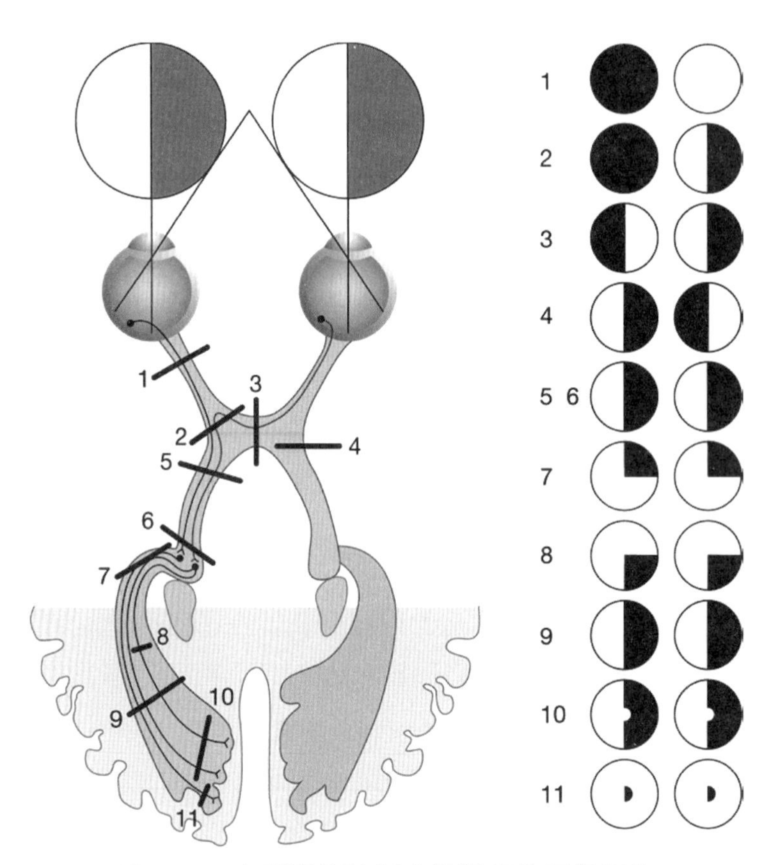

圖 3-21　各種視野缺損病變對應的損傷部位

3. 視力減退區域稱**暗點(scotoma)**。暗點的陰影能被患者自己覺察到的，稱為陽性暗點；患者自己覺察不到的稱為陰性暗點。陽性暗點主要見於**視網膜感覺層以前**的病變； 陰性暗點見於**視網膜感覺層**本身細胞的損害及視路等視覺傳導系統的疾病。主要有以下幾種：

   (1) 中心暗點：位於中心注視點，常見黃斑病變、球後神經炎、中毒性或家族性視神經萎縮等。

(2) 弓形暗點：多為視神經纖維束的損傷，常見於青光眼、有髓神經纖維、視盤先天性缺損、缺血性視神經病變等。
(3) 環形暗點：見於視網膜色素變性、青光眼等。
(4) 生理盲點擴大：見於視盤水腫、視盤缺損、有髓神經纖維、高度近視眼等。

十、眩光檢查

1. **眩光(glare)**的出現原因在於眼屈光介質不均一使得眼內**光線散射**，從而減低了實際到達視網膜的光線的對比度。近年來失能眩光已為視功能檢查的重要內容，它主要評估眼內出現散射光時對視功能的影響。眩光可分為兩種：
   (1) 不適眩光(discomfort)：視野中不同區域光的亮度相差太大所致。當眼在亮度不同的視野區進行掃描或搜尋目標時，孔大小不斷地迅速發生變化，即會引起不適眩光，造成頭痛、眼部疲勞、燒灼感、流淚、斜視等症狀。
   (2) 失能眩光(disability)：散射光線在眼內使視網膜成像重疊、視網膜成像的對比度下降，進而降低視覺效能和清晰度。
2. 眩光測試：是在具有可變的或恒定的眩光光源之情形下，對在不同對比度背景下的視標進行測試。以下幾種儀器為常見的眩光測試儀：
   (1) Innomed Terry 視力分析儀(Innomed Terry vision analyser,TVA)。
   (2) 多種視覺敏感度測試儀(multivision contrast tester, MCT) 8000 型。
   (3) Miller-Nadler 眩光測試儀(Miller-Nadler glare tester)。
   (4) 亮度視力測試儀(brightness acuity tester, BAT)：可以**量化測出**眩光的程度。
3. 眩光問題的克服：應移除產生眩光的光源(glare source)。例如，可以調整照明燈具的**角度**、降低光源的**亮度**、可讓光源加裝適當的擴散過濾器(diffusing filter)，也可以戴上濾光眼鏡或遮陽帽改善。另外，**增強影像對比**(image contrast)與**增強視覺解析度**(visual resolution)也可以降低失能眩光之程度。

十一、立體視覺檢查

1. 立體視覺(stereopsis)：也稱**深度覺**(depth perception)，是感知物體立體形狀及不同物體之間遠近關係的能力，人的立體視覺從 3 個月大開始發育，隨着年齡的增長逐漸完善，5 歲之前是關鍵期，9 歲發育成熟，因此建議應在 3 至 4 歲時進行全面眼科檢查，如發現立體視覺有問題，應盡快找出原因並作出適當的治療。

2. 立體盲：人左右兩隻眼睛的位置大約有 64 mm 的間距，這個小小的距離，令左右眼望向同一物件時會有輕微的角度和位置差別，稱為「**雙眼視差**」，所以立體視力為測量雙眼的視差角以**弧秒(")**為單位。如果雙眼的屈光度差異太大、黃斑異位、斜視、弱視以及視覺剝奪等等，無法雙眼同時注視一點產生融像就會造成立體盲。患有立體盲的人在進行球類運動時，常常不能夠準確地看出球的距離和位置，影響接球的反應，上樓梯時容易摔倒，看 3D 電影時，即使配戴特製眼鏡也不能看到立體影像。

3. 立體視覺檢查：
   (1) Titmus 蒼蠅立體圖：檢查時，需佩戴偏振光眼鏡。右側蒼蠅圖：粗篩立體視。四圈圖：可查 800 到 40 弧秒的立體視。左下方動物圖：適用於兒童：可查 400 到 100 弧秒的立體視。
   (2) RANDOT®隨機點圖：左側上下共八個隨機點圖，對應不同的隨機點立體視級別。右側的三圈圖，和右下方的動物圖，原理和檢查數據同上兩款。
   (3) Lang test：主要用於兒童的立體視的簡易篩查，無需佩戴偏振眼鏡。查近距立體視，約 40 cm。
   (4) Frisby test：共有三塊立體視檢查板，通過不斷改變測試距離，計算測量立體視。無需佩戴偏振眼鏡，測試自然情況下的立體視。
   (5) 兩鉛筆試驗檢查：檢查者手拿一隻鉛筆，被檢查者也手拿一隻鉛筆，看被檢查者是否能將筆尖置於（檢查者手中的）鉛筆上。此法，可以粗查粗立體視。
   (6) 同視機：可以定性、定量的測量立體視。

十二、色覺檢查

1. 彩色視覺(color vision)：又稱**辨色力**(color discrimination)，光譜上 380~760 奈米(nm)波長的輻射能量作用於人的視覺器官所產生的顏色感覺，也稱**色覺**。在人眼中錐狀細胞依其感光分布範圍又分成**短**、**中**、**長波感光錐狀細胞**(SML cone cells)，又稱為 β, γ, ρ 錐狀細胞(β＝S、γ＝M、ρ＝L)；也就是有藍、綠、紅三類型錐狀細胞，其感光波長範圍不同。不同波長成分的綜合刺激信號傳送到大腦後，可以組合出各種不同感受，而讓人看到不同顏色（表 3-16）。

表 3-16　人眼中錐狀細胞依其感光分布範圍

錐細胞類型	名稱	感光範圍	感光峰值
S	β	400~500 nm	420~440 nm
M	γ	450~630 nm	534~545 nm
L	ρ	500~700 nm	564~580 nm

2. 色盲(color blindness)：又稱色覺障礙，是一種隱性遺傳的先天性異常，也有後天的，以**紅綠色盲**比率最高。先天色盲與遺傳有關，一般是隔代遺傳，先天色盲目前尚無法醫治。任何從**視網膜**到**大腦視皮層間的視路**上所發生的損害都可以引起**後天性色覺異常**，如視網膜疾病、黃斑部病變、視神經障礙、腦損傷、醫藥中毒以及維生素缺乏等。採用假等色圖案可以檢查色覺異常，具有正常色覺的人能很容易地分辨出圖案，而那些色覺異常者卻不能從背景中分辨出圖案來。一般色盲的分類如圖 3-22。

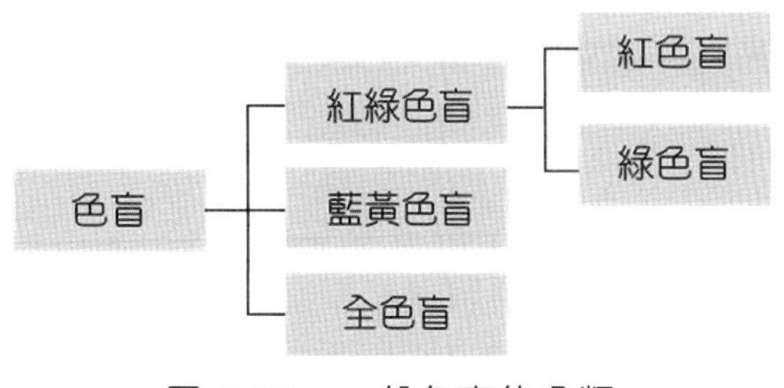

圖 3-22　一般色盲的分類

3. 先天性色盲與後天性色覺異常的比較（表 3-17）。

表 3-17　先天性與後天性色覺異常的特徵

類型	先天性色盲	後天性色覺異常
男女比率	10：1	1：1
色盲類型	通常為紅／綠	通常為藍／黃
單眼或雙眼	雙眼	單眼
色覺異常型態	靜態穩定	具動態變化
對色覺的知覺	通常不知道損失的性質	可意識到顏色感知的變化
顏色混淆的特徵	可預測	不可預測
一般檢測的結果	可重複性	不可重複性
對其他視功能的影響	視力、對比敏感度與視野均為正常	視力、對比敏感度與視野會出現異常

4. 色盲所見的世界：正常人以顏色來辨別；而色盲者以**明暗來識別**；色弱者能正確認出圖形或數位，但表現出困難或辨認時間延長。
   (1) 紅色盲(protanopia)：紅橙黃看起來一樣；紅色變成黑白灰；紅色素基因缺失、錯位或突變。
   (2) 綠色盲(deuteranopia)：紅橙黃看起來一樣；綠色變成黑白灰；綠色素基因缺失、錯位或突變。
   (3) 藍黃色盲(tritanopia)：清楚辨識紅綠；藍黃色辨認不佳。

5. 全色盲(achromatopsia)：是指眼球中椎狀細胞缺少或無作用，僅能依靠眼球中杆狀細胞來感受視覺影像光線的強弱。其視覺所見的景像只有**灰階**的色階分布，眼睛**對於亮度非常敏感**，在白天的室外需戴上深色的太陽眼鏡保護眼睛。

6. 色覺檢查：檢查的方法有假同色表（色盲本）檢查法、D-15 色盤試驗、FM-100 色彩試驗、彩色絨線團挑選法以及色覺鏡等方法。

7. 石原氏色盲本測試：全套的石原氏檢測圖包括 38 個色盤，通常在僅使用前幾個色盤就能夠檢測出色覺障礙，對前 24 個色盤進行全部測試後能夠對色覺缺陷的程度作出更準確的診斷。測驗時，受測者須與石原盤距離 75 公分，角度為 45°。受測者最長只能思考 3 秒，超過時間即視同無法辨識。石原氏色盲本適用於診斷**紅綠色盲**。圖 3-23 為石原色盲檢測圖之一，色覺正常的人能清楚地從圖中看出數字「74」，二色色盲者或三色視覺異常者可能會看到「21」，全色盲者則看不到任何數字。

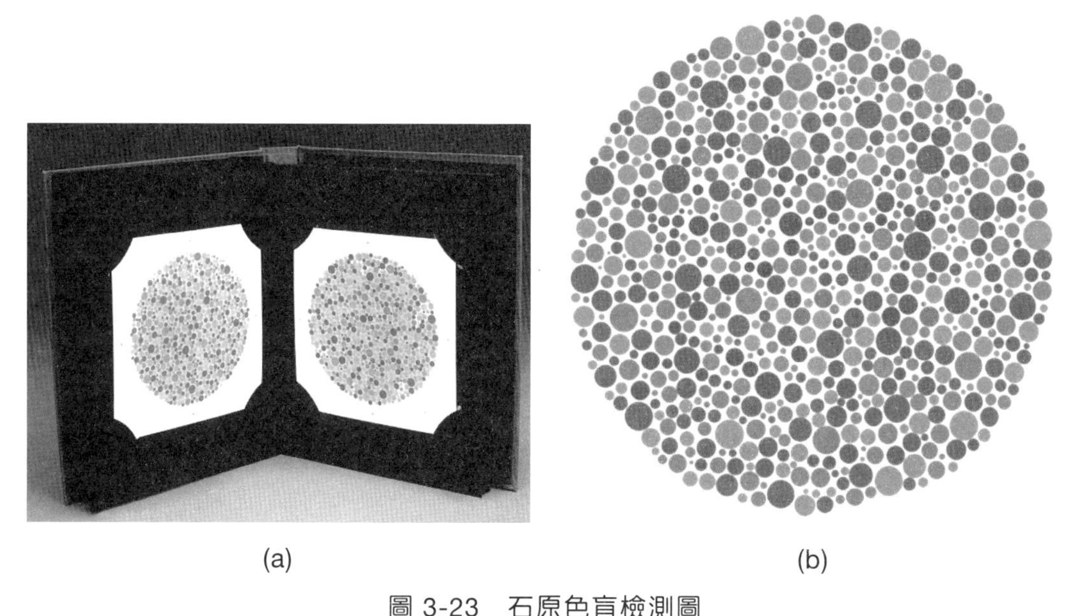

(a)　(b)

圖 3-23　石原色盲檢測圖

(From Wellcome Collection gallery/Wikimedia Commons)

8. 孟賽爾 100 色調檢測(Farnsworth-Munsell 100 hue test, FM100)：這項檢測由四個托盤組成，其中包含許多不同色調的小色棋。每個托盤的一端均有一個彩色的參考色棋。受測者必須排列每個托盤中的光盤，以做出顏色變化的連續序列。這項檢測應在模擬自然日光的室內光線下進行。每個色盤的底部都有一個數字，讓檢測者能和圖例比較結果。這項檢測可以判定色盲的類別和嚴重程度（圖 3-24）。

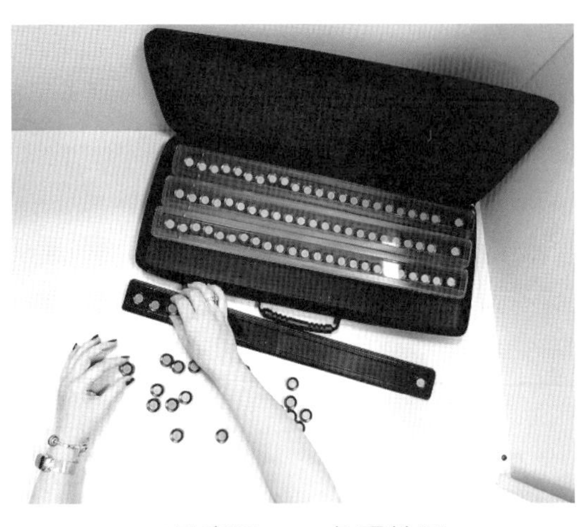

(a)孟賽爾 100 色調檢測

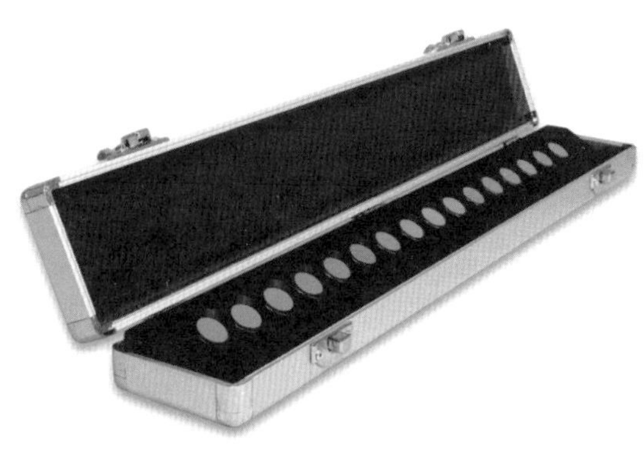

(b) D-15 色盤

圖 3-24　孟賽爾 100 色調檢測及 D-15 色盤

(From Gabriela P./Wikimedia Commons; Colorlite)

9. D-15 色盤試驗：D15 是 FM 100 色調測試的改進版，它可判斷有無色覺障礙及其**類型（紅／綠／藍）**。它一樣有參考色棋受測者再把相近的顏色排在一起，依照安排的順序，可以判斷出辨色力結果如圖 3-25，由左到右分別是正常、紅色盲(protanope)、綠色盲(deuteranope)、藍色盲(tritanope)。

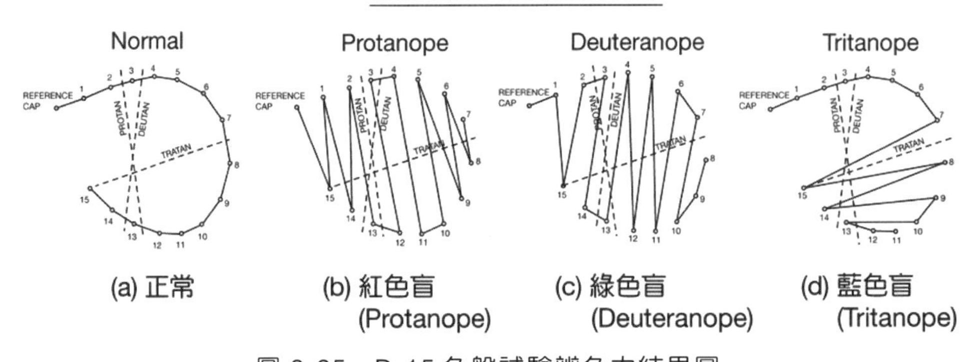

圖 3-25　D-15 色盤試驗辨色力結果圖

10. 其他辨色力檢查：
    (1) 彩色絨線團挑選法：在一堆混有色彩的絨線團中，以某種顏色為要求讓受檢者從中挑選相似的顏色。

(2) 色覺鏡(anomaloscope)：利用紅光與綠光適當混合成黃光的原理，記錄紅綠光搭配所需的量，以判斷**紅綠色覺**異常。

(3) 色票檢查：隨機挑選色票，請被檢者說出色票顏色。

(4) Cambridge color test：本檢測與 Ishihara 測試非常相似，但不是使用卡片，而是使用液晶屏幕評估色覺。檢查時字母“C”的顏色與屏幕背景不同，並且會隨機出現，當受測者看到字母時，必須按相應的按鈕。

十三、視覺電生理檢查

1. 視覺電生理檢查：利用儀器檢測**眼部生物電活動**，以了解視覺功能的一種方法。目前臨床最常用方法有：**視網膜電圖**(electroretinogram, ERG)、**眼電圖**(electrooculogram, EOG)、**視覺誘發皮質電位**(visual evoked cortical potential, VECP or VEP)。

   (1) 視網膜電圖(electroretinogram, ERG)：記錄的是閃光或圖形刺激視網膜後，從角膜電極記錄到視網膜的動作電位。

   (2) 眼電圖(electrooculogram, EOG)：記錄的是眼的靜息電位，產生於視網膜色素上皮細胞，EOG 異常可反映 RPE、光感受器細胞的疾病，以及中毒性視網膜疾病。

   (3) 視覺誘發電位(visual evoked potential, VEP)：是視網膜受到閃光或圖形刺激後，經視路傳遞，在視皮層枕葉誘發出的生物電活動。它可用於判斷**視神經和視路**疾病。

3-2 眼科檢查

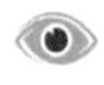

1. 眼科常規檢查：

   (1) 一般檢查：主要觀察眼附屬器的情況。

   (2) 裂隙燈檢查：通過裂隙燈顯微鏡可以清楚地觀察眼瞼、結膜、鞏膜、角膜、前房、虹膜、瞳孔、晶狀體及玻璃體前 1/3，可確定病變的位置、性質、大小及其深度。若配以附件，其檢查範圍將更加廣泛。因此裂隙燈不僅是眼科醫師檢查的重要設備，也成為驗光人員的必備和必須掌握的儀器。

(3) 檢影鏡檢查：分直接和間接兩種方法。直接眼底鏡檢查，所見眼底為正像，放大約 16 倍。雙目間接眼底鏡一般需散瞳檢查。所成的倒虛像位於檢查者和透鏡之間，具有立體感有利於查找視網膜裂孔。

2. 眼科影像檢查：
   (1) 電腦斷層攝影術(CT)：它是利用 X 線、超聲波、同位素等作為能源，通過被檢部位的掃描和電腦的計算重建而得到斷層圖像。
   (2) 核磁共振影像掃描(magnetic resonance imaging, MRI)：它是利用磁共振原理，讓置於強磁場中的原子核被特定頻率的電磁波所激發，使其吸收能量，由低能級躍遷到高能級，這種現象稱磁共振，隨後被激發的核子將回到原來的狀態，同時釋放能量，將這種來自人體氫原子核釋放的能量以電磁波形式探測到後，輸入電腦經處理得出人體的斷層圖像。
   (3) 眼超音波(UBM)：超聲對視網膜脫離和視網膜母細胞瘤有特殊的診斷價值，診斷符合率可達 98%。簡便，易行，無創傷；可作磁性實驗，觀察異物動態變化。超聲測定眼球正常值和眼科活體生物學（如眼軸、角膜和晶體厚度）測量對判斷眼的生理病理有重要意義。
   (4) 光學同調斷層掃描(optical coherence tomography, OCT)：OCT 技術是一種高解析度、非接觸性的生物組織成像技術，這項技術可以在活體上獲得類似於眼組織病理改變的影像。
   (5) 角膜地圖儀(topograph)：角膜地形圖主要反應的是型態特徵，主要包括角膜的曲率、厚度、高度、型態指數等。角膜地形圖，不僅讓可對角膜的型態和結構有所了解，更為一系列角膜疾病提供診斷依據。

3-3 功能性視覺與生活品質評估

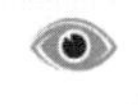

1. 功能性視覺評估：功能性視覺是**與生活最為貼近的視覺**，也就是視障者在生活中如何使用現有的視覺。至於視覺輔具媒合必須考量在生活中視障者是如何最好地發揮其功能性視覺。因此，功能性視覺評估主要涵蓋四大關鍵因素：**視覺敏銳度（遠近視力）、視野範圍、對比敏感度、光線敏感度**等。

2. 檢核功能性視覺與輔具媒合結果是否有意義，可以採用以下七大檢核步驟：
   (1) 視障者主訴與視覺功能：檢核其期待想完成的任務，和需要完成這件任務所需視覺功能的落差。
   (2) 所處環境是否影響其視覺功能的發揮：檢核視覺功能受外界環境影響的程度。
   (3) 如何能在各種影響下持續發揮應有的視覺功能：受各種因素影響後，視障者是「偶爾」、「經常」或「持續」能發揮視覺功能。
   (4) 選擇可滿足需求及增加成功率的輔具：是否已盡可能列出對其有利的輔具，使其有選擇，並檢測使用各種輔具時的成功率。
   (5) 評估是否需要透過訓練增加輔具使用的順暢度：找出輔具與功能視覺互相搭配時的最佳狀態，必要時給予輔具使用訓練，以強化其順暢度。
   (6) 能否獨自操作輔具以完成任務需求：評估是否可獨自在該環境下順利操作輔具，此階段的成功率高有助於未來可長期使用該輔具。
   (7) 是否願意使用最後選用的輔具：能改變原有的用眼習慣、且願意長時間選用該輔具改善其視覺功能。

3. 生活品質(quality of life, QoL)評估：依據 WHO 提出的健康的定義如下：健康是一種物理的、精神的、社會的完整的良好狀態(wellbeing)，而不只純然是沒有疾病或虛弱而已。WHO (1997)對生活品質定義為「生活品質是指個人在所生活的文化價值體系中，對於自己的目標、期望、標準、關心等方面的感受程度，其中包括一個人在**生理健康**、**心理狀態**、**獨立程度**、**社會關心**、**個人信念**及**環境**等六大方面」。

4. 簡單的測量視覺敏銳度，並不能夠反映低視力影響一個人生活質量的情形。需要針對低視力患者視覺相關的**生活品質(QoL)**問卷做調查，生活品質通常包括以下評估（圖 3-26）：
   (1) 視覺的(vision)：症狀與條件。
   (2) 社會的(social)：人際互動與關係。
   (3) 經濟的(economic)：財務與非財務上的費用。
   (4) 心理與情感的(psychological and emotional)：認知功能、情緒狀態和幸福感。

(5) 功能的(functional)：自我照顧、行動能力與完成日常生活的各項活動。

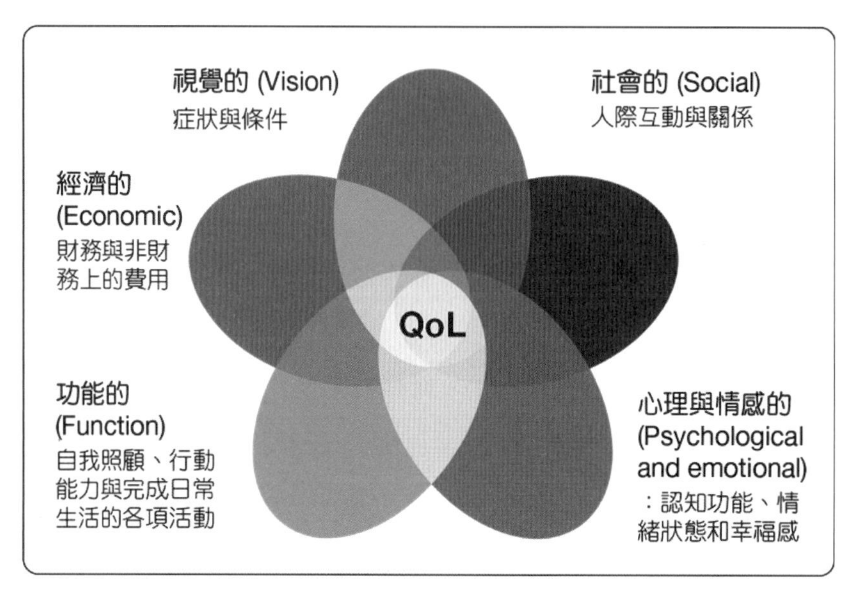

圖 3-26 生活品質的評估

(From Centre for Eye Research Australia, Focus on Low Vision, 2007)

5. 可用於測量視覺相關的生活品質(QoL)的各種儀器／工具／問卷：
   (1) 針對視力低下的成人：
      a. Veteran Affairs Low Vision Visual Function Questionnaire (VA LV VFQ) (Stelmack et al., 2004; Stelmack et al., 2007; Stelmack et al., 2012)。
      b. Impact of Visual Impairment (IVI) scales (Lamoureux et al., 2006; Lamoureux et al., 2008)。
   (2) 針對視力低下的孩童：
      a. Cardiff Visual Ability Questionnaire for Children (CVAQC) (Khadka et al., 2010)。
      b. LV Prasad Functional Vision Questionnaire II (LVP FVQ II) (Gothwal et al., 2012)。
   (3) 其他：測量視覺相關的生活品質(QoL)的工具（表 3-18）。

表 3-18　各式測量視覺相關的生活品質(QoL)的工具

Instrument	Reference	Characteristics
Activities of daily lining scale (ADVS)	Mangione et al	Functional
Impact of visual impairment profile (IVIP)	Keeffe et al	Functional, social and psychological
National eye institute visual function questionnaire (NEI-VFQ)	Mangione et al	Functional, social and psychological and physical
Vision quality of life core measure (VCM1)	Frost et al	social and psychological
Low vision quality of life questionnaire (LVQOL)	Wolffsohn & Cochrane	Functional, social and psychological

6. 低視力生活質量問卷(Low Vision Quality of Life Questionnaire)內容（圖 3-27）。

Distance Vision, Mobility and Lighting

How much of a problem do you have:	None		Grading Moderate		Great		
With your vision in general	5	4	3	2	1	x	n/a
With your eyes getting tired (e.g. only being able to do a task for a short period of time)	5	4	3	2	1	x	n/a
With your vision at night inside the house	5	4	3	2	1	x	n/a
Getting the right amount of light to be able to see	5	4	3	2	1	x	n/a
With glare (e.g. dazzled by car lights or the sun)	5	4	3	2	1	x	n/a
Seeing street signs	5	4	3	2	1	x	n/a
Seeing the television (appreciating the pictures)	5	4	3	2	1	x	n/a
Seeing moving objects (e.g. cars on the road)	5	4	3	2	1	x	n/a
With judging the depth or distance of items (e.g. reaching for a glass)	5	4	3	2	1	x	n/a
Seeing steps or curbs	5	4	3	2	1	x	n/a
Getting around outdoors (e.g. on uneven pavements) because of your vision	5	4	3	2	1	x	n/a
Crossing a road with traffic because of your vision	5	4	3	2	1	x	n/a

Adjustment

Because of your vision, are you:	No		Moderately		Greatly		
Unhappy at your situation in life	5	4	3	2	1	x	n/a
Frustrated at not being able to do certain tasks	5	4	3	2	1	x	n/a
Restricted in visiting friends or family	5	4	3	2	1	x	n/a

	Well				Poorly	Not explained
How well has your eye condition been explained to you	5	4	3	2	1	x

Reading and Fine Work

With your reading aids / glasses, if used, how much of a problem do you have:	None		Moderate		Great		
Reading large print (e.g. newspaper headlines)	5	4	3	2	1	x	n/a
Reading newspaper text and books	5	4	3	2	1	x	n/a
Reading labels (e.g. on medicine bottles)	5	4	3	2	1	x	n/a
Reading your letters and mail	5	4	3	2	1	x	n/a
Having problems using tools (e.g. threading a needle or cutting)	5	4	3	2	1	x	n/a

Activities of Daily Living

How much of a problem do you have:	None		Moderate		Great		
Finding out the time for yourself	5	4	3	2	1	x	n/a
Writing (e.g. cheques or cards)	5	4	3	2	1	x	n/a
Reading your own hand writing	5	4	3	2	1	x	n/a
With your every day activities (e.g. house-hold chores)	5	4	3	2	1	x	n/a

圖 3-27　各類低視力生活質量問卷

(Frorm Wolffsohn & Cochrane 2000.41)

歷屆試題

( ) 1. Bailey-Lovie ETDRS 視力表常被用來作為低視力評估的視力表，有關其特性，下列何者錯誤？(A)每行中都有相同數目的符號（5 個符號） (B)間隔也依照符號大小的比例調整（每一行依照系數 1.25 調整） (C)具備大型和小型的字體 (D)所有 26 個英文字母都會出現 （113 專高）

解析 正確答案為(D)。Bailey-Lovie ETDRS 視力表的視標增率為 1.26，每隔 3 行視角增加 1 倍。該視力表共 14 行，每行 5 個字母，檢查距離 4 米或 2 米或 1 米。

難易度：□容易 ■適中 □困難

( ) 2. 低視力的視功能檢查最重要三者，不包括下列何者？(A)視覺敏銳度(visual acuity) (B)光線敏感度(light sensitivity) (C)視野(visual field) (D)對比敏感度(contrast sensitivity) （113 專高）

解析 正確答案為(B)。低視力的視功能檢查最重要三者：視力、視野及對比敏感度。

難易度：■容易 □適中 □困難

( ) 3. 許多低視力幼兒時常能觀察到眼球震顫(nystagmus)，有關兒童眼球震顫之敘述，下列何者正確？(A)當患者在鏡中端看自己時，他們會看到自己的眼球在跳動 (B)眼球震顫不因注視方向而改變頻率、震幅 (C)嬰兒時期就有眼球震顫的患者很少會有振動幻視的現象產生 (D)使用優先注視法(preferential looking)測量一位眼球震顫幼兒的視力，若患者有水平性的眼球震顫，則雙手舉出卡片時應該要依水平方向排列 （113 專高）

解析 正確答案為(C)。嬰兒時期就有眼球震顫的患者經常會有振動幻視的現象產生。

難易度：□容易 ■適中 □困難

( ) 4. 測量對比敏感度時，哪兩項指標會出現在測試設備上？(A)空間頻率及視覺對比閾值(spatial frequency and contrast threshold) (B)視力及空間頻率(visual acuity and spatial frequency) (C)視覺對比閾值及對比敏感度(contrast threshold and contrast sensitivity) (D)視力及重點列印大小(visual acuity and critical print size) （113 專高）

解析 正確答案為(A)。對比敏感度檢查記錄表會以空間頻率為橫軸，測出的對比敏感度函數為縱軸，可以繪製出對比敏感度函數曲線。

難易度：□容易 ■適中 □困難

(　) 5. 許多低視力病人有眩光(glare)的困擾，有關眩光的敘述，下列何者錯誤？(A)原因包含角膜水腫、角膜結痂、虹膜缺損、白內障　(B)評估方法包含測量視力及對比敏感度(contrast sensitivity)，測量狀態分為有強光直射病人及正常狀態下　(C)檢視病人目前使用的照明種類是否容易導致眩光，若為鹵素燈或螢光燈較不會造成眩光　(D)有時並非照明燈的種類所造成，而是擺放燈或投射的方向導致 (113 專高)

解析 正確答案為(C)。眩光(glare)的出現原因在於眼屈光介質不均一使得眼內光線散射，從而減低了實際到達視網膜的光線的對比度。眩光問題的克服：應移除產生眩光的光源(glare source)。例如，可以調整照明燈具的角度、降低光源的亮度、可讓光源加裝適當的擴散過濾器(diffusing filter)，也可以戴上濾光眼鏡改善。

難易度：□容易 ■適中 □困難

(　) 6. logMAR 視標為一方便記病人視力化的工具，病人可辨識的最小分角加倍時（如視力從 20/40 變成 20/80），其 logMAR 視力量測結果會差多少？(A) 0.01 logMAR　(B) 0.15 logMAR　(C) 0.3 logMAR　(D) 0.45 logMAR (112 專高)

解析 正確答案為(C)。MAR = 2'，log2 = 0.3；MAR = 4'，log4 = 0.6 因此對數視力值 logMAR 相差＝0.6－0.3＝0.3

難易度：□容易 ■適中 □困難

(　) 7. 下列何者不常用於低視力的視力檢查表？(A)貝利洛維最小分辨角的對數視力(Bailey-Lovie logMAR)視力表　(B)早期治療糖尿病檢影研究(ETDRS)視力表　(C)費恩布魯姆(Feinbloom)視力表　(D)紅綠視力表 (112 專高)

解析 正確答案為(D)。常用於低視力的視力檢查表有：Bailey-Lovie logMAR 視力表、ETDRS 視力表 及 Feinbloom 視力表。至於紅綠視力表常用於自覺式驗光檢查時的終點測試。

難易度：□容易 ■適中 □困難

(　) 8. 下列何者不是評估低視能的重要指標？(A)視力優劣　(B)對比敏感度　(C)固視能力　(D)眼軸長度 (112 專高)

解析 正確答案為(D)。常用低視能的視覺功能評估項目：視力、眼屈光、對比敏感度、視野、眩光、立體視覺、色覺、視覺電生理等。至於眼軸長度的檢測常與白內障手術評估及病理性近視等診斷較有關。

難易度：■容易 □適中 □困難

(　) 9. 有關對比感度的測量，下列敘述何者錯誤？(A)人類的視覺系統在 3-5cpd (cycles per degree)最為敏感　(B)追蹤對比敏感度時必須注意環境的光照度須

為恆定 (C)視力正常者，無須再做對比敏感度的檢查 (D)對比敏感度的視力表除了字體也能用符號或圖形呈現 (112 專高)

解析 正確答案為(C)。對比敏感度檢查：引入調製傳遞函數(modulation transfer function)概念，根據灰度調製曲線的變化製成寬窄、明暗不同的條柵圖作為檢查視標。以空間頻率為橫軸，它的對比敏感度函數為縱軸，可以繪製出對比敏感度函數曲線，正常人此曲線在 3~5 cpd (cycles per degree)最為敏感，檢查對比度時環境的光照度須為恆定，另外對比敏感度的視力表除了字體也能用符號或圖形呈現。視力檢查僅在高對比度下檢查眼睛對較細視標（高空間頻率）的解析能力，無法評估視覺功能的完整性。

難易度：■容易 □適中 □困難

( ) 10. 有關低視力病人屈光檢查的敘述，下列何者錯誤？(A)屈光檢查的大原則與正常人無異 (B)需詳細了解病人的病史、社交需求、教育程度和職業 (C)約有 8~10%的病人經由適當的配鏡即可獲得改善 (D)不必詢問病人的需求或遭遇的困難 (112 專高)

解析 正確答案為(D)。為低視力病人屈光檢查時仍須詢問病人的需求或遭遇的困難。

難易度：■容易 □適中 □困難

( ) 11. 想評估低視力嬰幼兒的視力檢查時，哪項檢查較不適合？(A)優先注視檢查法 (B)Lea Symbol 測試法 (C)追隨目標法 (D)眼電圖(electro-oculogram) (112 專高)

解析 正確答案為(D)。眼電圖(electrooculogram, EOG)是檢查產生於視網膜色素上皮細胞的靜息電位，EOG 異常可反映 RPE、光感受器細胞的疾病以及中毒性視網膜疾病，因此無法做低視力嬰幼兒的視力評估。

難易度：□容易 ■適中 □困難

( ) 12. 低視力患者進行 6 m 遠視力測量時，現其在 1 m 處能辨識 6/20 的視標，其視力值為何？(A) 0.2 (B) 0.1 (C) 0.05 (D) 0.01 (111 專高)

解析 正確答案為(C)。

視力值＝(1/6)×(6/20)＝6/120＝0.05。

難易度：□容易 ■適中 □困難

( ) 13. 關於低視力病人視野檢查得敘述，下列何者正確？(A)中心視野計(central primary)無法用於評估黃斑部病變導致的視野缺損 (B)行為改變，例如教導轉頭視物以彌補視野缺，對病人沒有幫助 (C)中風患者除了視野偏盲，也可能

有忽路(neglect)的問題，造成病人生活和閱讀困難 (D)稜鏡的配戴無法幫助視野偏盲的患者 (111 專高)

解析 正確答案為(C)。黃斑部病變通常會導致中心部位的視野缺損，可用中心視野計(central primary)評估。視野偏盲的患者可以在框架眼鏡上貼上 Fresnel 稜鏡來改善。

難易度：□容易 ■適中 □困難

( ) 14. MNREAD 視力表為一檢測閱讀表現的視力表，下列何者不是 MNREAD 視力表主要測試的項目？(A)能讀取的最小字體 (B)最佳閱讀速度 (C)能持續使用最佳閱讀速度的最小字體 (D)能理解前後文意的反應時間 (111 專高)

解析 正確答案為(D)。MNREAD 視力表是用於正常和低視力的連續文本閱讀視力表。MNREAD 視力表主要測試的項目：(1)可以閱讀最小印刷字體的視力；(2)不受字體尺寸限制時的最佳閱讀速度；(3) 能持續使用最佳閱讀速度的最小字體。

難易度：□容易 ■適中 □困難

( ) 15. 下列何者不是視多障幼兒常用的視力評估工具？(A)燈箱或手電筒 (B) Hiding Heidi 測驗 (C)劍橋低對比光柵測驗 (D) Bailey-Lovie 字彙閱讀視力表 (111 專高)

解析 正確答案為(D)。

(1) Hiding Heidi 測驗：可以評估無法用口語或手勢做出反應的嬰幼兒，藉由不同對比度的微笑臉譜圖形（如下圖），觀察嬰幼兒的優先觀看與微笑反應，可以大致測試出其對比敏感度的視覺狀態。

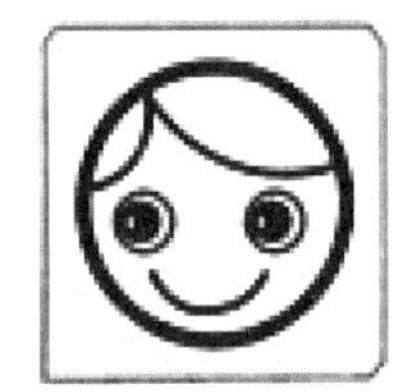 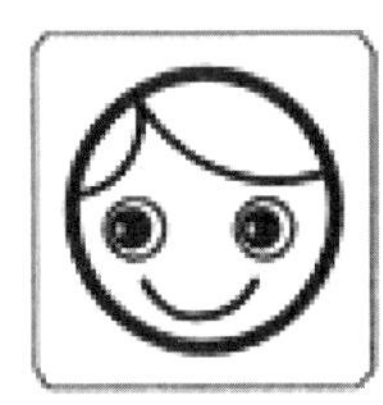 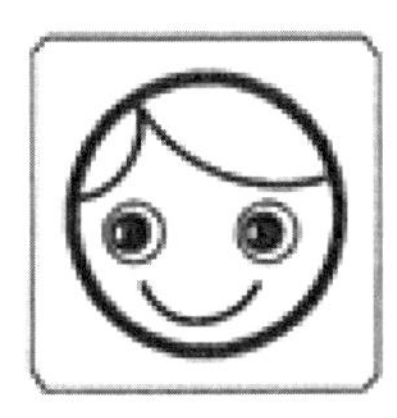 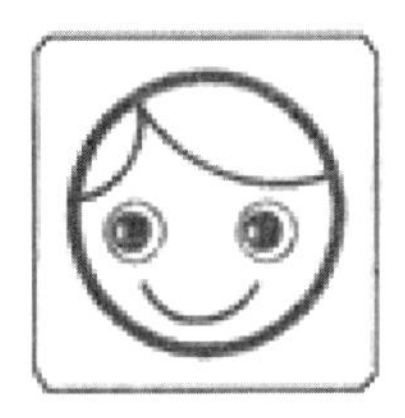 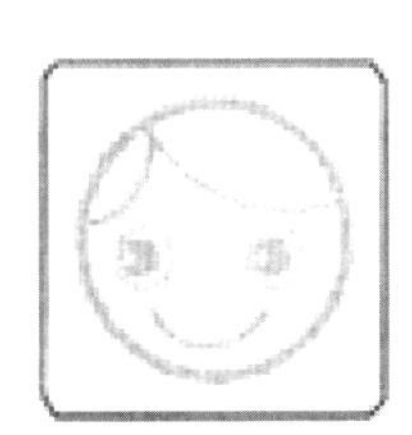

(2) 劍橋低對比光柵測驗：使用一張條紋明暗度相同，一張是空白的灰色背景，請受測者分辨具有條紋圖形的面板，面板的對比度會逐漸減少，直到被檢者無法分辨哪一個面板上具有圖形為止，即可測出其對比敏感度。

(3) Bailey-Lovie 字彙閱讀視力表：1976 年由 Lan Bailey 和 Jan Lovie 發明此視力表，其視標大小採用了幾何數的增率變化。每行為 5 個字母，行間距成比例設計。視力測試的結果只與字母大小的辨識有關。因此不適合給視多障幼兒作為視力評估工具。

難易度：□容易 ■適中 □困難

(　) 16. 因眼科疾病所造成的視覺功能下降，影響低視力患者生活品質之敘述，下列何者錯誤？(A)對比敏感度不佳的低視力患者，其生活品質比相同視力的患者還要差　(B)疾病所造成的視覺功能缺損，主要影響生活品質的症狀為視力下降及視野缺損　(C)有視野缺損的患者，其生活品質的下降並不亞於視力缺損的患者　(D)相較於全盲的患者，低視力患者本身的獨立行動及工作選擇上無嚴重影響　(111 專高)

解析 正確答案為(D)。低視力與全盲患者本身的獨立行動及工作選擇上均有嚴重影響，只是程度上有差異。

難易度：■容易 □適中 □困難

(　) 17. 下列多種視覺電生理檢查，何者是診斷視神經至視覺皮層的視覺路徑是否異常的重要檢測法？(A)眼電圖(electrooculogram, EOG)　(B)視網膜電圖(electroretinogram, ERG)　(C)視覺誘發電位(visual evoked potential, VEP)　(D)視動性試驗(optokinetic test)　(110 專高)

解析 正確答案為(C)。

(1) 眼電圖(electrooculogram, EOG)：記錄的是眼的靜息電位，產生於視網膜色素上皮細胞，EOG 異常可反映 RPE、光感受器細胞的疾病。
(2) 視網膜電圖(electroretinogram, ERG)：記錄的是閃光或圖形刺激視網膜後，從角膜電極記錄到視網膜的動作電位。
(3) 視覺誘發電位(visual evoked potential, VEP)：是視網膜受到閃光或圖形刺激後，經視路傳遞，在視皮層枕葉誘發出的生物電活動，它可用於判斷視神經和視路疾病。
(4) 視動震顫(optokinetic nystagmus)：吸引被檢者的注意力去看轉動的黑白直條滾筒，若是能看到黑白分明的線條就會因為連續的追視躍視循環動作表現出類似眼球震顫的左右來回運動，即所謂的視動震顫反應。

難易度：□容易 ■適中 □困難

(　) 18. 測量低視力病人之視力時，有時會使用到 ETDRS 視力表，有關 ETDRS 視力表的特色，下列敘述何者正確？(A)測量距離一般為 5 m　(B)視力表每行的字母數目固定　(C)視力表字母排列成一散文可連續閱讀　(D)測量距離為固定，不可依病患情形改變　(110 專高)

解析 正確答案為(B)。早期糖尿病視網膜病變治療研究(early treatment diabetic retinopathy study, ETDRS)視力表是在 Bailey-Lovie 視力表基礎上發展出來專門用於臨牀試驗的視力表。ETDRS 視力表之視標增率為 1.26，每隔 3 行視角增加 1 倍。該視力表共 14 行，每行 5 個字母，檢查距離 4 米或 2 米或 1 米。ETDRS 視力表能通過不同測試距離(4、2、1 m)對極低視力進行量化和評分，並且不同測試距離視力值可相互轉化。

難易度：□容易 □適中 ■困難

( ) 19. 有關嬰幼兒低視力的敘述，下列何者正確？(A)由於嬰兒無法表達，幾乎無法篩檢及矯正此年齡的低視力病人 (B)對於學齡前的低視力幼童，由於日常活動以近距離活動為主，因此應該將近距離輔具（如放大鏡）等列為重要訓練項目 (C)對於學齡前的低視力幼童，由於病童順從性(compliance)不佳，不必勉強其屈光異常的矯正 (D)對於疑似低視力的嬰兒，醫療端的及早介入及治療是首要之急（110 專高）

解析 正確答案為(D)。新生兒視力檢查的重點並非在於左右眼的視力值是多少，而是確認兩眼視力是否存在，以及兩眼視力是否相當，可以採用的檢查方法有：視動震顫(optokinetic nystagmus)、注視偏好(preferential looking)、視覺誘發電位(visually evoked potentials)，對於疑似低視力的新生兒，屈光檢查與矯正以及醫療端的及早介入與治療是相當重要的。

難易度：□容易 ■適中 □困難

( ) 20. 低視力患者在 50 公分處檢查，可以分辨出 32 M 的視標大小，此視力值與下列何者一樣？(A) 20/1280 (B) 20/2500 (C) 20/3600 (D) 6/750（109 專高）

解析 正確答案為(A)。小數視力＝0.5 m / 32M＝0.016＝20/1280。

難易度：■容易 □適中 □困難

( ) 21. 針對部分中、重度低視能個案在做視野量測時，電腦自動視野計(computerized automated perimeters)時常得不到有效結論，你覺得下列何項眼功能不佳是最常見主因？(A)固視功能不佳(poor fixation) (B)周邊視野的損失(loss of peripheral field) (C)中、高對比敏感度的損失(decreased contrast sensitivity in mid-to-high spatial frequency) (D)交替性眼位不正(alternating eye deviation)（109 專高）

解析 正確答案為(A)。低視能患者常會對光感到「刺眼」、「不舒適」或「看不見」等情形，因此個案在做視野量測時，對於視野計的檢查亮點會產生無法查知或固視不佳等現象，而無法正確判定，以至於時常得不到有效的檢查結果。

難易度：□容易 □適中 ■困難

( ) 22. 兒童因腦傷而有視覺功能(visual functions)損失的案例常見，下列對相關視覺損失所建議的輔具使用策略何者錯誤？(A)後頂葉受損(posterior parietal pathology)兒童或有極下端視野喪失(lower visual field defect)的情形，使用手杖可達到觸覺延伸幫助行動引導 (B)對比強烈的玩具或教材可幫助對比敏感度有極重度缺陷(profound contrast sensitivity defect)的兒童學習 (C)腦麻兒童眼調節力強靈敏度也高、常見的遠視屈光矯正即足夠幫助視覺學習 (D)視野損失症狀與背側流功能異常症狀鑑別不易、驗光人員必要接受專科醫師及治療師指導視覺功能診斷 (109 專高)

解析 正確答案為(C)。腦性麻痺(cerebral palsy) 患者的屈光狀態常為中、高度遠視，除了需要給予屈光矯正外，另外腦性麻痺患者常出現的問題是斜視，會造成視力不良而影響到四肢的協調作用，所以還需要進行視覺輔具評估與使用。

難易度：☐容易 ☐適中 ■困難

( ) 23. Bailey-Lovie ETDRS 表常被用來作為低視力評估的遠方視力表，有關其特性，下列何者錯誤？(A)其設計原則依據幾何級數增率，各行比例恆定，字母間距與行間距同字母大小成比例，且各行視標具備相同的鑑別度 (B)每一行的字母數相等均為六個 (C)有三個不同版本可有效防止測試者記憶視力表 (D)作為美國食品藥物管理局針對糖尿病視網膜病變早期治療方案的研究使用 (109 專高)

解析 正確答案為(B)。Bailey-Lovie ETDRS 視力表每一行的字母數相等均為 5 個，共有 14 行，視標大小的增率為 1.26，字母間距與行間距同字母大小成比例。

難易度：■容易 ☐適中 ☐困難

( ) 24. 下列何者不屬於常見的周邊視野檢查？(A)對坐視野篩檢(confrontation visual field testing) (B)正切視野屏幕(tangent screen) (C) Goldmann 視野計(Goldmann perimeter) (D)弧形視野計(arc perimeter) (109 專高)

解析 正確答案為(B)。正切視野屏幕(tangent screen)檢查時受測眼在屏幕中央視標的正前方 1 公尺處，可以測量患者中心 30 度內的視野。

難易度：☐容易 ■適中 ☐困難

( ) 25. 於 M system 近視力測量中，1 M 的視標定義為距離一公尺的 5 分角大小，則計算起來相對應的高度約為何？(A) 0.0145 cm (B) 0.072 cm (C) 0.145 cm (D) 1.45 cm (109 專高)

解析 正確答案為(C)。$h = 1{,}000\ mm \times \tan(5/60) = 1.45\ mm$，或 1.0 視標在 6 公尺處高度為 8.73 mm，若在 1 公尺處則 1.0 視標高度＝8.73/6＝1.45 mm。

難易度：☐容易 ■適中 ☐困難

( ) 26. 檢測眩光時，下列何種檢測儀或檢測方法不是屬於這個範疇？(A)亮度視力檢測儀(brightness acuity tester) (B)激進檢影法(radical retinoscopy) (C)米勒－納德勒眩光測試儀(Miller-Nadler glare tester) (D)多項視覺對比檢測儀(MCI 8000 multivision contrast tester) （109 專高）

解析 正確答案為(B)。(1)激進檢影法(radical retinoscopy)是使用視網膜鏡對眼睛屈光狀態進行他覺式的檢查；(2)常用的眩光測試設備：

a. Innomed Terry 視力分析儀-(Innomed Terry Vision Analyser-TVA)。
b. 多種視覺敏感度測試儀(Multivision Contrast Tester-MCT) 8000 型。
c. Miller-Nadler 眩光測試儀(Miller-Nadler Glare Tester)。
d. 亮度視力檢測儀(brightness acuity tester)。

難易度：□容易 □適中 ■困難

( ) 27. 有關色覺異常與眼疾的相關配對以及其原理，下列敘述何者錯誤？(A)核性白內障常導致藍黃色覺異常 (B)錐細胞失養症常導致紅綠色覺異常 (C)青光眼常導致藍黃色覺異常 (D)眼疾致色覺異常的假說為 Köllner's law，即內層視網膜或神經纖維受損容易導致黃藍色盲，外層視網膜或神經纖維受損容易導致紅綠色盲 （109 特師二）

解析 正確答案為(D)。Köllner's law 指出外層視網膜或神經纖維受損容易導致黃藍色盲，內層視網膜或神經纖維、視神經(optic nerve)、視路(visual pathway)與視覺皮質(visual cortex)受損容易導致紅綠色盲。

難易度：□容易 □適中 ■困難

( ) 28. 有關造成失能眩光(disability glare)因素，下列何者敘述錯誤？(A)散射(scatter)的多寡，不影響失能眩光之程度 (B)移除眩光光源(glare source)，改善失能眩光之程度 (C)增強影像對比(image contrast)，降低失能眩光之程度 (D)增強視覺解析度(visual resolution)，降低失能眩光之程度 （109 特師二）

解析 正確答案為(A)。光線進入透明介質時若產生的散射(scatter)越嚴重，則影響失能眩光之程度越大。

難易度：□容易 ■適中 □困難

( ) 29. 孩童視力檢測，使用卡地夫(Cardiff)卡片，是用於檢測哪方面的視覺機能？(A)斜視檢查 (B)色覺檢查 (C)立體視覺檢查 (D)對比敏感度檢查 （109 特師二）

解析 正確答案為(D)。由 Cardiff 大學 J Margaret Woodhouse 博士設計的 Cardiff Test Card 是一組精選圖片，旨在測量 1~3 歲幼兒和智力障礙人士的對比敏感度等相關視力。

難易度：□容易 ■適中 □困難

( ) 30. 一視力表擺放於六公尺處，則一分角的大小約為多少？(A) 1.746 mm (B) 8.73 mm (C) 10.476 mm (D) 17.46 mm （109 特師二）

解析 正確答案為(A)。x＝6,000 mm×tan (1/60)°＝1.745 mm，或一分角＝最小解析角(MAR)，所以此視標為 1.0；6 公尺檢查時 1.0 視標大小為 8.73 mm（視角為五分角），所以一分角＝8.73 / 5＝1.746mm。

難易度：□容易 □適中 ■困難

( ) 31. 利用 M 單位(M system)視力表來測視力時，若一學童可在 60 公分處看見 4.0M 的字體，其推估視力值為：(A) 0.6 (B) 0.15 (C) 1.0 (D) 0.1

解析 正確答案為(B)。小數視力＝注視距離(m)/M 字體大小＝0.6 m/4.0M＝0.15。 （109 特師二）

難易度：■容易 □適中 □困難

( ) 32. 下列關於生活品質評量的問卷，哪些是特別針對視覺相關生活品質來設計的？(1)SF-36 生活品質量表 (2)美國國家眼科研究院視覺功能問卷量表(NEI-VFQ) (3)視力障礙影響量表(Impact of Visual Impairment Profile, IVIP) (4)低視力生活品質量表(Low Vision Quality of Life Questionnaire, LVQOL)。(A)(1)(2)(3) (B)(1)(3)(4) (C)(2)(3)(4) (D)(1)(2)(4) （109 特師二）

解析 正確答案為(C)。SF-36 量表又叫健康調查簡表，是美國醫學局研究組(Medical Outcomes Study, MOS)開發的一個普遍性測量量表。當你的調查對象有涉及到「個體健康議題」時，就可以考慮使用 SF-36 量表。

難易度：□容易 □適中 ■困難

( ) 33. 低視力的診斷過程中，下列哪一項目是與一般驗光診斷過程中有所差異，最需要留意的重點事項？(A)偵測出視覺損傷 (B)找出視覺損傷的原因 (C)確認個人的特別需求 (D)預後並防止惡化 （109 特師）

解析 正確答案為(C)。幫低視力者做驗光診斷過程要花更多時間，最需要留意的重點事項：

(1) 視力越差，對度數變化越不敏感，比較的鏡片度數差異要越大，受測者才能感覺到清晰度有不一樣。

(2) 確認低視力者個人的特別需求，如中心視野缺損的人需要以偏心注視的方式看視標要看較久。

(3) 以綜合驗光儀驗光不易對正視線，且不方便用大量的度數差比較視力，因此較適合用試鏡架驗光。

難易度：□容易 ■適中 □困難

(　) 34. 測量視障者的視力值時，運用一些方式評估視力值，下列哪一個是不夠精準的視力測量？(A) Snellen 視標　(B)記錄手指(counting fingers)　(C)光覺(light perception)　(D) LogMAR 視標　（109 特師）

解析 正確答案為(B)。記錄手指(counting fingers)是不夠精準的視力測量原因：每個人的手指長度不同、檢查距離不精準及環境的照明等皆會影響患者判斷。

難易度：■容易　□適中　□困難

(　) 35. 阿姆斯勒(Amsler grid)檢查表可檢測大約幾度的視野？(A) 90 度　(B) 60 度　(C) 30 度　(D) 10 度　（109 特師）

解析 正確答案為(D)。標準阿姆斯勒盤 10 公分見方格線，每個小方格為 0.5 公分見方，當測量距離為 30 公分時，每格距離對應有 1 度的視角，可檢測大約 10 度($\theta = \tan^{-1} 5/30 = 9.5^{\circ}$)的視野。

難易度：□容易　■適中　□困難

(　) 36. 一位 65 歲男性有嚴重結疤的老年性黃斑部退化合併嚴重白內障，接受白內障摘除與人工水晶體植入手術後，對於可能得到的改善，下列敘述何者較不可能發生？(A)可以得到較有用的色覺感知　(B)可以得到較有用的周邊視野　(C)可以預防青光眼等併發症的發生　(D)可以得到明顯的視力改善（109 特師）

解析 正確答案為(D)。濕性的黃斑部病變就比乾性嚴重多了，它會在視網膜的深層長出了不正常的新生血管，這些血管會引起黃斑部的水腫或出血，濕性的黃斑部病變如果沒有及時治療，黃斑部會形成結痂，進而造成視力永久性的損壞。所以上述嚴重結疤的老年性黃斑部退化合併嚴重白內障的患者，接受白內障摘除與人工水晶體植入手術後，視力可能無法明顯改善。

難易度：□容易　■適中　□困難

(　) 37. 透過 JND 法(just noticeable difference)檢測低視力患者時，量測患者的視力值為 0.04，一開始給予患者下列哪個鏡片比較適當？(A) ±1.50 D　(B) ±2.50 D　(C) ±3.50 D　(D) ±4.50 D　（108 專高）

解析 正確答案為(B)。視力值與 JND 有下列等式關係：JND＝小數視力值×5 的倒數＝1/0.04×5＝1/0.2＝5.00 D，用來判斷過矯少矯的一組正負鏡片的 bracking lenses＝±2.50 D。

難易度：□容易　■適中　□困難

(　) 38. 阿姆斯勒方格表(Amsler grid)檢測，若發現暗點(scotoma)在固視的何方時，會影響近方由右側至左側的閱讀習慣者的困擾？(1)固視點的左側　(2)固視點的右側　(3)固視點的上方　(4)固視點的下方。(A)(1)(2)　(B)(1)(4)　(C)(2)(3)　(D)(3)(4)　（108 專高）

解析 正確答案為(A)。以 Amsler grid 檢測，若發現暗點(scotoma)在固視的左側與右側時，會影響近方由右側至左側的閱讀習慣者的困擾。

難易度：□容易 ■適中 □困難

(　) 39. 有關眩光(glare)的處置，下列敘述何者錯誤？(A)最理想的處理方式為移除眩光來源　(B)為降低眩光可使用濾鏡　(C)調整環境的光源角度通常無效　(D)換較低亮度的燈泡為改善眩光方式之一　（108 專高）

解析 正確答案為(C)。眩光(glare)的出現原因在於眼屈光介質不均一使得眼內光線產生散射線現象，從而減低了實際到達視網膜的光線的對比度。改善方式：可使用濾光鏡片或調整環境的光源以改善眩光情形。

難易度：□容易 ■適中 □困難

(　) 40. 低視力患者驗光時，下列哪些是屬於較理想有效的方式？(1)綜合驗光儀驗光(phoropter techinique) (2)插片式驗光(trial lenses technique) (3)視網膜檢影鏡法(retinoscopy) (4)角膜弧度儀(keratometry)。(A)(1)(2)(3)　(B)(1)(2)(4)　(C)(1)(3)(4)　(D)(2)(3)(4)　（108 專高）

解析 正確答案為(D)。低視力者以綜合驗光儀驗光時因患者不易對正視線，且不方便用大量的度數差比較視力，因此較適合用試鏡架插片驗光。也可以用視網膜鏡進行檢影驗光或角膜弧度儀檢查角膜散光度數與弧度。

難易度：□容易 ■適中 □困難

(　) 41. 有關 Pelli-Robson 對比敏感度視標的敘述，下列何者錯誤？(A) Pelli-Robson 是低空間頻率視標　(B) Pelli-Robson 是正弦波視標　(C) Pelli-Robson 視標字大小相同，每行對比漸減　(D) Pelli-Robson 可以與 Snellen 視標一起搭配使用　（108 專高）

解析 正確答案為(A)(B)。Pelli-Robson 對比敏感度檢查表的視標是中空間頻率，是英文字母或數字的視標，且視標字大小相同，每行對比漸減（見圖 3-11）。

難易度：□容易 ■適中 □困難

(　) 42. 對於完全沒有口語反應的低視力幼兒，其評估環境設計何者錯誤？(A)可選擇在開放的空間或較大的室內空間進行　(B)可利用幼兒有興趣的玩具做為視標　(C)量測的工具結果無法換算視力值，不能當做教學與訓練的參考　(D)由家長或熟悉的家人陪同較能減低幼兒的恐懼感　（108 專高）

解析 正確答案為(C)。量測的工具結果可以換算為視力值，可做為教學與訓練的參考。

難易度：■容易 □適中 □困難

(　) 43. 有關低視力檢查時的環境布局與設計觀念，下列敘述何者較正確？(A)檢查時的燈光應越亮越佳　(B)依標準實驗室檢查的照度為主　(C)依病患感受最舒適以及量測結果視力最佳的亮度為主　(D)一般高對比的視力表符合低視力患者的視力量測需求　(108 專高)

解析 正確答案為(C)。低視力檢查時的環境布局與設計觀念，需依病患感受最舒適以及量測結果視力最佳的亮度為主。

難易度：■容易 □適中 □困難

(　) 44. 關於低視力患者之屈光問題，下列敘述何者錯誤？(A)腦性麻痺患者多數有近視　(B)白化症患者常伴有遠視或散光　(C)小眼症患者多數有遠視　(D)早產兒視網膜病變的患者多數有高度近視　(108 專高)

解析 正確答案為(A)。腦性麻痺患者多數有中、高度遠視。其他常見疾病症狀者的屈光狀態如下：

疾病	屈光狀態	疾病	屈光狀態
白化症	中、高度近視或遠視伴隨散光	糖尿病	隨血糖上升度數變負
白內障	隨晶體混濁度數變負	唐氏症	中、高度近視
腦性麻痺	中、高度遠視	圓錐角膜	高度不規則散光
先天性眼球震顫	中度順散	小眼症	中、高度遠視
角膜疤痕	中、高度散光	單色覺	高度近視、中度順散
退化性近視	高度近視	早產兒視網膜病變	高度近視

難易度：□容易 ■適中 □困難

(　) 45. 一位低視能患者能在 1 m 處辨識 6/20 的視標，其視力為下列何者？(A) 6/200　(B) 1/120　(C) 20/240　(D) 0.05　(108 特師)

解析 正確答案為(D)。視力值＝(1/6)×(6/20)＝6/120＝0.05。

難易度：■容易 □適中 □困難

(　) 46. 有關各種光學近距離放大輔具的優缺點敘述，下列何者錯誤？(A)眼鏡無法提供內建照明　(B)手持放大鏡需要穩定的手持能力　(C)近距離望遠鏡價格較高　(D)一般而言，近距離望遠鏡的亮度相對於其他光學輔具亮　(108 特師)

解析 正確答案為(D)。近距離望遠鏡惟一般望遠鏡加近用閱讀帽因此價格較其他光學輔具高，近距離望遠鏡因無法外加照明光源，所以近距離望遠鏡的亮度相對於其他光學輔具為暗。

難易度：□容易 ■適中 □困難

( ) 47. 下列何者為針對眩光(glare)的檢測？(A)亮度敏銳度測試儀(brightness acuity tester) (B)視網膜電圖(electroretinogram) (C)視覺誘發電位(visual evoked potential) (D)阿姆斯勒方格表(Amsler grid) (108 特師)

解析 正確答案為(A)。眩光測試儀(Glarstr)是在有可變的或恒定的眩光光源的情形下，對在不同對比度背景下的視標進行測試。常見的眩光測試儀如下：

(1) Innomed Terry 視力分析儀：Innomed Terry Vision Analyzer, TVA
(2) 多種視覺敏感度測試儀：Multi-vision Contrast Tester, MCT-8000 型。
(3) Miller-Nadler 眩光測試儀：Miller-Nadler Glare Tester。
(4) 亮度敏銳度測試儀：Brightness Acuity Tester。

難易度：■容易 □適中 □困難

( ) 48. 使用 M system 視力表，在 40 cm 處可看到 2 M 的字體，則視力為何？(A) 0.1 (B) 0.2 (C) 0.4 (D) 0.8 (108 特師)

解析 正確答案為(B)。小數視力＝0.4 m/2M＝0.2。

難易度：■容易 □適中 □困難

( ) 49. 有關兒童低視力檢查辦法，下列敘述何者錯誤？(A) Titmus test(stereo fly test)立體試驗必須要配合偏光眼鏡才能進行 (B)兒童進行 Titmus test(stereo fly test)時，觀察到其受試兒童可以辨識立體蒼蠅圖的蒼蠅但無法對應出其視力值 (C)若欲開立亂點圖檢查，而受試兒童本身無法辨認基本圖型，會檢查失敗 (D)魏氏四點檢查(Worth four-dot test)除了能檢查融合視力之外，也能檢查是否有複視的情形 (108 特師)

解析 正確答案為(B)。Titmus test (stereo fly test)立體試驗必須要配合偏光眼鏡進行，若受試兒童可以辨識立體蒼蠅圖的蒼蠅則對應的立體視力值 SA＝3,552 Seconds of Arc (”)。

難易度：□容易 ■適中 □困難

( ) 50. 欲檢查一未滿兩歲嬰兒之視力，下列工具何者不適宜？(A)視覺誘發電位 (B)優先注視法(preferential looking) (C)眼睛固視行為表現(fixation behavior) (D) E 視標檢測(E chart) (108 特師)

解析 正確答案為(D)。檢查一未滿兩歲嬰兒之視力的重點並非在於左右眼的視力值是多少，而是確認兩眼視力是否存在，以及兩眼視力是否相當，常用的檢查方法如下：

(1) 視覺誘發電位(visually evoked potentials, VEP)。
(2) 注視偏好(preferential looking)。

(3) 視動震顫(optokinetic nystagmus)。
(4) 眼睛固視行為表現(fixation behavior)。
一未滿兩歲嬰兒尚無法分辨與表達因此 E 視標不適用。
難易度：□容易 ■適中 □困難

( ) 51. 除了生理電位檢查之外，對於無法口語的認知功能缺損病患，對於其量測視力的方法，下列敘述何者正確？(A)可使用非口語視力量測法，量測其視力值，沒有視力值就無法進行光學或非光學輔具的處方，也無從評估輔具介入的成效 (B)需訓練其病患指認方向、數字或符號時才能量測 (C)相關的視覺反應都是無效且沒有科學根據的紀錄 (D)記錄病患生活的表現與行動即可得知其視力改變的狀況 (108 特師)

解析 正確答案為(D)。可以藉由功能性視覺評估觀察及記錄病患生活的表現與行動，了解患者剩餘視力的使用情形，即可得知其視力改變的狀況，並可以進行光學或非光學輔具的處方驗配，因此功能性視覺評估是整合量與質的視覺評估結果。
難易度：□容易 ■適中 □困難

( ) 52. 有關量測近距視力值的方法，下列何者錯誤？(A)需同時量測最小閾值與持續閱讀的能力 (B)量測近距離視力值，不會因患者身體其他狀況有所影響，結果應該都一樣 (C)需同時量測視標辨識與文章閱讀的能力 (D)需在光線到達舒適的情況下才進行量測 (108 特師)

解析 正確答案為(B)。近距視力值的量測需要在光線到達舒適的情況下，同時量測視標辨識的最小閾值與文章閱讀的能力，若身體有老花及其他狀況則會影響檢查結果。
難易度：■容易 □適中 □困難

( ) 53. 有關常見的低視力測量視力表的敘述，下列何者錯誤？(A) Feinbloom 視力表測試距離為 6 m，視力測量過程可以依患者的能力變化測量視標的大小 (B) Bailey-Lovie ETDRS 視力表適合統計分析連續變項平均數的計算，故在學術研究中常用 ETDRS 視力表作為研究工具 (C) Lea 圖形或 Lea 數字視力表是針對不知如何讀出文字的兒童或認知功能缺損病患而設計的視標系統 (D) M 系統視力表是以印刷字體大小來做視力表設計與視力值計算的方法 (107 專高)

解析 正確答案為(A)。Feinbloom 視力表的視標範圍 10/700~10/10，測試距離為 5 或 10 英尺，而非 6 m 或 20 英尺，若患者在 5 英尺無法看到最大的視標，請患者向前走直到能看見最大視標為止。如患者可在 2 英尺看到最大視標，擇期視力值＝10/700×2/5＝4/700。
難易度：□容易 ■適中 □困難

( ) 54. 低視力者的自覺式驗光時，為減少屈光異常度數在驗光時的誤差，下列何者不是常用方式？(A) ±0.25 D 交叉圓柱鏡 (B)裂隙片(stenopaic slit) (C)顯著辨別差法(just noticeable difference) (D)屈光括弧法(bracketing technique)

（107 專高）

解析 正確答案為(A)。視力越差，比較的鏡片度數差異要越大，受測者才能感覺到清晰度有不一樣。因此為低視力者驗光時，以綜合驗光儀驗光不易對正視線， 且不方便用大量的度數差比較視力，因此較適合用試鏡架驗光。例如，要精確散光角度與度數時，不宜使用±0.25 D JCC 交叉圓柱鏡，建議改用±0.50 D ~±1.00 D 交叉圓柱鏡或裂隙片檢查。

難易度：□容易 ■適中 □困難

( ) 55. 驗光師使用 6 m 遠用的視力表測量張先生的視力，但是張先生因為視力不好，往前走到距離視力表 120 cm 處，才看到 0.04 的視標，則張先生的視力為下列何者？(A) 20/1000 (B) 20/2500 (C) 20/4000 (D) 20/5000 （107 專高）

解析 正確答案為(B)。視力＝0.04×1.2 / 6＝0.008＝20/2500。

難易度：■容易 □適中 □困難

( ) 56. M 系統視力表是測量低視力常用的視力表，其中 2 M 的視標垂直大小應該為何？(A) 1.45 mm (B) 2.91 mm (C) 5.80 mm (D) 8.73 mm （107 專高）

解析 正確答案為(B)。M 單位是由 Sloan Habel (1956)提出的一種印刷大小。以一米制距離表示視標尺寸，印刷字體高度（小寫印刷字母 x 的高度）在該距離上對應 5 分的視角。因此，視標 1M 表示對應 5 分視角的距離為 1 m，相應視標高度為 1.454 mm。而常見一般的英文報紙印刷字體是 1.0M 單位大小。所以，2 M 的視標垂直大小＝1.454×2＝2.91 mm。

難易度：□容易 ■適中 □困難

( ) 57. 下列何種檢查工具可用來評估黃斑部疾病所造成的中心視野缺損或扭曲？(A)視覺誘發電位檢查(visual evoked potential) (B)眼電圖(electro-oculogram) (C)超音波 (D)阿姆斯勒方格表(Amsler grid) （107 專高）

解析 正確答案為(D)。標準阿姆斯勒盤(Amsler grid)為 10 公分見方格線，每個小方格為 0.5 公分見方，當測量距離為 30 公分時，每格距離對應有 1 度的視角，整個盤能測量中心 20 度範圍視野，可以測出中心視野缺損或扭曲變形、相對盲點、絕對盲點。

難易度：■容易 □適中 □困難

( ) 58. 有關低視力患者眩光(glare)的改善，下列敘述何者錯誤？(A)無論室內或室外都可能發生眩光 (B)非光學的解決方法包含戴帽子、戴太陽眼鏡 (C)偏光鏡

片對於水面或路上反光造成的眩光特別有用 (D)調整光源強度通常對改善眩光幫助不大 （107 專高）

解析 正確答案為(D)。眩光產生的原因一般為光線進入眼屈光介質中因為散射(Scattering)現象所致，藉由調整光源強度通常可以改善眩光情形。

難易度：□容易 ■適中 □困難

( ) 59. 有關兒童低視力病因或視覺疾病特點，下列何者錯誤？(A)先天色盲以紅綠色盲最常見 (B)小眼球(microphthalmia)常見併發之屈光異常為高度近視 (C)先天性白內障的治療方針為盡快手術 (D)眼瞼下垂(ptosis)也可能是造成兒童低視力的原因之一 （107 專高）

解析 正確答案為(B)。小眼球(microphthalmia)者通常眼軸長度較短，常見併發之屈光異常為高度遠視。

難易度：■容易 □適中 □困難

( ) 60. 有關圓錐角膜的低視力患者，下列敘述何者錯誤？(A)圓錐角膜好發於兒童或青少年 (B)圓錐角膜可能有複視情形 (C)作為視覺復健的輔具，隱形眼鏡一般比眼鏡更有效果 (D)屈光異常常為高度散光合併高度遠視 （107 專高）

解析 正確答案為(D)。圓錐角膜好發於兒童或青少年及可能有複視情形，患者角膜的形狀若變得比較不規則時，將引起高度近視眼及不規則散光，造成更多扭曲及模糊視力的問題。因此，圓錐角膜患者可以佩戴硬性透氧隱形眼鏡，在一定程度上是通過減少跟隨角膜形狀變化來矯正視力。

難易度：□容易 ■適中 □困難

( ) 61. 有關 ETDRS 視力表(Bailey-Lovie)的敘述，下列何者錯誤？(A)使用 9 種字母當做視標來辨識 (B)各行視標的間距比例是恆定的 (C)視標的大小改變不規則與擁擠度也不一致 (D)字母每行從大到小皆一樣的數量 （107 特師）

解析 正確答案為(C)。ETDRS 視力表(Bailey-Lovie)視標的大小改變是具有規則性的，即按 1.26 的級數大小改變的。每隔 3 行視角增加 1 倍。該視力表共 14 行，每行 5 個字母，檢查距離 4 米或 2 米或 1 米。

難易度：■容易 □適中 □困難

( ) 62. 某低視力患者在受檢時，使用 5 公尺的標準視力表，測得右眼在 1 公尺處才能讀出 0.1 的視標，該病患右眼的視力為何？(A) 0.2 (B) 0.1 (C) 0.02 (D) 0.01 （107 特師）

解析 正確答案為(C)。視力 $=0.1\times1/5=0.02$。

難易度：■容易 □適中 □困難

( ) 63. 以點數視力表(point system chart)和 M 單位視力表換算時，8 號字大約等於 1 M，若有人能在 10 cm 側看到 20 號字，其視力值為：(A) 0.04 (B) 0.2 (C) 0.4 (D) 0.08 (107 特師)

解析 正確答案為(A)。20 號字＝20/8＝2.5M，所以視力＝0.1 m/2.5 M＝0.04。

難易度：■容易 □適中 □困難

( ) 64. 下列檢查中，哪一項不是屬於視覺電生理檢查？(A)眼電圖(electro-oculogram, EOG) (B)視網膜電位圖(electroretinogram, ERG) (C)視覺誘發電位(visual evoked potential, VEP) (D)視動性眼震檢查(optokinetic nystagmus, OKN) (107 特師)

解析 正確答案為(D)。視動性眼震檢查是藉由雙眼注視滾動的黑白條紋光柵時，會產生自主性、有節律往返擺動的眼球運動現象。因此 OKN 可以粗略地評估受測者的視覺狀態。

難易度：■容易 □適中 □困難

( ) 65. 藉由顯著辨別差(Just noticeable difference)的方法，低視力的驗光可以快速有效。若遠方視力為 0.1 者，依此方法調整光度，插入鏡片的上下度數驗光時，以下列何者度數較適宜？(A) ±0.50 D (B) ±0.75 D (C) ±1.00 D (D) ±2.00 D (107 特師)

解析 正確答案為(C)。顯著辨別差(Just noticeable difference) JND＝1/(0.1×5)＝2.00 D，因此插入鏡片的上下度數＝±1.00D。

難易度：□容易 ■適中 □困難

( ) 66. 針對低視力兒童檢查視力的辦法，下列敘述何者正確？(A)對於無法接受視力檢查之嬰幼兒，使用視網膜電位圖檢測，其檢查結果為正常，可預測患童不會有低視力 (B)為了吸引兒童注意力，可使用符號或圖案式的視力表 (C)視動性眼震檢查可用來檢測有無先天性眼球震顫 (D)亂點圖可用來做單眼立體感的視力篩檢 (107 特師)

解析 正確答案為(B)。視網膜電位圖(ERG)記錄的是閃光或圖形刺激視網膜後，從角膜電極記錄到視網膜的動作電位視動性，無法做低視力預測；眼震檢查(optokinetic nystagmus, OKN)可以由節律往返擺動的眼球運動現象粗略地評估兒童的視覺狀態；亂點圖可用來做雙眼立體感的視力篩檢。

難易度：□容易 ■適中 □困難

( ) 67. 下列對視力的敘述何者正確？(A)視力值與對比敏感度絕對無相關 (B)視力值的量測比功能性視覺觀察來得重要許多 (C)對於認知功能或注意力不足的病

患無法量測視力值，只能以電位檢查代替 (D)近視力的量測可輔以文章式的視力表進行 （107 特師）

解析 正確答案為(D)。對比敏感度會影響視力的檢測結果，對於低視力者的功能性視覺觀察會比視力值的量測更重要許多；對於認知功能或注意力不足的病患無法量測視力值，可以採用 OKN 及 VEP 等方法代替測量。

難易度：□容易 ■適中 □困難

( ) 68. 40 公分處可辨識的 2.0M 視標，相對於史耐倫(Snellen)視力表中哪個視標？(A) 20/20 (B) 20/40 (C) 20/50 (D) 20/100 （106 專高）

解析 正確答案為(D)。視力值＝0.4 m/2M＝0.2＝20/100。

難易度：■容易 □適中 □困難

( ) 69. 關於低視力病人的視覺功能評估敘述，下列何者正確？(A) Pelli-Robson 表(Pelli-Robson chart)是評估遠距離視力的工具之一 (B)測量顏色覺時，照明狀態不必標準化，大概看得見就可以 (C)評估近距離視力(near acuity)時，也要同時評估病人閱讀的速度、能力和流暢度 (D)白內障和角膜結疤的病人不會有眩光(glare)的問題 （106 專高）

解析 正確答案為(C)。Pelli-Robson 表是評估對比敏感度的工具；測量顏色覺時，照明狀態必須標準化；白內障和角膜結疤的病人因屈光介質混濁會使入眼光線產生散射效應而導致有眩光(glare)的問題。

難易度：□容易 ■適中 □困難

( ) 70. 低視力患者在視力檢查或驗光時，下列敘述何者正確？(A)宜使用較小的度數間隔，如相差 0.12 D 的球面或散光度數或交叉圓柱鏡等，讓病患比較其差異 (B)一般的視力表可移近使用，如正常在 6 m 使用的視力表，可移近到 2 m 用，若在 2 m 得到的驗光度數為-1.75 D，需修正為遠用度數-1.25 D (C)低視力患者驗光後發現有無配戴眼鏡的視力均同，即裸視視力與最佳矯正視力相同時，如患者度數較深，不用輔具時建議配戴矯正眼鏡 (D)低視力者通常矯正視力不佳，在使用輔具時，則無需配戴矯正眼鏡 （106 專高二）

解析 正確答案為(C)。低視力者視力越差，對度數變化越不敏感，故不宜用相差 0.12 D 的球面或散光度數或交叉圓柱鏡等，讓病患比較其差異。若視力表移近到 2m 處做驗光，則必須增加-0.50DS 至得到的驗光度數，因此遠用度數需修正為(-1.75D)＋(-0.50D)＝-2.25D 低視力者需要配戴眼鏡矯正其屈光不正後再使用視覺輔具效果會較佳。

難易度：□容易 □適中 ■困難

(　) 71. 視力值為 0.2 的低視力患者，在近距離 40 cm 的可辨識 0.29 cm 大小物體，推估其在 3 m 處可辨識多少大小的物體？(A) 8.7 cm (B) 4.35 cm (C) 2.19 cm (D) 1.1 cm （106 專高二）

解析 正確答案為(C)。設在 3 m 處可辨識 x cm 的物體，因為 40 cm 與 3 m 的視角相同 所以 $\tan^{-1}$ (0.29/40)＝$\tan^{-1}$ (x/300)，x＝2.175 cm。

難易度：□容易 ■適中 □困難

(　) 72. 關於低視力患者的視力測量，下列敘述何者正確？(A)使用 6 m 測量距離的史耐倫(Snellen)視力表會比用 3 m 的 Feinbloom 視力表更適合低視力患者 (B)測量時不容許用斜眼（偏視）看視標以免有誤差 (C)對數視力表中視力以視角的對數來表示，能辨認一分視角其表示值為 0 (D) Jaeger 視力表常用來測近距離視力，是由 9 種字母組成的單字視力表 （106 專高二）

解析 正確答案為(C)。3 m 的 Feinbloom 視力表比 6 m 的史耐倫(Snellen)視力表更適合低視力患者做檢查。測量時允許低視力者用斜眼（偏視）方式看視標，若最小解析角(MAR)為 1（弧分）時，則對數視力 logMAR＝log1＝0。Jaeger 視力表常用來測近距離視力，Jaeger 卡片上印刷不同字體大小（由 0.37~2.5 mm）的文字段落供受測者進行閱讀。

難易度：□容易 □適中 ■困難

(　) 73. 有關視力表的敘述，下列何者正確？(A)史耐倫視力表(Snellen chart)僅用來測 6 公尺視力，而無近距離用視力表 (B) Jaeger 視力表為一種單字型近用視力表，單字大小由 0.37~2.5 mm 不等 (C) M 單位(M system)視力表中，1 M 大小的視標在距離 1 公尺處，視標高度為 1.45 mm (D) Feinbloom 視力表是專門設計給正常視力者的字母型視力表，測量距離為 6 公尺 （106 特師）

解析 正確答案為(C)。

(1) 史耐倫視力表(Snellen chart)有 6 公尺版本可測遠用視力，也有 40 公分可測近用視力的版本。
(2) Jaeger 視力表為一種可供段落閱讀的近用視力表，每一段落文字大小由 0.37~2.5 mm 不等。
(3) 1 M 大小的視標在距離 1 公尺處，視標高度 h＝1,000 mm×$\tan^{-1}$ (5/60)＝1.45 mm
(4) Feinbloom 視力表是專門設計給低視力者的字母型視力表，測量距離為 10 英尺。

難易度：□容易 ■適中 □困難

(　) 74. 史耐倫視力表中，在 6 公尺檢查時，其 1.0 的視標高度為 8.73 mm，若改變檢查距離為 2 公尺時，其 1.0 視標高度應為：(A) 2.91 mm　(B) 4.36 mm　(C) 8.73 mm　(D) 17.46 mm　（106 特師）

解析 正確答案為(A)。2 公尺處 1.0 視標高度 h＝8.73×(2/6)＝2.91 mm。

難易度：■容易 □適中 □困難

(　) 75. 視力又稱視覺敏銳度，係指分辨兩點或兩線條的能力，點及線在視網膜上成像的光能分布成點擴散或線擴散函數，常見的檢測視標有史耐倫 E (E Snellen)與郎多爾 C (Landolt C)系統。依據此類視力之特性，以下定義何者正確？(A)最小可見力　(B)最小分辨力　(C)最小空間分辨力　(D)超視力　（106 特師）

解析 正確答案為(B)。視力檢查的最終目的即是測出眼能辨別兩點或兩線條時的最小分辨角（MAR，弧分'），用這一最小分辨角的倒數值來表示小數視力值。

難易度：□容易 ■適中 □困難

(　) 76. 病患能在 1 公尺處辨識 6/20（米制）的視標，其視力值應為何？(A) 0.05　(B) 0.1　(C) 0.3　(D) 0.5　（106 特師）

解析 正確答案為(A)。視力值＝(1/6)×(6/20)＝1/20＝0.05。

難易度：■容易 □適中 □困難

(　) 77. 採用近距離視力表進行近距離檢查時，其標準作業距離為何？(A) 30 公分　(B) 40 公分　(C) 50 公分　(D) 60 公分　（106 特師）

解析 正確答案為(B)。近距離視力表的標準作業距離為 40 公分。

難易度：■容易 □適中 □困難

(　) 78. 有關低視能患者的自覺式驗光，下列敘述何者錯誤？(A)低視能驗光通常不使用綜合驗光儀　(B)投影式視力表不適合用於低視能患者的屈光檢查　(C)試鏡片的位置會影響低視能患者之有效度數，度數越高時其效應越明顯　(D)測量低視能患者之視力表，一般距患者 20 英尺（6 公尺）處　（106 特師）

解析 正確答案為(D)。測量低視能患者之視力時，通常有較多不同測試距離的視標可選擇，例如 1.5 公尺、2 公尺、3 公尺、4 公尺等。藉由縮短測試距離，可以測到非常低的視力值。

難易度：□容易 ■適中 □困難

(　) 79. 利用 M 單位(M system)視力表來測視力時，若一學童可在 30 公分處看見 2 M 的字體，其推估視力值為：(A) 0.6　(B) 0.15　(C) 1.0　(D) 0.1　（106 特師）

解析 正確答案為(B)。視力值＝0.3 m/2M＝0.15。

難易度：□容易 ■適中 □困難

( ) 80. 小英是低視力的學童，她用視覺輔具在單字型視力表可以看到 20 號字，但在閱讀 25 號字的閱讀視力表時，感覺較流暢及舒服，請問課本為 20 號字型，要如何達成最佳閱讀效果？(A)將其課本字型直接調成 25 號字型大小 (B)請她反覆練習，即可流暢閱讀 20 號字型大小的課本 (C)先調高其閱讀環境的亮度及對比，再視情況調整字型大小 (D)將課本字型放大到 30 號字，再慢慢調整回 20 號字 （106 特師）

解析 正確答案為(C)。可以用非光學方法先調高其閱讀環境的亮度及對比度，視改善情況再調整閱讀字型大小。

難易度：□容易 ■適中 □困難

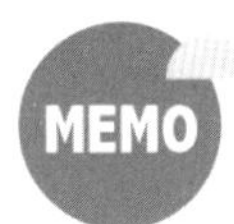
MEMO

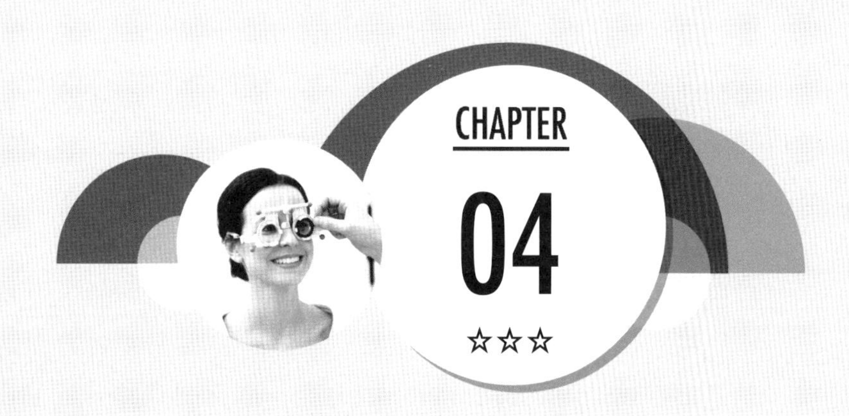

低視力輔具的評估與應用

4-1 低視力輔具的評估
一、改善視覺功能的階段
二、視覺輔具類型
三、閱讀任務與視力需求
四、視野缺損的輔具
五、非光學視覺輔具
六、視覺輔具評估

4-2 低視力輔具的應用
一、各類疾病之低視力特點
二、功能性視力的訓練
三、視覺輔具的使用技巧
四、各類視覺輔具的優缺點

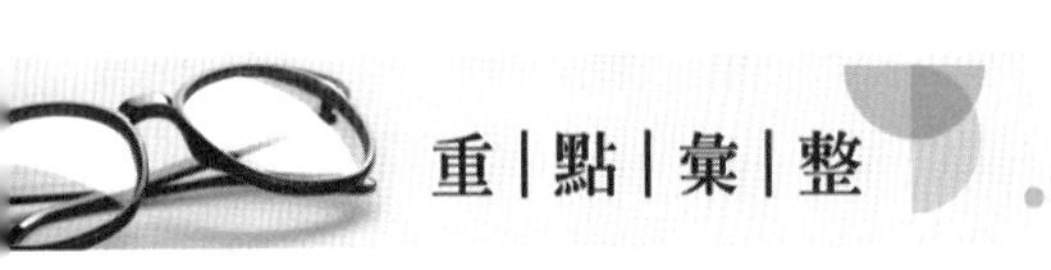

4-1 低視力輔具的評估

一、改善視覺功能的階段

1. 視力喪失(vision loss)者的各種情況：對視覺功能低下或喪失者，應全面討論與考慮許多不同方面的需求。以下分成四個主要方面做討論，其中兩項指的是**視覺功能(visual functions)**方面：**構造**與**功能**，而另兩項則是指**功能性視覺(functional vision)**方面：**能力**與**結果**，如圖 4-1 (Colenbrander, 1977)。

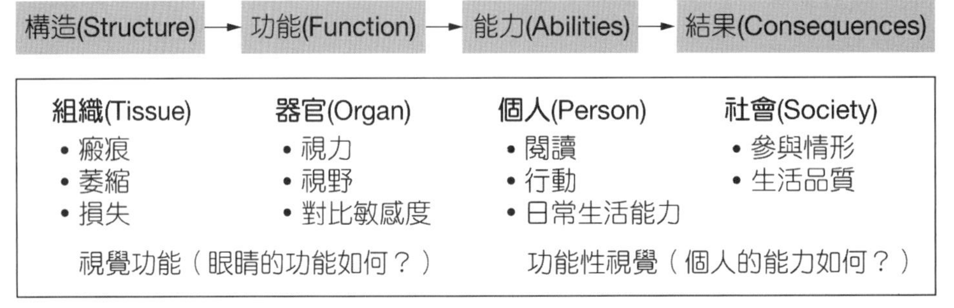

圖 4-1　視覺功能與功能性視覺的區分

2. 視覺功能(visual functions) 評估的進行方式：使用相關**檢測與評估工具**量測眼睛的各項功能。如：視覺敏銳度（遠／近視力）、視野、對比敏感度、色覺（辨色力）、光覺（明暗調適）、手眼與腳眼協調、 固視、追視、搜尋與掃描能力、複雜背景之判斷與遠近調適、閱讀與書寫能力。

3. 功能性視覺(functional vision)評估的進行方式：實際觀察低視力者的**行動**與**生活狀態**，了解在日常環境中遇到的問題。如：開門、倒水、尋物、取物、行走動作與速度、跌倒與碰撞、閱讀、簽名、泡茶、泡咖啡等。

4. 傳統的低視力復健主要採用的方法有：使用**放大裝置**、**改善照明**和**增加對比度**等，來改善患者的視覺能力。可以分以下三個階段：
   (1) **光學階段**：讓眼睛的視網膜上可以形成清晰圖像的各式光學裝置。

(2) **視網膜感受器階段**：可以將網膜上的圖像解析並轉化為神經衝動的模式，並通過視神經傳輸到大腦。

(3) **神經分析處理階段**：早期處理從視網膜內部開始；高階處理則發生在大腦的各個區域。此階段主要將這些神經衝動形成感知進而產生視知覺能力。

5. 不同階段的不同視覺問題，其可能需要採取的解決方案以**增強視覺功能**的選項，歸納如表 4-1：

表 4-1 改善患者視覺能力的三個階段

階段	問題（原因）	影響	增強視力的選項
光學階段	屈光不正（近視、遠視、散光）	視網膜成像模糊	屈光矯正
	散射問題（白內障、角膜混濁、玻璃體混濁）	視網膜成像模糊	濾光鏡片、改善照明
視網膜感受器階段	周邊視野缺損（青光眼、視網膜色素變性、網膜脫離）	視野範圍縮減導致行動能力下降	行動訓練（外出活動技巧、科技輔具、手杖、導盲犬等等）
	中央暗點(AMD)	偏心注視	藉由放大影像補償分辨率的下降。訓練重新校正眼球運動系統
	中央對比靈敏度損失	對比靈敏度問題	照明提升及環境對比度改善
	旁中央暗點	閱讀、掃視問題	視覺訓練（掃視技能）
神經分析處理階段	內層視網膜（青光眼）問題	周邊視野缺損	倒置望遠鏡使用訓練
	視覺皮層及視覺通路問題	腦部視覺傳導障礙（有敏銳度，視野缺損等情形）	視覺訓練及影像放大
	高級腦中樞的問題	腦視覺功能障礙（視力喪失及視野缺損）	透過各類專業人員的診斷，擬定更好的訓練與支持

註：Vision and Vision Rehabilitation~August Colenbrander.

6. 清晰視覺的影響因素：**影像大小**(magnification)、**環境照明**(lighting)、**顏色與對比度**(color and contrast)、**影像接受情形**(image capture)。

7. 低視力患者**視覺輔具評估與環境改善等**流程：
   (1) 屈光矯正：他覺式與自覺式驗光、老花驗光。
   (2) 雙眼視覺評估：整體外觀、慣用眼、眼位、雙眼同時視、融像、立體視覺、眼球運動。
   (3) 對光線的反應：畏光、眩光、明暗適應、對比感度。
   (4) 改善視覺之輔具使用：放大鏡與望遠鏡、攜帶型視機、桌上型視機。
   (5) 視野評估與改善：膜狀稜鏡、倒置望遠鏡、座位安排與定向行動建議。
   (6) 居家環境安排建議：調整客廳、廚房、浴室、寢室等環境的照明、對比度與物品大小。

8. 視覺輔具**選用原則**：
   (1) 使用輔具的意願。
   (2) 視力損害時間長短。
   (3) 病情是否穩定不再惡化。
   (4) 視野損害情況：有無的中心點及周邊視野嚴重縮小。
   (5) 中心視力損害情況。
   (6) 注意光源、照度方向等。

9. 視覺輔具**選用依據**：
   (1) 依剩餘視覺情況和患者需求推薦適合的輔具。
   (2) 根據個別患者視覺能力。
   (3) 目標大小和目標與眼睛的距離。
   (4) 輔具的設計要求與工作性質。
   (5) 剩餘視力和使用環境互相配合。

二、視覺輔具類型

1. 視覺輔助型輔具，適用於還有視覺功能、依賴視覺訊號或需藉由視覺訊息輔助的視障者。依據衛福部「視覺輔具評估工作手冊」的規範，視覺輔具包含了七個項目：**特製眼鏡**、**包覆式濾光眼鏡**、**手持望遠鏡**、**放大鏡**、**可攜式擴視機 A 及 B 款**、**桌上型擴視機 A 及 B 款**和**視障用視訊放大軟體**。

2. 特製眼鏡：應具有屈光矯正、斜視矯正、放大、望遠、延伸視野、防眩光、遮光及增強對比等功能（圖 4-2）。

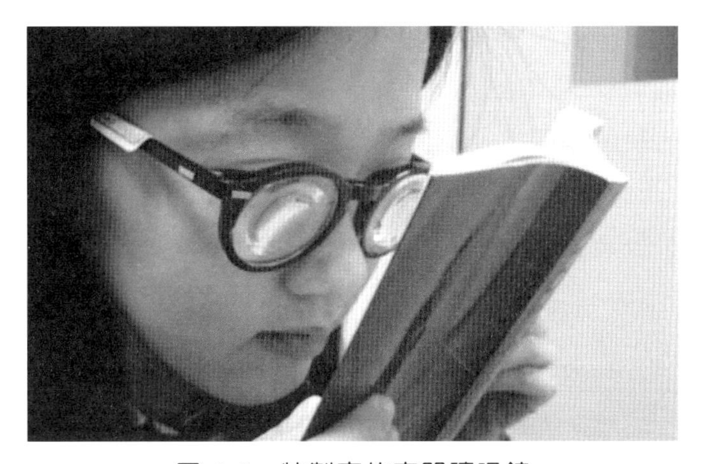

圖 4-2 特製高倍率閱讀眼鏡

圖片來源：衛福部「視覺輔具評估工作手冊」

3. 包覆式濾光眼鏡：具有防眩光、遮光及增強對比等功能。濾光眼鏡受到有無偏光、顏色種類、透光度等不同影響，對使用者產生不同的效果，例如：黃色及橘色的濾光眼鏡對許多人來說有增強對比的效果。包覆式的定義為上緣、下緣、左右兩側的包覆保護，目的是遮擋散射的光源，如無包覆功能無法申請此項輔具補助（圖 4-3）。

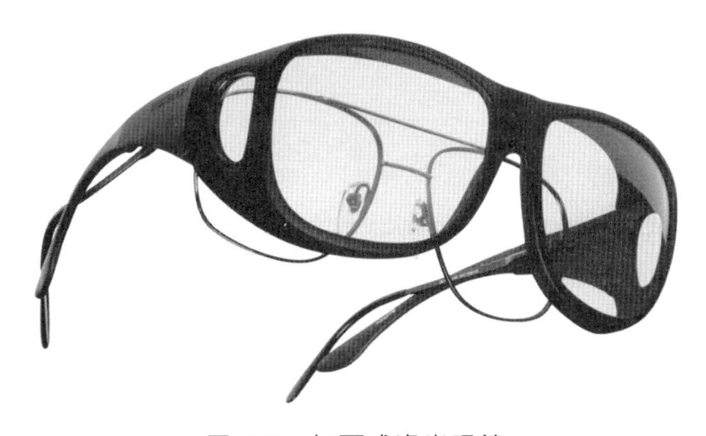

圖 4-3 包覆式濾光眼鏡

圖片來源：衛福部「視覺輔具評估工作手冊」

4. 手持望遠鏡：望遠鏡的形式有眼鏡式望遠鏡、鏡夾式望遠鏡、單筒望遠鏡，望遠鏡可將較遠處的影像達到拉近、放大的功能。用望遠鏡看到的影像會比實際上暗一些，所以接物鏡的直徑大小是選擇時的考量之一，因為若以相同倍率來看，接物鏡直徑較大者，能讓較多的光進入鏡筒，看到的影像會較亮。望遠鏡的缺點是看出去的視野會縮小，所以有視野缺損者較難成功地使用。倍率越大視野越窄，且移動時產生的影像晃動程度也會越明顯。另外要盡可能讓望遠鏡靠近眼睛，可以使視野較大。因低視力者的視覺功能影響，不一定第一次使用望遠鏡就能上手，建議需經專業人員的指導與練習（圖 4-4）。

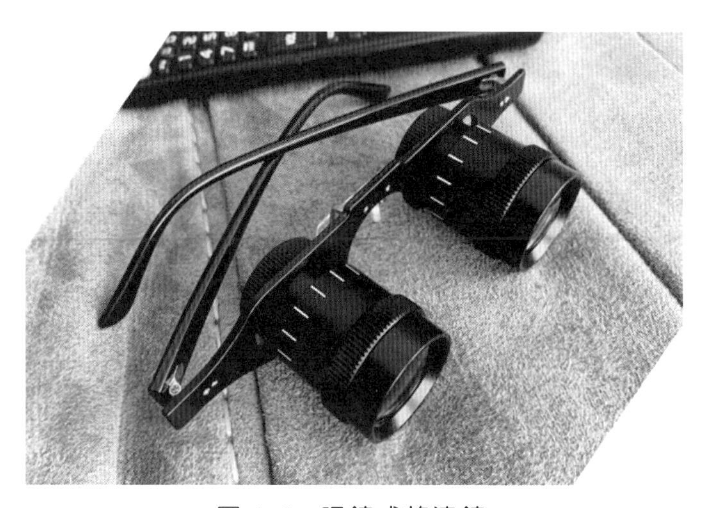

圖 4-4　眼鏡式望遠鏡

5. 放大鏡：常見的種類：手持式、手持照明式（白光、黃光、綠光等不同光源）、文鎮式、尺狀、站立式、檯燈型、頸掛式等等。放大鏡的規格數據標示方式為「倍率／度數」，如一個 5 倍 20D 的放大鏡標示為 5X/20D。放大鏡的倍率越高，可以把字放得越大，且相對的放大鏡鏡面直徑較小，一次能夠容納的字數也比較少。另外，倍率越高的鏡片焦距越短，使用時要越靠近文字，而且移動時影像晃動越大，有些人會感覺頭暈。因此選擇放大鏡時要找到最適合的倍率，考量能看清楚文字且盡量不必頻繁地移動放大鏡；「效率」及「舒適度」均達時，可提升使用意願（圖 4-5）。

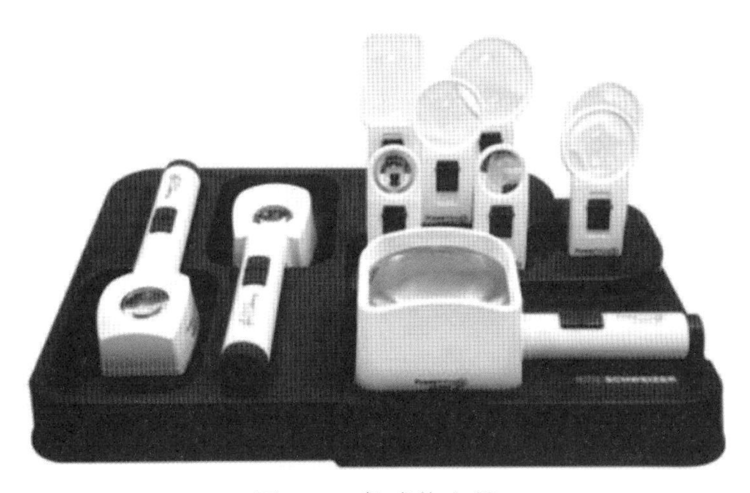

圖 4-5　各式放大鏡

圖片來源：衛福部「視覺輔具評估工作手冊」

6. 可攜式擴視機 A、B 款：利用影像投射放大的原理（就像使用投影機一樣），將目標物放大並在顯示器（螢幕）上呈現；也附帶有改變顏色、對比模式、增減亮度等功能可提供協助。可攜式擴視機體積小，外出使用方便，因螢幕小，一次能見的字數少，較適合短暫的閱讀。操作擴視機時必須把文字對準到鏡頭，然後可自在地閱讀螢幕，因此手眼協調能力是基本考量（圖 4-6）。

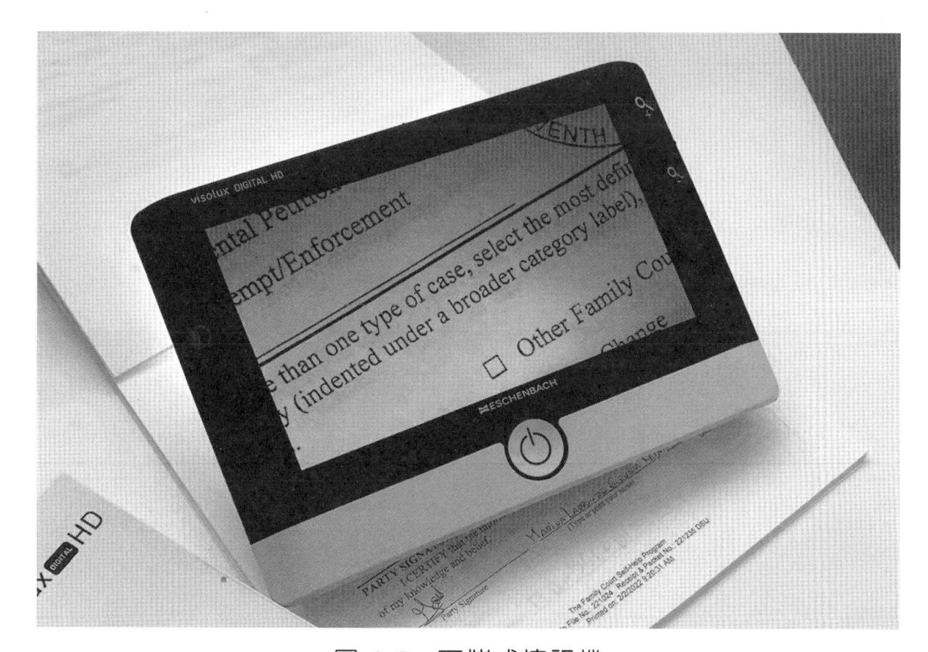

圖 4-6　可攜式擴視機

7. 桌上型擴視機 A、B 款：桌上型擴視機體積稍大，主要以在固定區域使用、螢幕大，一次能呈現的畫面也較多，適合長時間的搜尋、閱讀和書寫。選用時建議須配合要看的目標物、使用環境、使用舒適度、鏡頭與螢幕的空間配置（中間、側邊）、移動時的殘影、手控目標物的順暢度等各種因素，試用時最好帶自己常看的物品或文件（圖 4-7）。

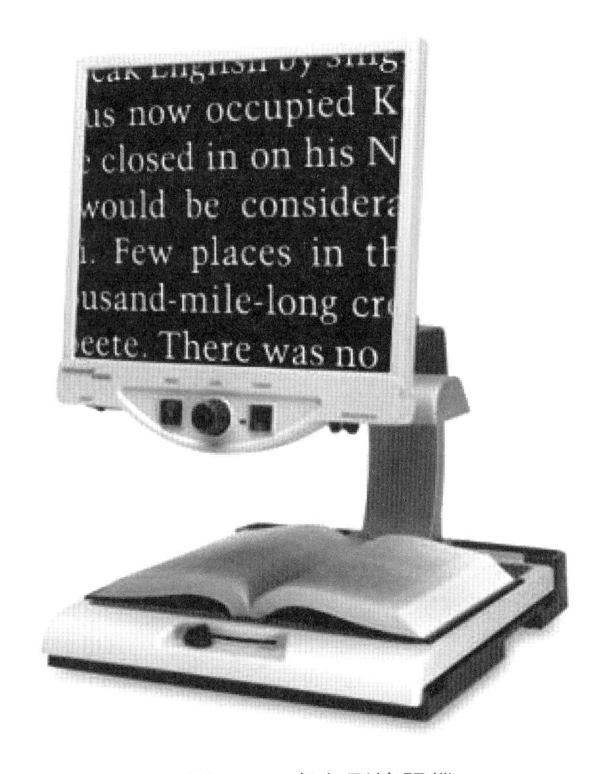

圖 4-7　桌上型擴視機

圖片來源：輔具資源入口網

8. 視障用視訊放大軟體：如 Zoom Text 套裝軟體可以放大倍率 1.25~60 倍、八種畫面放大模式、可以進行字體與圖案的樣式及銳利度調整，放大時可享字體最佳品質、可調整畫面色彩及對比色影像擷取功能、View Locator 功能、滑鼠游標增強效果以及支援雙螢幕顯示及觸控螢幕操作等（圖 4-8）。

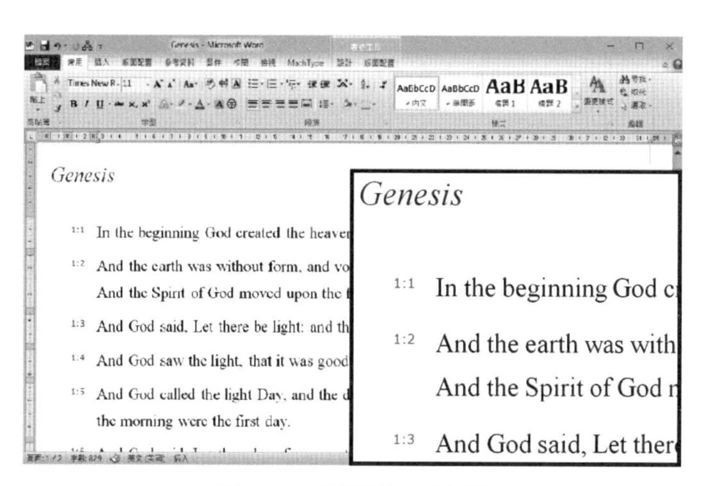

圖 4-8　視訊放大軟體

三、閱讀任務與視力需求

1. 不同的閱讀任務對所需的**視力值**和**對比度儲備**的關係（表 4-2）。

表 4-2　各種閱讀任務所需的閱讀速率、視力值、對比度和視野範圍

各種閱讀任務	最佳閱讀 (optimal reading)	快速閱讀 (highly fluent reading)	點式閱讀 (spot reading)
閱讀速度(wpm)	300	160	40
視力儲備	6：1	3：1	1：1~1.3：1
對比度儲備	30：1	10：1	3：1
視野（需要看到多少字元數）	4~6	4~6	1

2. 閱讀效率與放大倍率：一般計算放大倍率僅考慮患者的**優眼視力**，以及**閱讀物的大小**，需要放大多少倍方可閱讀。實際上，沒人有辦法總是閱讀極限大小的字體，因為日常生活中可以舒適、快速閱讀的字體大小絕非 1.0 的大小。

表 4-3　各項閱讀任務與視力儲備

閱讀任務	視力儲備	閱讀目標往下調整階層	閱讀材料類型
快速閱讀	3：1	5 log steps	－
流暢閱讀	2：1	3 log steps	報紙、雜誌
點式閱讀	1.26：1	1 log steps	藥品標籤、製造日期、帳單

3. 閱讀材料與視力值對照表（40 公分）（表 4-4）。

表 4-4　閱讀材料字體大小類型與所需視力值對照（40 公分）

近用視力	M 字體	閱讀材料類型	近用視力	M 字體	閱讀材料類型
20/625	12.5	新聞大標題	20/100	2	兒童讀物
20/500	10	－	20/75	1.5	一般書籍
20/400	8	－	20/65	1.3	報紙小字體
20/300	6	－	20/50	1.0	聖經
20/250	5	報紙次標題	20/40	0.8	藥品標示
20/200	4	－	20/30	0.6	－
20/150	3	－	20/25	0.5	－
20/125	2.5	大字體書籍	20/20	0.4	－

4. M 字體大小與小數視力及對數視力對照關係：表 4-5 中的 M 看似排序間隔不一，實際上是依照 LogMAR 視力表的規律來排列，即每差 1 列，大約就差視力 0.1 LogMAR。也就是每差一列，視標大小就差了 **1.26 倍**，下移 3 行就是 1.26^3＝**2 倍**，往下移 5 行就是 1.26^5＝**3 倍**。因此點式閱讀＝**1.26 倍**，流暢的閱讀＝**2 倍**、快速閱讀＝**3 倍**（表 4-5）。

表 4-5　M 字體大小與小數視力及對數視力對照關係

M 字體(40 cm)	小數視力	對數視力	比下一行放大
12.5	0.03	1.49	1.25
10	0.04	1.40	1.25
8	0.05	1.30	1.33

表 4-5 M 字體大小與小數視力及對數視力對照關係（續）

M 字體(40 cm)	小數視力	對數視力	比下一行放大
6	0.07	1.18	1.20
5	0.08	1.10	1.25
4	0.10	1.00	1.33
3	0.13	0.88	1.20
2.5	0.16	0.80	1.25
2	0.25	0.70	1.33
1.5	0.27	0.57	1.15
1.3	0.31	0.51	1.30
1.0	0.40	0.40	1.25
0.8	0.50	0.30	1.33
0.6	0.67	0.18	1.20
0.5	0.80	0.10	1.25
0.4	1.00	0.00	–
往上一行視標字體放大			1.26 倍
往上三行視標字體放大			2.00 倍

【練習 1】 EXAMPLE

患者在 40 公分處的右眼視力是 4M，左眼是 8M。他想流暢地閱讀報紙（1M 字體），請問他需要將報紙移到幾公分處閱讀？還需要幾 D 的放大鏡？

解題攻略》

患者的殘餘視力為 OD：0.4 m/4M＝0.1　OS：0.4 m/8M＝0.05

要流暢地閱讀報紙須將目標視力 1M＝0.4 往下三行放大為 0.5M＝0.8，

需要放大倍率＝4M/0.5M＝8X

所以：(1) 閱讀距離 d＝40 cm/8X＝5 cm

(2) 放大鏡度數 F＝1/d＝1/0.05＝+20D

5. 等效視度(Equivalent Viewing Power, EVP)：是描述透鏡的放大效果，等於從放大鏡與近方加入度的組合放大效應，相當於**注視距離**的**倒數**。

EXAMPLE

【練習 2】

1. 老王戴上屈光矯正眼鏡後進行閱讀評估，若他想要使用放大眼鏡在 40 公分流暢的閱讀 2.5M 的印刷字體，請問鏡片度數為何？
2. 如果老王兩眼原有遠矯正度數為+0.50DS，問放大眼鏡加入稜鏡的處方？

解題攻略

1. 依據凱斯坦包姆法則(Kestenbaum's Rule)：
   等效放大鏡度 F_e＝1/最佳矯正視力＝2.5 M/0.4 m＝+6.25D
   若要流暢的閱讀，則鏡片度數 F_{eq}＝2×6.25＝+12.50D
2. 放大眼鏡的處方 OD：+13.00DS /8Δ(BI)；OS：+13.00DS /8Δ(BI)

6. 等效視距(equivalent viewing distance, EVD)：可作為低視力患者開立放大鏡的臨床指標，**EVD 是視標（或近物）與眼睛**之間的**距離**，該距離必須是近物與通過放大鏡觀察的像有相同的**視角**。

EXAMPLE

【練習 3】

1. 甲患者最佳矯正視力可在 40 公分處辨識 6M 的字體，若他要閱讀 1M 的字體，請問 EVP 為何？
2. 乙患者在 30 公分處可閱讀 3M 的字體，若要閱讀 1M 字體，問 EVD 為何？

解題攻略

1. 放大率 M＝6M/1M＝6X，注視距離 d＝40 cm/6X＝6.67 cm，EVP＝1/d＝1/0.0667＝+15D
2. 放大率 M＝3M/1M＝3X，EVD＝30 cm/3X＝10 cm

EXAMPLE

【練習 4】

有一位低視力患者希望使用近距放大眼鏡來閱讀書報，若原有眼鏡處方：

OD：+1.00/-1.00X90; 20/200

OS：+1.50/-0.75X90; 20/40

經雙眼閱讀評估：戴上+2.50D 近附加鏡，最佳閱讀情形：0.40/3.2M，請問原有眼鏡處方應該修正為何？

解題攻略》

最佳剩餘視力＝0.4 m/3.2M＝0.125

等效鏡片度數 F_{eq}＝1/最佳矯正視力＝1/0.125＝+8.00D 可以閱讀 1M 字體（在 40 cm）

因此近距放大眼鏡處方應該修正為：

OD：+9.00/-1.00X90　5Δ(BI)

OS：+9.50/-0.75X90　5Δ(BI)

7. 手持放大鏡與近用眼鏡合併使用：整個光學系統的等效鏡度(equivalent power, F_e)以厚透鏡公式計算之，即：

$$F_e = F_1 + F_2 - [(t/n)F_1F_2] \; ; \; n = 1$$

EXAMPLE

【練習 5】

將+10D 放大鏡拿在加入度+2D 眼鏡前 10 公分處使用，則等效鏡度為何？

解題攻略》

$$F_e = 10+2-0.1 \times 10 \times 2 = 10D$$

EXAMPLE

【練習 6】

一病人戴+4.00D 近附加，以 d＝1 cm 的觀測距離使用+20D 的立式放大鏡，則等效鏡度為何？

解題攻略》

$F_e = 4 + 20 - 0.01 \times 4 \times 20 = +23.2D$

等於 24D 近用放大眼鏡的屈光度，但是採用以上方式閱讀，則工作距離可以變得比較遠

四、視野缺損的輔具

1. 視野縮小可分為：輕度視野縮小，20°＜視野範圍≦50°；中度視野縮小，10°＜視野範圍≦20°。重度視野縮小，視野範圍≦10°。中重度視野缺損主要見於**視網膜色素變性**、**晚期青光眼**和**球後視神經炎**等症。
2. 矯治視野缺損的視覺輔具類型：望遠鏡倒置、菲涅耳三稜鏡、反射平面鏡。
   (1) 望遠鏡倒置：適應症為**周邊視野縮小**或**雙顳側偏盲**。從倒置的望遠鏡看出去，注視目標被縮小移遠，由於目標環境整體縮小，在患者有限的視野範圍中就可以收納更多遠方物體的內容。
   (2) 菲涅耳稜鏡(Fresnel membraneprism)：常採用膜狀稜鏡矯正**同側偏盲**。膜狀稜鏡一般由 PVC 材質所製成，面績約 20 mm×25 mm，稜鏡度設計為 3~30Δ（圖 4-9）。
   矯正偏盲一般可採用 9Δ 的膜狀稜鏡。例如雙右側偏盲，由於右眼鼻側的視網膜失去視覺功能，所以右眼顳側 1/2 視野缺損，可試將底向外的膜狀稜鏡貼在右眼中央偏右的適當位置上，使顳側的景物通過稜鏡的折射投向右眼顳側具有功能的視網膜上。
   (3) 反射平面鏡：在眼鏡框架上固定小面積平面反光鏡，位置可以固定於顳側偏盲眼的鏡圈內緣，或者直接固定於眼鏡片中央視野缺損區邊緣部，利用平面鏡反射的原理將視野缺損區中的景物內容反射到右眼顳側感受功能正常的視網膜上。

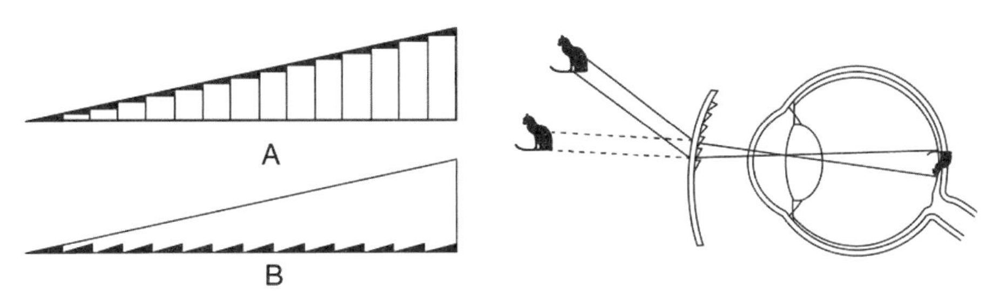

圖 4-9 菲涅耳膜狀稜鏡改善偏盲之視野缺損

【練習 7】 EXAMPLE

雙右側偏盲，由於右眼鼻側的視網膜失去視覺功能，所以右眼顳側 1/2 視野缺損如何以菲涅耳三稜鏡矯正？

解題攻略

可將基底向外(BO)的膜狀稜鏡貼在右眼中央偏右的適當位置上，使顳側的景物通過稜鏡的折射投向右眼顳側具有功能的視網膜上

五、非光學視覺輔具

1. 非光學助視器：擴視器或稱閉路電視(closed-circuit television, CCTV)的原理是取**尺寸放大**功能，其放大倍率可調節範圍為 5.0~20.0X，擴視器分為桌上型及攜帶型的助視工具。擴視器大致包括具有光源的載物臺、攝影頭、轉換器和顯示螢幕等部件。通過擴視器放大後的注視目標還可以調節對比度和背景亮度、顏色，進一步改善助視品質。擴視器的優點是放大倍率高，且容易控制調節，對於較嚴重的低視力患者和II級盲的患者，幾乎是首選的助視工具。
2. 閱讀機(reading machine)：是擴視器的延伸產品，用掃描器或數位攝影機將閱讀物的資訊納入數位晶片，並不轉化成圖像，而是轉化為**語音軟體資料**，在需要時可以同步閱讀或複現閱讀，是專門為視力極低或完全沒有視力的盲人設計的。
3. 低視力強化系統(low vision enhancement system, LVES)：為擴視器的升級產品，是一種戴在頭上的數位攝影裝置，類比雙眼視野對於環境中的景物內容

進行數位攝影，並將資訊即時納入**視頻晶片**，採用仿生學原理將視訊訊號轉化為生物電流，通過頭部皮下神經傳遞到視覺中樞，若視覺中樞健康，則視訊訊號可隨時還原成影像。

4. 濾光鏡：可讓入射光的強度降低，還可濾掉紫外光、藍光等特定波長，加強視覺辨識度，降低因強光或眩光造成的眼睛疲勞不適。一般具有以下功能：
   (1) 改善眩光：黃色濾光鏡可以消除眼的屈光介質眩光引起的**散射效應**；黃色較能**提高對比**，較適合閱讀印刷品用。
   (2) 改善對比敏感度：淺紅色濾光鏡可改善青光眼、白內障、糖尿病等症狀的對比度。淺綠色濾光鏡則可改善視網膜色素變性、白化病等症狀的對比度。至於褐色與綠色較能降低亮度，並**避免眩光**。
5. 各式染色鏡片的特性與功效（表 4-6）。

表 4-6　各式染色鏡片與視覺改進功能

項次	功能	染色鏡片
1	降低眩光	暗黃色、暗橙色、中暗灰色、淺中暗灰綠色、淺灰色、中暗琥珀色、中綠色、黃玉色、梅紅色
2	改善視力	淺中黃色、中琥珀色、梅紅色
3	提高對比度	淺中黃色、淺中暗橙色、淺暗琥珀色、淺綠色、淺梅紅色、黃玉色
4	幫助閱讀	淺中橙色
5	改善嚴重對光敏感的視覺	暗黃色、暗綠色、暗灰綠色
6	打電腦時使用	淺灰綠色、淺綠色
7	室內照明改善	淺灰色、淺琥珀色、淺灰綠色、淺綠色
8	強化背景	淺中暗橙色
9	強化亮度	淺中暗黃色
10	維持自然原色	暗灰色、淺中灰綠色、淺中綠色
11	降低全色盲的模糊視覺	淺中暗紅色

6. 控制照明條件：在低視力患者的主訴中常提及對於光線的感受，大多數低視力患者在**強光下視覺較好**，如**黃斑部疾患**、**視神經萎縮**、**病理性近視**等病

症，因為當環境昏暗時，瞳孔相對較大，可造成視網膜上影像彌散程度增加，使視力下降。

但有些眼病，如**視網膜色素變性**、**先天性虹膜缺損**和**白化病**會感到**在暗的環境下視力較好**，稱在室內、陰天或傍晚視力較好，甚至患者常須戴著太陽帽來改善視力，因為環境太明亮可使瞳孔縮小，功能低下的視網膜能夠接受光線刺激的面積縮小。

7. 改善環境加強對比度：大多數低視力患者要求注視目標的**對比度越高越好**，故應指導患者採用的閱讀物要黑白分明，環境中的設施、物品與背景要有較大的色彩對比和亮度落差。

8. 增加觀察目標的尺寸：注視目標的**尺寸越大**，對低視力患眼所張的視角越大，越容易被患眼看清，故應指導患者採用的閱讀物印刷品字型大小較大，字體要粗，顏色要深，書寫筆越粗越好。家中所有需要辨認的目標物均應加大尺寸，如手機鍵盤、電腦鍵盤、日曆、時鐘等等。

9. 控制閱讀範圍：有為低視力患者專門製作的閱讀卡片，整個深色紙板上挖出一條窄長的縫隙，如**閱讀規**。放在書籍、雜誌和報刊上，只露出當前閱讀的 1~2 行文字，這樣在閱讀時容易找到每行文字的起點，且避開了整版文字的擁擠效應，在一定程度上提高視力，減少閱讀帶來的疲勞。

六、視覺輔具評估

1. 簡易低視力者輔具評估流程（圖 4-10）：

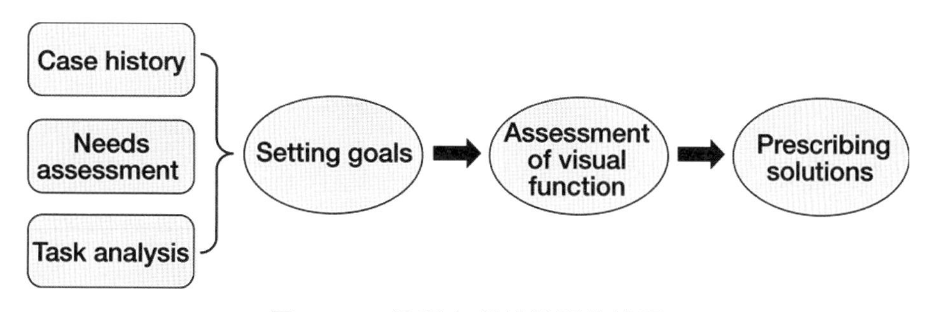

圖 4-10 低視力者輔具評估流程

(1) 觀察(Observation)：先觀察低視力者的行動能力、臉部或身體是否有傷口或疤痕、是否有偏心注視情形、口語表達是否有困難、頭部是否會傾斜，以及整體外觀等。
(2) 問診(Case History)：可查閱先前的紀錄、詢問低視力者或生活照顧者。了解導致視覺受損的原因、了解受損的視力是否有改善、確認視覺傷害的治療情形、聆聽低視力者述說他們的視覺情形。
(3) 檢測低視力者現在使用的輔具裝置：
    a. 若患者有配戴眼鏡：檢測眼鏡度數、詢問眼鏡的使用情形與改善成效。
    b. 若患者有光學放大輔具：詢問放大輔具的使用情形與改善成效。
(4) 了解低視力者的支持系統(Support System)：以輕鬆的對談了解低視力者的家庭支持、社會支持及政府支持的使用情形。
(5) 需求評估(Need Assement)：確認低視力者想要達成或參與的工作。了解低視力者其視覺喪失前經常做的事情，以及他目前想要進行的工作但是難以做到的事情。
    例如：煮飯、使用手機、數鈔票、閱讀藥罐標籤及戶外做園藝等等。
(6) 工作分析(Task Analysis)：評估者需檢查出個案執行工作時的各項視覺能力。針對每一項工作所需的最低視力、對比敏感度與視野的需求。盡可能讓患者攜帶他想要閱讀的文件至診間，來評估其閱讀視力的臨界需求(threshold requirements)。
(7) 設定目標(Setting goals)：評估者必須根據患者他們真正需要和想做什麼工作的優先次序，重新安排工作且最多選擇 3 項來現實。
(8) 評估視覺功能(Visual functions)：使用相關檢測與評估工具量測眼睛的各項功能。
    例如：視覺敏銳度（遠／近視力）、視野、對比敏感度、色覺（辨色力）、光覺（明暗調適）等功能。
(9) 開立輔具處方：評估患者所需放大倍率並依其需求選擇各式輔具。
    輔具類型包括：站立式及手持式放大鏡、單筒手持式望遠鏡、穿戴式雙筒望遠鏡、攜帶式擴視機、桌上型擴視機、穿戴式電子輔具、電腦輔具等。
(10) 輔具試用及教導。

4-2 低視力輔具的應用

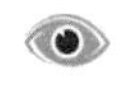

一、各類疾病之低視力特點

1. 高度近視之低視力特點：
   (1) 屈光不正達到 -10.00D 以上時，戴鏡矯正後視網膜成像顯著縮小，發生辨認困難。
   (2) 病理性近視後期，各種合併症可導致矯正視力無法提高。
   (3) 不戴鏡可獲得較好的近視力，一般患眼的遠點距離較近。

2. 眼球震顫之低視力特點：
   (1) 由於眼位的不穩定，視網膜上的視覺細胞不能接受固定的影像刺激，有逐漸形成弱視和低視力的趨勢。
   (2) 視近時，為了努力看清，常使用過度的調節，造成調節痙攣而導致多數伴有中度以上的近視。

3. 白化病之低視力特點：
   (1) 黃斑發育不良，無黃斑中心光反射，視網膜上的視視細胞數量和光敏色素品質低下，導致各項視功能均減退。
   (2) 伴發中高度近視、中高度散光、眼球震顫和顯性斜視等。
   (3) 由於虹膜色素淺淡，可有畏光，眩光等症狀。

4. 圓錐角膜之低視力特點：
   (1) 常表現為無法矯正的高度近視、中高度散光，近視力優於遠視力。
   (2) 視物有垂直性細長狀變形，重症時會發生單眼複視。
   (3) 錐形角膜會誘發異常折射現象，因此常有畏光、眩光等症狀。

5. 角膜混濁之低視力特點：
   (1) 視力損害的程度與角膜病變的部位、範圍和嚴重程度有相關性。
   (2) 角膜表面型態不規則，導致入射光線散射，發生眩光，助視器矯正效果常會不夠理想。

6. 老年性白內障之低視力特點：
   (1) 核性白內障由於水晶體核的折射率增高，可導致水晶體核性近視。

(2) 在測定近視力時，由於瞳孔的反射性縮小，障礙物遮蓋視野的中心部，通常近視力會較遠視力還差。

7. 視神經萎縮之低視力特點：
   (1) 視力會高度下降，對比敏感度也會出現異常。
   (2) 伴隨有中心暗點或視野缺損等情形。

8. 青光眼之低視力特點：
   (1) 會造成進行性視力損害，對比敏感度會顯著下降。
   (2) 視野向心性縮小，常形成管狀視野。

9. 視網膜色素變性之低視力特點：
   (1) 視野向心性縮小。
   (2) 視力會顯著下降，常伴有白內障。

10. 年齡相關黃斑部病變之低視力特點：
   (1) 遠用及近用視力均會顯著下降，是盛行率較高的低視力病因之一。
   (2) 常伴有中心或傍中心相對暗點或絕對暗點，對比敏感度曲線高中頻率段下降，或伴有色覺異常。

二、功能性視力的訓練

1. 了解低視力者之功能性視力(functional vision)的使用情形：低視力者為了有目的之行為而去使用的視力，或指在日常生活的各種活動，包括閱讀、移動、遊戲、職業工作或教育活動中為了**有目的之行為而使用視力的方式**。

2. 視覺能力包括視覺的五種成分：
   (1) 遠、近視力。
   (2) 中心和周邊視野。
   (3) 視覺器官（眼球）的運動。
   (4) 大腦枕葉和其他參與固視、融和、運動性知覺區域的功能。
   (5) 對光和顏色的接收，包括對光的耐受和色覺缺陷。

3. 進行功能性視覺訓練的目的有兩個：
   (1) 提供各種看的機會，鼓勵低視力患者更好地使用剩餘視力。

(2) 說明低視力患者掌握視覺技巧，學會視覺操作，提高患者利用自身殘餘視力的能力。

4. **功能性視力訓練**既包括**視覺認識**和**視覺記憶**，更注重在**注視**、**追蹤**、**辨認**、**搜尋**及**記憶**等視覺技巧的訓練，訓練的中心點是指導低視力患者學會視覺操作，掌握視覺技巧。

5. 功能性視力訓練的基本內容：
   (1) 認識和注視訓練：包括固定注視和定位注視兩方面。
   (2) 視覺追蹤訓練：是控制眼球運動的一種視覺訓練，即能用眼或頭部的運動追蹤一個活動的目標。
   (3) 視覺辨認訓練：是集視覺認識與視覺技巧中注視、追蹤為辨識目標物的一種訓練。
   (4) 視覺搜尋訓練：是控制眼球運動與結合頭部轉動進行目表搜尋的一種訓練。
   (5) 視覺記憶訓練：通過視覺記憶的組織，則有可能將視野缺損變得完整而清楚。

6. 低視力者使用遠用助視器做為**行動輔具**時之需求調查如下：
   (1) 到達你想去的地方(86%)。
   (2) 行動時感到安全(79%)。
   (3) 行動時的壓力較小(55%)。
   (4) 上路後不會迷路(42%)。
   (5) 快速到達目的地(23%)。
   (6) 行動時不需要問路或查閱信息(11%)。

三、視覺輔具的使用技巧

1. 遠用助視器一望遠鏡的**使用技巧**：
   (1) 選擇合適倍數的望遠鏡，不需要選擇太高倍數的望遠鏡，因為倍數越高則視野越小，要找尋目標將更困難。
   (2) 使用時將物鏡朝向目標，目鏡向著眼睛。若反向使用望遠鏡時目標會縮小。

(3) 用拿望遠鏡的手頂著額頭以穩定望遠鏡。

(4) 使用旋鈕調校焦距以看清楚目標。

(5) 如果尋找目標出現困難時，可以用拿望遠鏡的手背擋著另一隻眼視線。例如，右眼看的話就用左手拿鏡，若用左手拿鏡則以右眼觀看。

(6) 使用望遠鏡當近用放大輔具時，先把讀物放在最理想的位置，然後在物鏡前套上閱讀帽再調整焦點觀看。

2. 使用望遠鏡的**注意事項**：

(1) 留意望遠鏡的清潔、保養與保存方式。

(2) 盡量用主力眼使用望遠鏡：未使用望遠鏡的眼如果能張開較好，才可以同時感知周圍環境的景物；若不能做到，應在安全的環境定點單眼閉起使用望遠鏡。

(3) 練習以單手使用望遠鏡：用拇指與食指可調整焦距，以小指可穩定鏡身。

(4) 練習以非慣用手使用望遠鏡：慣用手可空下來寫字及操作其他事物。

(5) 若需長時間使用望遠鏡，可考慮使用固定夾或固定支架。

3. 望遠鏡的訓練方法：(1)目標定位(positioning)訓練；(2)注視(fixing)訓練；(3)定位注視聯合訓練；(4)跟蹤(tracking)訓練（靜止的目標）；(5)追蹤(following)訓練（運動的目標）；(6)搜尋(search)訓練。

4. 目標定位訓練：

(1) 將望遠鏡拿起可以對準目標物。

(2) 事先調整好焦距，讓使用者練習將望遠鏡拿起時能迅速的找到目標物。

(3) 對於初學者而言，將手靠著身體或以另一支手支撐著持用望遠鏡的手，倚靠在書桌或支撐物上，對於維持視線的穩定以及增加定位的成功率有很高的成效。

5. 調焦訓練：

(1) 訓練患者自行調整焦距，讓閱覽物調整至最清晰。

(2) 有些患者無法學會調整焦距，可以由訓練者調好焦後畫上記號，將記號對齊即代表調焦完畢。

(3) 亦可考慮將所有可影響對焦的部件上膠固定。

6. 跟蹤(tracking)：沿著特定目標物，循跡快速找到靜止的目標物之能力。

7. 追蹤(following)訓練：追蹤一個動態的、不規則速度移動的物體，如：公車。

8. 搜尋訓練(search)：在一個大範圍當中，以最效率的移動方式，掃視完全部畫面，找到想要觀看的目標物的方法。開始先以實線引導視線的移動與掃描，再來改為虛線。虛線間格拉大沒有導引線條，最後改為真實世界的特定目標物的搜索。

9. 幫助低視力者改善日常活動的方法：
   (1) 視覺環境的調控：光源、對比度、顏色、觀看距離、尺寸大小。
   (2) 視覺技巧：操作光學輔具、電腦等。
   (3) 非視覺技巧：聽覺、觸覺等。

10. 影響低視力者選擇增進視覺效用方式的因素：(1)各人的視覺能力差異；(2)喜好；(3)需求；(4)花費；(5)攜帶性；(6)環境要求；(7)訓練成效。

11. 低視能者外出的視覺技巧：
   (1) 搜尋技巧：搜尋是指利用頭部或眼球的轉動來移動視線去看到要找的東西。
   (2) 追尋技巧：追尋是利用環境中的線條幫助固定移動方向或路線的導引。
   (3) 跟尋技巧：跟尋是有技巧的跟著前面的人，利用前面移動的人導引路線。

12. 手持放大鏡的使用（圖 4-11）：
   (1) 將放大鏡從閱讀物上緩慢提高，以取得滿意的放大率。
   (2) 可以將持鏡的手放在閱讀物上，以固定放大鏡和閱讀物之間的距離。
   (3) 將放大鏡和閱讀物一同前後移動，眼睛獲得最佳視野。
   (4) 留意環境光線是否充足。
   (5) 可使用內置光源的手持放大鏡，或是調校光源以避免光線直射入眼或產生暗影等。

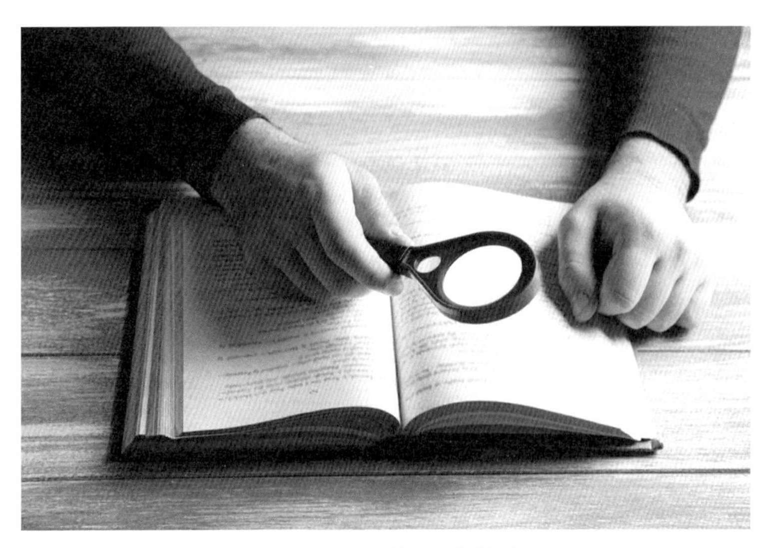

圖 4-11　手持放大鏡的使用

13. 眼鏡式放大鏡的使用：
    (1) 將視標遠近移動尋找焦距，焦距是由放大鏡的屈光度數的倒數所決定，例如+10D 鏡片的焦距是 10 公分，而+20D 的焦距則是 5 公分。
    (2) 可以使用手指作為指引以方便找尋閱讀目標。
    (3) 也可使用黑色直尺或是閱讀規（裂口器）幫助閱讀。
    (4) 閱讀環境光線應充足，可適度調校光源以避免反光和暗影產生。
14. 立式放大鏡的使用：
    (1) 配戴合適的眼鏡幫助眼睛提供足夠的調節。
    (2) 把立式放大鏡放在傾斜的桌面上以取得舒服的坐姿。
    (3) 改變眼睛和立式放大鏡的距離去取得最佳的視野。
    (4) 也可以使用內置光源的立式放大鏡，或可調整光源亮度提供足夠照明，並避免光線直射入眼或產生暗影等。

四、各式視覺輔具的優缺點

1. 影響視覺輔具（助視器）成功使用的因素：
    (1) 視力：最佳矯正視力介於 0.05~0.16 之間，預後較好；最佳矯正視力在 0.01 以下的，預後較差。
    (2) 視力低下的持續時間：持續時間超過 1 年或先天性的，預後較好。

(3) 動機：對有明確需求的患者，低視力助視器能幫助他們完成某項特定的工作。
(4) 患者是否容易接受新事物。
(5) 視野：周邊視野良好或小的中心暗點的患者容易成功使用助視器，預後較好。
(6) 導致視力損害的病因：黃斑變性、近視、脈絡膜炎、眼結構性異常（如先天性無虹膜、眼組織缺損等）、原發性視神經萎縮、無晶體眼、白內障等病因導致低視力的患者，預後較好；視網膜色素變性、青光眼、糖尿病視網膜病變等病因導致低視力的患者，預後較差。
(7) 色覺：無色覺障礙的患者預後較好；獲得性色覺障礙的患者預後較差。
(8) 年齡：在 16~70 歲之間的患者容易掌握助視器的使用，預後較好。
(9) 病情的穩定性。
(10) 對眼病的了解程度。

2. 低視力者使用各式光學輔具的優缺點比較（表 4-7）。

表 4-7　各式光學輔具的優缺點比較

輔具類型	優點	缺點
手持放大鏡 (hand-held magnifier)	• 便宜且實用性極高 • 外觀容易被接受 • 眼睛與鏡片距離可以隨意移動 • 有內建光源改善照明	• 需要找出適當的位置作閱讀 • 一手需要持放大鏡 • 散光無法提供矯正 • 老年人的手部控制可能會有問題
近用放大眼鏡 (spectacle microscope)	• 外觀上像傳統的眼鏡 • 雙手都是自由的 • 觀看的視野較大 • 低度數鏡片可以提供雙眼視覺 • 可以使用高度數鏡片	• 高度數鏡片需要更近的閱讀距離 • 使用時可能需要一些指導 • 閱讀時需要維持穩定的焦距 • 高度數鏡片僅能作成單眼閱讀

表 4-7　各式光學輔具的優缺點比較（續）

輔具類型	優點	缺點
立式放大鏡 (stand magnifier)	・便宜且實用性高 ・內建光源提供良好照明 ・焦距固定 ・低度數的柱狀放大鏡容易使用	・閱讀裝訂書籍會有困難 ・可能又大又笨重 ・要與閱讀眼鏡對準可能有困難 ・使用時會受照明影響
雙目近用望遠鏡 (telemicroscope)	・雙手都是自由的 ・允許在不同距離閱讀 ・可以包含屈光矯正 ・可以同時做近距與遠距使用 ・可以雙眼同時觀看	・比手持望遠鏡貴 ・不容易取得 ・外觀上較沒有吸引力 ・可能造成鼻樑的負重過大 ・頭部需要作較多的轉動
手持望遠鏡 (hand-held telescope)	・外觀較不顯眼 ・比雙目式望遠鏡便宜 ・可以將目鏡靠近眼睛 ・任何一隻眼睛都可以使用	・需要一手握住望遠鏡 ・手的晃動會影響注視情形 ・需要教導患者基本的操作技巧 ・觀看視野會縮小

3. 將非光學輔具與視覺技能融入日常生活中：
   (1) 選擇環境設施的調整增加視覺效能(visual efficient)：
      a. 照明。
      b. 對比度。
      c. 顏色。
      d. 距離。
      e. 尺寸。
   (2) 合併使用低視力光學輔具於每日的活動中：
      a. 選擇配戴低視力及屈光矯正眼鏡於日常生活中。
      b. 降低使用低視力輔具時的心理障礙。
      c. 在日常活動中探索低視力輔具的新用途。
   (3) 鼓勵運用其他感覺器官：
      a. 探索非視覺方法的應用於適當任務中。
      b. 提供使用與整合其他感官的方法。

(4) 運用電腦的優勢：

a. 多練習操作鍵盤會比使用滑鼠更有效率。

b. 調整室內或螢幕亮度降低眩光的干擾。

c. 整合電腦的各項輔助功能。

d. 參考硬體的解決方案。

e. 參考輔助軟體。

(5) 注意影響低視力選用成效的因素：

a. 了解視覺損害的本質。

b. 允許波動性視覺的出現。

c. 適時調整耐力和疲勞程度。

d. 尊重患者自我主張和自我認知的特點。

歷屆試題

(　) 1. 低視能者使用近距望遠鏡作為放大輔具的優缺點，下列敘述何者錯誤？(A)有較長的工作距離　(B)如果裝置在眼鏡上能夠讓手自由活動　(C)雙眼眼鏡型望遠鏡之工作距離可調整　(D)相對地重量較重，可能降低進入眼睛的對比與明亮度 （113 專高）

解析 正確答案為(C)。近用望遠鏡的實際意義在於增加閱讀距離，使近距離書寫或操作更方便，並減少閱讀疲勞。如果裝置在眼鏡上能夠讓手自由活動，至於工作距離必須固定在閱讀帽鏡片的焦距上，不可調整。

難易度：□容易 ■適中 □困難

(　) 2. 下列有關視野缺損的敘述，何者錯誤？(A)周邊視野缺損會嚴重影響行走與駕駛的安全，在定向行動表現方面，視野大小的關係比視力還重要　(B)中心視野缺損會嚴重影響閱讀能力，但使用輔具放大系統後，可以縮小盲點，能恢復像其他類型的視野缺損低視能者的閱讀速度　(C)視野缺損的密度、形狀、位置、大小根據不同的疾病原因及嚴重程度臨床上會有不同的差異，要針對檢測的結果提供客製化的輔具及訓練　(D)中心視野缺損的患者，會利用周邊視野或是用偏心注視來彌補或是代償視野的缺損 （113 專高）

解析 正確答案為(B)。中心視野缺損者使用輔具放大系統後，可將目標放大而增加辨識能力，但無法縮小盲點及改善閱讀速度。

難易度：□容易 ■適中 □困難

(　) 3. 兒童低視力的輔具應用，下列敘述何者錯誤？(A)對色素性視網膜炎有中心視野損傷的孩童，使用擴視機是有助益的　(B)稍長大的低視力孩童，需要心理的調適及面對生活模式及工作選擇的可能變化　(C)無晶狀體的孩童，需要高倍率（3 至 12×）的立式放大鏡或單光或雙光眼鏡，輔具使用必須伴隨著眼鏡或遠用隱形眼鏡　(D)視力 0.1 仍有晶體的白內障兒童，短期可運用縮短工作距離和增加調節力來應付近距離的工作，當工作需求量增加時，無需常態使用看近輔具 （113 專高）

解析 正確答案為(D)。視力 0.1 仍有晶體的白內障兒童，短期可運用縮短工作距離和增加調節力來應付近距離的工作，當工作需求量增加時，更需要常態使用看近輔具如：放大鏡及擴視機等。

難易度：□容易 ■適中 □困難

(　) 4. 有關低視力患者環境明亮度和眩光(glare)的問題，下列敘述何者錯誤？(A)明亮的環境對於低視力病患很重要，因此低視力病患的環境不用像一般人需考

慮眩光問題 (B)低視力患者若有眩光的困擾，可用帽子、戴濾光眼鏡改善 (C)偏光鏡片對於水面或路上反光造成的眩光特別有用 (D)當光源距離從 2 公尺調整到 4 公尺，亮度會減少成 1/4 (113 專高)

解析 正確答案為(A)。眩光(glare)的出現原因在於眼屈光介質不均一使得眼內光線散射，從而減低了實際到達視網膜的光線的對比度，因此低視力病患的環境明亮度與光源方向等，需要像一般人需考慮眩光問題。

難易度：■容易 □適中 □困難

( ) 5. 老年人使用雙光式望遠鏡(bioptic telescope)輔具時，下列敘述何者錯誤？(A)望遠鏡頭通常可裝設於單眼或雙眼 (B)望遠鏡頭通常都裝設在鏡框的下方位置 (C)患者大部分的時間都使用非望遠鏡的部分觀看 (D)使用望遠鏡時，都是在進行短暫、定點注視的視覺工作 (113 專高)

解析 正確答案為(B)。使用雙光式望遠鏡(bioptic telescope)輔具時，望遠鏡頭通常都裝設在鏡框的上方位置。

難易度：□容易 ■適中 □困難

( ) 6. 已處理過白內障(pseudophakic)的 68 歲珠寶商老張需要等效鏡度+15 D 處理鑲鑽作業，你認為老張要用下列哪種放大系統來達到放大率需求並兼顧肩頸健康？(A)使用+16 D 的 microscope「眼鏡型放大鏡」 (B)使用 5×並附有+3.00 D 閱讀帽的 loupe「近用望遠鏡」 (C)使用 2.5×並附有+6.00 D 閱讀帽的 loupe (D)使用 5×立式放大鏡搭配+2.50 D 近用加入度眼鏡 (113 專高)

解析 正確答案為(B)。+3.00 D 閱讀帽結合眼鏡式 loupe 5×望遠鏡，可以組合成 $Fe=M\times Fr=5\times3=+15D$ 的近用望遠鏡。具有近距放大的效果，同時雙手又可以進行近距作業。

難易度：□容易 ■適中 □困難

( ) 7. 有關兒童低視力患者的特色，下列敘述何者錯誤？(A)兒童低視力患者能自然地運用剩餘視力，因而不自覺自身視力低下 (B)兒童低視力患者因心理因素較為敏感，容易拒絕使用輔具 (C)兒童低視力患者的復健計畫必須依照年齡不斷變化 (D)兒童低視力患者進行視力復健時，主要以父母的期待為主，而非以病童的自身要求為主 (111 專高)

解析 正確答案為(D)。兒童低視力患者進行視力復健時，主要以病童的自身要求為主，而非以父母的期待為主。

難易度：■容易 □適中 □困難

(　) 8. 有關周邊視野缺損型的低視力患者，下列敘述何者錯誤？(A)可能保有流暢閱讀、看電視、辨識路牌的能力　(B)行走中宜使用望遠鏡輔助　(C)容易於行動中發生障礙　(D)可使用 Fresnel 稜鏡幫助環境辨識　(111 專高)

解析 正確答案為(B)。低視力者行動中不可以使用望遠鏡觀看遠方景象。
難易度：■容易 □適中 □困難

(　) 9. 針對低視力病患旅遊或移動的輔具協助，下列敘述何者錯誤？(A)防曬遮陽板、陽傘、鴨舌帽，可以減少眩光，幫助安全　(B)黃色或褐色等遮蔽藍光的濾光眼鏡，可提供不失真的顏色，又能減少過多的光線刺激　(C)外出使用的白手杖可做為象徵性手杖(symbol cane)，無法作為支撐身體重量。其目的是要提醒周遭人們視障人員的存在　(D)電子輔具如一般定位衛星(general positioning satellites)可語音提示、警告及規劃路線　(111 專高)

解析 正確答案為(B)。黃色濾光鏡可以消除眼的屈光介質眩光引起的散射效應並較能提高對比，較適合閱讀印刷品用。而灰色濾光鏡能減少過多的光線刺激，且不會使景物原來顏色改變。
難易度：□容易 ■適中 □困難

(　) 10. 能提升視覺辨識的工具分為光學輔具及非光學輔具，下列哪些屬於非光學輔具？(1)大字課本　(2)望遠鏡　(3)人體工學設計的桌椅　(4)各種特製眼鏡（如稜鏡貼膜眼鏡）。(A)(1)(2)　(B)(1)(3)　(C)(2)(4)　(D)(2)(3)　(111 專高)

解析 正確答案為(B)。非光學輔具：大字課本、人體工學設計的桌椅；光學輔具：望遠鏡、各種特製眼鏡（如稜鏡貼膜眼鏡）。
難易度：■容易 □適中 □困難

(　) 11. 對低視力病患非光學輔具的敘述，下列何者正確？(A)病患通常還是靠一種感官與外界溝通　(B)增加對比度的輔具會增加放大鏡的使用　(C)以相同色系的器具盛裝食物（如白杯內裝牛奶）是一種很好的生活幫忙　(D)室內光源充足可以減少輔具的使用　(110 專高)

解析 正確答案為(D)。低視力者通常會使用其他的感官（如聽覺或觸覺）與外界溝通，增加環境物體的對比度或使用增強對比之輔具會減少放大鏡的使用以及增進生活的便利與安全性。
難易度：■容易 □適中 □困難

(　) 12. 關於低視力輔具中眼鏡的敘述，下列何者錯誤？(A)見的低視力眼鏡屈光度為+4.00 D 至+16.00 D　(B)屈光度越大，放大倍率越大，因此應該給予最高屈光度的眼鏡處方以便閱讀　(C)一低視力患者，本身具有-4.00 D 的近視度數，經測試其近視力放大需求，發現需要+6.00 D 的加入度。因其原先有-4.00 D 近視，可開立+2.00 D 的近視用眼鏡，然而其閱讀距離為 16.7 cm，而非 50 cm (D)低視力患者配戴近距離閱讀眼鏡時，若所需老花加入度較多，較不建議配戴雙焦點眼鏡(bifocals)（110 專高）

解析 正確答案為(B)。屈光度越大，雖然放大倍率越大，但是閱讀距離越近，雙眼越容易產生內聚疲勞，若有晃動時產生的像移情形更加嚴重，故不建議採用最高屈光度的眼鏡作為閱讀處方。近用放大眼鏡是以距離移近產生相對放大效應，因此戴鏡時的閱讀距離為鏡片屈光度+6.00D 的倒數，即 EVD＝100/6D＝16.7cm。

難易度：□容易 ■適中 □困難

(　) 13. 低視力患者配戴近距離閱讀眼鏡時，下列敘述何者錯誤？(A)近距離閱讀眼鏡的度數高於+12.00 D 時，可稱為閱讀顯微鏡(reading microscpoes)或高正度數眼鏡(highplus spectacles) (B)閱讀顯微鏡通常製作成全鏡面(full-frames)而不是半鏡面(half-eyes) (C)閱讀顯微鏡在低視力患者行走時應該摘下 (D)閱讀顯微鏡不可配置於單眼使用，以免頭暈（110 專高）

解析 正確答案為(D)。近用閱讀顯微鏡(reading microscpoes)或高正度數眼鏡(high-plus spectacles)可以配置於單眼或雙眼使用。

難易度：□容易 ■適中 □困難

(　) 14. 有關功能性視覺的評量之敘述，下列何者較不合宜？(A)主要在質化而不是量化的評量 (B)通常是單眼個別評量，而不是雙眼同時一起評量 (C)其分項比視覺功能評量來得不精確 (D)大都是在動態的環境中進行，而非靜態的評量

解析 正確答案為(B)。功能性視覺評量(functional vision assessment)最主要目的是要從日常生活中去了解低視力者使用剩餘視力的情形，評量方式包含觀察、測量與紀錄低視力者所有表現出來的視覺功能訊息，因此主要在質化而不是量化的評量，通常是雙眼同時一起評量，且大都是在動態的環境中進行。至於視覺功能評量(visual functions assessment)主要在量化檢測低視力者的視力、視野、色覺、立體視、屈光度數等各項視覺功能。（110 專高）

難易度：□容易 ■適中 □困難

(　) 15. 有關濾光眼鏡功能之敘述，下列何者錯誤？(A)濾光眼鏡可提升低視力患者的對比度感受 (B)色盲眼鏡也是濾光眼鏡的一種 (C)研究指出濾光眼鏡可明顯的提升低視力患者的視力 (D)研究指出濾光眼鏡可緩解部分閱讀困擾患者的閱讀問題（110 專高）

解析 正確答案為(C)。濾光鏡片具有減少眩光干擾，同時可以改善對比度的特性。因鏡片無屈光度因此無光學放大效果。

難易度：■容易 □適中 □困難

(　) 16. 有關老年性黃斑部病變的低視力處理，下列何者錯誤？(A)視覺的精確距離感喪失，使得閱讀文字困難　(B)中央視野不正常，可用阿姆斯勒方格檢查(Amsler grid test)查出不同大小的中心暗點　(C)照明與視力緊密結合，大多數患者需要明亮的光線直接投照在目標上　(D)外出時不建議配戴濾色鏡片 (110 專高)

解析 正確答案為(D)。老年性黃斑部病變的患者會造成對比敏感度的下降，外出時可配戴濾光鏡片減少眩光干擾，同時可以改善對比度。

難易度：□容易 ■適中 □困難

(　) 17. 有關對低視力功能性視覺評估的觀念，下列何者正確？(A)患者平時所使用的閱讀材料可以是其視力功能的參考　(B)驗光檢查必須在功能性視覺評估之前就完成　(C)功能性視覺評估，應以標準化的視力表為主要的工具　(D)功能性視覺評估須要在眼科或驗光所中進行才準確 (110 專高)

解析 正確答案為(A)。功能性視覺評量(functional vision assessment)最主要目的是要從日常生活環境中去觀察及了解低視力者使用剩餘視力的情形，不需要精確之量化檢測。因此患者平時所使用的閱讀材料可以是其視力功能的參考。

難易度：□容易 ■適中 □困難

(　) 18. 針對低視力患者輔具的選擇，下列敘述何者正確？(A)低視力患者在視力漸進惡化的過程中就可建議介入全盲輔具　(B)白手杖是屬於全盲患者的輔具，較不適用於低視力患者　(C)輔具僅可依感官功能區分為聽覺輔具與觸覺輔具兩類，應依患者的視覺狀況進行輔具的建議　(D)螢幕放大軟體不適用於法定盲的患者 (110 專高)

解析 正確答案為(A)。白手杖為非光學類輔具，適用於低視力及全盲患者若有行動需求時可使用。法定盲並非無光覺(NLP)的失明狀態，各國對法定盲的規範不同，大部分以優眼視力低於 0.05 或低於 0.1 時為標準，因此使用螢幕放大軟體仍有助於患者進行閱讀。

難易度：□容易 ■適中 □困難

(　) 19. 某老師為視網膜色素變性患者，遠近矯正視力均為 0.1，管狀視野。需要批閱小學一年級學生的鉛筆作業，下列哪一種是他可能遇到的困難和解決方式？(A)老師反映學生作業的字跡若有似無，經使用擴視機對比修正後，已可看到字跡筆劃　(B)老師表示看不到學生作業主要的原因是視野中心暗點過大，請視力協助員進行視力協助批改　(C)老師表示看不到學生作業主要的原因是視野十分破碎，經短焦望遠鏡搜尋後可順利組織畫面　(D)老師使用 40 D 手持式放大鏡覺得自在 (109 專高)

解析 正確答案為(A)。網膜色素病變(retinitis pigmentosa, RP)患者的視網膜中，由於感光細胞（桿狀細胞先受到影響）或視網膜色素上皮細胞(RPE)出現異常或死亡，使得 RP 患者最先出現夜盲的症狀，接著慢慢出現週邊視野縮小形成管狀視野。另外 RP 患者還會有色弱、畏光、對光敏感、對比度下降、暗適應不佳等視覺障礙。因此本案例的老師要批閱學生的鉛筆作業時，可透過擴視機進行對比度修正後得到改善。

難易度：□容易 □適中 ■困難

( ) 20. 有關低視力合併低對比敏感度(contrast sensitivity)病人的敘述，下列何者錯誤？(A)開立放大鏡處方時，對比敏感度差的低視力患者，相較於對比敏感度正常的低視力患者還需要更多的放大倍率 (B)對比敏感度極差的低視力患者，可能需要閉路電視(close-circuit television)才能顯著加強視力 (C)照明(lighting)相對於對比敏感度差的低視力患者來說，無顯著幫助 (D)幫助低對比敏感度病人提升生活品質，可從改善用眼策略及居家擺飾著手 (109 專高)

解析 正確答案為(C)。照明(lighting)相對於對比敏感度差的低視力患者來說，會有顯著幫助。

難易度：■容易 □適中 □困難

( ) 21. 教導近視未矯正的低視力患者使用放大鏡時需要注意的事項，下列敘述何者正確？(A)未矯正近視的低視力患者適合把放大鏡貼近眼睛使用 (B)放大鏡貼近眼睛使用雖然整體倍率會下降，但可視範圍會大於放大鏡本身的直徑 (C)放大鏡貼近眼睛使用整體倍率會增加，且可視範圍不變 (D)使用的放大鏡倍率愈高，眼睛與放大鏡的距離就可以愈大 (109 專高)

解析 正確答案為(A)。放大鏡的鏡片度數愈高則倍率愈高，至於使用放大鏡時的可視範圍（視野）與鏡片直徑成正比，與眼睛至放大鏡的距離以及鏡片度數成反比。

難易度：□容易 ■適中 □困難

( ) 22. 有關低視力患者濾光眼鏡顏色的選擇，下列敘述何者正確？(A)白化症患者最適合使用深灰黑色的濾光眼鏡 (B)視網膜疾病患者適合使用黃色的濾光眼鏡 (C)濾光眼鏡顏色的選擇與不同病人生活的應用有最大的相關 (D)濾光眼鏡顏色的選擇與不同疾病有最大的相關 (109 專高)

解析 正確答案為(C)。白化症患者最適合使用淺青色濾光鏡的濾光眼鏡，眼的屈光介質眩光引起的散射效應適合使用黃色濾光鏡，濾光眼鏡顏色的選擇與不同病人生活的應用有最大的相關性。

難易度：□容易 ■適中 □困難

(　) 23. 針對低視力病人的視力加強策略(vision enhancement options)，下列配對何者錯誤？(A)產生問題的主因是屈光不正時，其主要的影響是投射於視網膜上的影像模糊不清，改善的策略為屈光矯正或放大影像 (B)產生問題的主因是周邊視野缺損時，其主要的影響是行動障礙，改善的策略為行動訓練 (C)產生問題的主因是敏感度下降時，其主要的影響是對比度下降，改善的策略為加強光源、改善環境 (D)產生問題的主因是中樞神經病變時，其主要的影響是閱讀困難，改善的策略為屈光矯正及加強光源 (109 專高)

解析 正確答案為(D)。中樞神經系統病變時會有以下幾種情形：

(1) 神經核間性眼肌麻痺(INO)症狀：單側水平凝視性麻痺（例左眼發作，往右看時會出兩個影像）。

(2) 一又二分之一症候群症狀：兩側水平凝視性麻痺（例發生在左側時，看右看左都有問題）。

(3) 眼球震顫症狀：眼球不自主地跳動或抖動。

以上情形無法藉由屈光矯正及加強光源來改善閱讀時的障礙。

難易度：□容易 □適中 ■困難

(　) 24. 關於視覺功能(visual function)的敘述，下列何者錯誤？(A)描述眼睛與視覺系統間如何起作用 (B)測量器官層次的功能性變化 (C)通常以量化計算，通常在靜止環境進行 (D)通常只以兩眼同時測量 (109 特師二)

解析 正確答案為(D)。視覺功能(visual function)是指眼睛和視覺系統利用相關之檢測目標進行刺激所獲得的能力，因此可以單眼或雙眼進行測量。

難易度：■容易 □適中 □困難

(　) 25. 下列何者不是中央視野缺損低視力患者的特性？(A)無法看清楚較複雜或較細微的標的物 (B)中心暗點會使閱讀變得很慢 (C)放大鏡有助於中心暗點縮小 (D)患者會利用「較優的視網膜位點(preferred retinal locus)」發展「偏心注視(eccentric fixation)」的方法觀看 (109 特師二)

解析 正確答案為(C)。放大鏡會使閱讀目標變大，但無法改變中心暗點的範圍。

難易度：□容易 ■適中 □困難

(　) 26. 下列哪一項不是驗光師診斷處置低視力時的選項？(A)遠方度數處方 (B)放大輔具處方 (C)定向行動訓練 (D)轉介其他專業 (109 特師二)

解析 正確答案為(C)。「定向行動訓練」是教導視障者，能夠在不同的環境中運用手杖檢查四周環境障礙物，協助視障者安全活動。這部分不是驗光師診斷處置低視力時的選項，而是定向行動訓練員的專業工作。定向行動訓練員應具下列資格之一：1.領有定向行動訓練職類技術士證。2.領有定向行動訓練員訓練結業證明書。

難易度：□容易 ■適中 □困難

( ) 27. 有關挑選光學輔具的敘述，下列何者錯誤？(A)挑選輔具的第一步是詳細了解病患的病史以及日常需求 (B)決定輔具的形式之後，再根據病患需求選擇輔具的放大倍率 (C)選擇輔具時，病患的年齡是很重要的參考依據 (D)病患本身的屈光不正對於驗配輔具來說參考價值不高 (109 特師二)

解析 正確答案為(D)。低視力患者的屈光不正應該給予完整的驗光檢查，並以合適的鏡片進行屈光矯正，若屈光矯正後之視力值仍然低下，則再進行視覺輔具之驗配。

難易度：□容易 ■適中 □困難

( ) 28. 關於低視力病人的復健評估規劃，下列敘述何者錯誤？(A)考慮病人目前的溝通能力，例如是否可以自行閱讀信件 (B)考慮病人目前的行動能力，以及是否可以在晚上出去活動 (C)考慮病人目前的生活自理能力 (D)家中的擺設與安全性不用列入考慮 (109 特師二)

解析 正確答案為(D)。低視力病人的家中的擺設與安全性在復健評估規劃中需要列入考慮。

難易度：■容易 □適中 □困難

( ) 29. 低視力服務的評估工具，針對幼童與多重障礙的患者而言，下列敘述何者正確？(A)眼科的檢查流程與成人相同 (B)視力的檢查流程與成人相同 (C)評估工具可以是患者生活或工作常用的物件 (D)視野檢查是必備的

(109 特師二)

解析 正確答案為(C)。針對幼童與多重障礙的患者其眼科與視力的檢查流程比較特別，應與成人不相同。至於視野檢查需要患者自覺的配合，難度較高，所以不一定是必備的檢查項目。

難易度：□容易 ■適中 □困難

( ) 30. 有關白內障的敘述，下列何者正確？(A)白內障造成的單眼複視可以用鏡片矯正 (B)白內障造成的對比敏感度下降往往比視力的喪失更早產生 (C)白內障病人往往出現 second sight 即視力第二春，乃因爲遠視增加的緣故，可以使病人看到近距離的目標 (D)後囊型白內障對視力影響較低 (109 特師)

解析 正確答案為(B)。

(1) 早期老年性白內障，視力正常或接近正常時，就可出現對比敏感度在中、高頻部分的下降。

(2) 白內障病人往往出現(second sight)即視力第二春，乃因為水晶體折射率 n 變大，造成近視度數增加的緣故，可以使病人看到近距離的目標。

難易度：□容易 ■適中 □困難

( ) 31. 某 60 歲個案可距離書本 40 cm 閱讀 2 M 大小字，若個案欲閱讀 1 M 大小字，則應驗配予個案多少的等效放大鏡度(equivalent power of magnification)？(A) 1.50 D (B) 2.50 D (C) 5.00 D (D) 8.00 D （109 特師）

解析 正確答案為(C)。個案的近用視力 VA＝0.4/2M＝0.2

依據凱斯坦包姆法則(Kestenbaum's Rule)：等效放大鏡度 F_e＝1／最佳矯正視力＝1/0.2＝+5.00D 可在 40cm 處可閱讀 1M 字體

個案可距離書本 40 cm 閱讀 2 M 大小字體其殘餘視力值＝0.4 m/2M＝0.2

欲閱讀 1 M 大小字體其，目標視力值＝0.4 m/1M＝0.4

需要放大倍率＝0.4/0.2＝2X

若個案選擇近用放大眼鏡則，等效放大距離 d＝40 cm/2X＝20 cm

鏡片的等效放大鏡度＝1/d＝1/0.2 m＝+5.00D

難易度：□■容易 □ ■適中 □困難

( ) 32. 選擇合宜的輔具，下列哪一項不合宜？(A)提供足夠的放大倍率 (B)符合人體工學設計 (C)鏡片屈光度越高越好 (D)患者願意使用 （109 特師）

解析 正確答案為(C)。鏡片屈光度越高，雖然放大倍率越高，但會產生可見視野變小，注視距離變近，鏡片質量變重及像差變大等缺點。

難易度：■容易 □適中 □困難

( ) 33. 有關 Fresnel 稜鏡之敘述，下列何者錯誤？(A)可應用於周邊視野缺損的低視力患者 (B)原理為將周邊視野之影像位移至近中央視野 (C)建議應用於黃斑病變、後囊型白內障之低視力患者 (D)在其與承載鏡片的交界處會產生影像死角 （109 特師）

解析 正確答案為(C)。黃斑病變、後囊型白內障之低視力患者屬於中心視野缺損，Fresnel 稜鏡無法提供改善。

難易度：□容易 ■適中 □困難

( ) 34. 對於一般人閱讀照明的需求，如果是輕鬆的閱讀，一般建議的照度為 150 lux；如果是需要精細地閱讀時，建議的照度可以到 300 lux。若是老年人的患者，要如何調整？(A)建議減少照度至 25~50% (B)建議減少照度至 60~80% (C)維持和一般人相同的照度建議 (D)建議增加 50~100%的照度 （109 特師）

解析 正確答案為(D)。老年人患者因為眼部生理構造退化或有病變影響健康狀況，造成人眼內光散射逐漸增加，空間對比敏感度、視網膜照度逐漸減弱，暗適應下降，色覺變弱等一系列視覺系統退化。因此理論上需要增加照度至 500~750 lux，以符合老人的身體與心理需求。

難易度：□容易 ■適中 □困難

( ) 35. 對比敏感度較低的低視力者，藉由下列何者得以改善？(1)眩光的控制 (2)視物的對比度 (3)照明程度 (4)望遠鏡。(A)(1)(2)(3) (B)(1)(2)(4) (C)(1)(3)(4) (D)(2)(3)(4) （109 特師）

解析 正確答案為(A)。對比敏感度較差的患者可以使用濾光眼鏡或偏光眼鏡改善眩光問題，或調整環境物體的對比度，也可增加照明來改善。一般使用望遠鏡觀看遠處物體時景象會變暗，故無法提升對比敏感度。

難易度：□容易 ■適中 □困難

( ) 36. 為低視力者進行輔具使用評估時，下列何者為合適的思考模式與原則？(A)個案認為照明過亮希望降低環境亮度，為顧及評估準確性，應拒絕其要求 (B)個案並不清楚自己應該使用哪一種輔具，為先滿足生活安全與基本需求，通常語音手機和語音手錶為優先推薦的選項 (C)青光眼的個案由於視野還會持續縮減，低視力輔具使用的同時可建議同步學習點字，以因應未來需求 (D)對眩光敏感會造成視覺下降的低視力者來說，濾光眼鏡或偏光眼鏡的使用通常可以達到初步的改善目標 （109 特師）

解析 正確答案為(D)。濾光眼鏡或偏光眼鏡的使用可以消除眼的屈光介質的散射效應產生眩光干擾，並提升患者的對比敏感度。

難易度：□容易 ■適中 □困難

( ) 37. 小明左右眼矯正後視力 0.03，視野正常；小華左右眼矯正後視力也是 0.03，但視野僅存中心 10 度的視野，對於其評估與重建的建議，下列何者正確？(A)用同一型號的擴視機應該都有效 (B)都有學習定向行動的需求 (C)望遠鏡可以用同一倍數與型號 (D)用放大鏡與閱讀規有一樣效果 （109 特師）

解析 正確答案為(B)。小明與小華左右眼矯正後視力均為 0.03，但是小明視野正常，小華野僅存中心 10 度數的隧道視野，兩人無法選用同一倍數與型號的望遠鏡看遠，及同一型號的擴視機閱讀，使用放大鏡與閱讀規時小明的效果比小華好。因為兩人的殘餘視力都僅剩下 0.03 因此都有學習定向行動的需求。

難易度：□容易 ■適中 □困難

( ) 38. 低視力患者濾光鏡使用，下列敘述何者是不合宜的？(A)鏡片顏色可任意選擇 (B)合宜透光程度，能紓解眩光 (C)鏡片能抗紫外線 (D)鏡片配戴舒適 (108 專高)

解析 正確答案為(A)。低視力者配戴濾光鏡片可以改善眩光增加對比度，並且抗紫外線及提升配戴舒適度。至於濾光鏡片的顏色選擇需要依據低視力者眼病的類型與希望改善的目的。

難易度：□容易 ■適中 □困難

( ) 39. 低視力學童以單字型近距離視力表量測視力可以看到 20 號字，但在閱讀型視力表則對 24 號字的閱讀較為流暢，若學童的課本為 22 號字，要達成最佳閱讀效果，可優先使用下列何種方法？(A)將課本字型直接放大成 24 號字型大小 (B)指導學童反覆練習，即可流暢的閱讀 20 號字的課本 (C)先調高其閱讀環境的亮度及課本文字對比，再視情況調整字型大小 (D)先使用低倍率的紙鎮放大鏡或尺狀放大鏡 (108 專高)

解析 正確答案為(C)。此學童點狀閱讀可看到 20 號字，而若為 24 號字則可進行流暢閱讀，學童的課本為 22 號字，可以先藉由調高其閱讀環境的亮度及課本文字對比，看看能否達成最佳閱讀效果，若不能再視情況調整字型大小。

難易度：□容易 ■適中 □困難

( ) 40. 有關低視力復健的敘述，下列何者正確？(A)要彌補視覺不足，需要其他感官來協助彌補，老年低視力患者因身體機能老化，視覺復健較年輕人更為困難 (B)老年低視力患者所需的照明比年輕低視力患者為弱 (C)低視力患者欲出門散步，可於行走時配戴頭戴式望遠鏡幫助看清遠處 (D)低視力患者欲使用擴視機，應教導儘量使用能看清的最大倍率 (108 專高)

解析 正確答案為(A)。老年低視力患者所需的照明比年輕低視力患者為強；戶外行動時望遠鏡不可行走時配戴；使用擴視機時除了看清字體外也要兼顧視野範圍。

難易度：□容易 ■適中 □困難

( ) 41. 有關學齡兒童的低視力患者，下列敘述何者正確？(A)在近距離閱讀時，低視力兒童可利用凹面透鏡來使閱讀更順利 (B)為了看清楚前方的黑板，可以考慮開立手持式單眼的望遠鏡(hand-held monocular telescope) (C)學習電腦會削弱低視力兒童使用其他光學輔具的興趣，因此毋需太早接觸電腦 (D)由於低視力兒童的致病成因都十分穩定，因此對於輔具的需求不會隨著時間有太大的變化 (108 專高)

解析 正確答案為(B)。近距離閱讀時，低視力兒童可利用凸透鏡放大字體使閱讀更順利；學習電腦不會削弱低視力兒童使用其他光學輔具的興趣；低視力兒童的致病成因都不太穩定，因此對於輔具的需求需要隨著時間做調整。

難易度：□容易 ■適中 □困難

(　) 42. 低視力患者閱讀書面資料時，下列敘述何者正確？(A)一定要把低視力患者要閱讀的文件放大，愈大愈好　(B)提供放大鏡給低視力患者閱讀可能是最省錢及最方便有效的方法　(C)為了讓低視力患者的眼睛不要再次傷害，可以請他們學習點字　(D)低視力患者配戴一般的鏡片也沒有太大的成效，所以直接處方放大鏡即可　（108專高）

解析 正確答案為(B)。文件放大不是愈大愈好，因為會降低閱讀效率與品質；低視力患者的眼睛不會因使用視覺輔具而再次受到傷害；低視力患者應先配戴眼鏡矯正屈光，再則才考慮使用放大鏡輔具。

難易度：■容易 □適中 □困難

(　) 43. 下列何者為低視力兒童在復健過程中合適的建議？(1)固視、掃視、跳視、掃瞄等基本視覺能力是必要的訓練 (2)遮眼訓練是必要的訓練 (3)除了視覺訓練外，也需要同步進行其他感官知覺如聽力、觸覺、運動知覺訓練的強化 (4)高倍率的手持式放大鏡比起低倍率的文鎮型放大鏡更有效發揮作用。(A)(1)(2)　(B)(1)(3)　(C)(3)(4)　(D)(2)(3)　（108特師）

解析 正確答案為(B)。遮眼訓練是一般弱視兒童必要的訓練。高倍率手持式放大鏡的視野較小，若手部稍有晃動則影像會產生劇烈移位，不適合低視力兒童在近用閱讀時的光學輔具。

難易度：□容易 ■適中 □困難

(　) 44. 七歲視障學童今年夏天進入小學，需使用望遠鏡輔具抄寫聯絡簿。下列何者不是其使用望遠鏡輔具的主要目的或技巧？(A)望遠鏡出瞳與瞳孔的對準(aligning & positioning)　(B)不透過望遠鏡確認老師相對於黑板位置後能立刻透過望遠鏡定位(positioning)老師臉孔　(C)透過望遠鏡辨識隔壁同學聯絡簿中鉛筆書寫的內容　(D)透過望遠鏡對黑板做系統性的掃瞄(scanning)來找到老師板書　（108特師）

解析 正確答案為(C)。常見望遠鏡輔具教導使用的技巧有：(1)目標定位訓練；(2)注視訓練；(3)定位注視聯合訓練；(4)跟蹤訓練（靜止的目標）；(5)追蹤訓練（運動的目標）；(6)掃瞄訓練。

難易度：■容易 □適中 □困難

( ) 45. 有關視野缺損的低視能輔具之敘述，下列何者正確？(A)稜鏡貼片(fresnel prism)的適應症為周邊視野縮小 (B)稜鏡貼片較容易產生的不良反應為降低對比視力 (C)使用反轉望遠鏡時，可放大視野、放大注視目標 (D)使用反轉望遠鏡時，可提高清晰度 （108 特師）

解析 正確答案為(B)。常用於野缺損的低視能輔具如下：

(1) 稜鏡貼片：適應症為同側或異側偏盲者，稜鏡的基底方向需要朝向盲區，藉由稜鏡移像的作用將影像移至可察覺的視網膜區域。因為菲涅耳稜鏡(fresnel prism)貼片是由許多度數相同的小稜鏡所排列組成，稜鏡接合處的線條會降低鏡片的整體穿透率而影響對比視力值。

(2) 反轉望遠鏡：適應症為周邊視野縮小或雙顳側偏盲。通常患者的中心視力需要 0.6 以上者，藉由反轉的望遠鏡看出去，注視目標被縮小且移遠，由於目標環境整體縮小了，因此患者在有限的視野範圍中就可以看見更多的物體。

難易度：□容易 ■適中 □困難

( ) 46. 有關對視覺功能與功能性視覺的敘述，下列何者正確？(A)會驗光的人只評估視覺功能，不評估功能性視覺 (B)視覺功能評估比功能性視覺評估重要 (C)視覺功能評估的方法比功能性視覺評估好 (D)功能性視覺是整合量與質的視覺評估結果 （108 特師）

解析 正確答案為(D)。功能性視覺評估簡單的說,就是利用日常生活情境來觀察視障患者，他們行走時如何判別空間方位，如何避開障礙物等等；他們使用剩餘視力的情形，驗光師應以簡單的觀察來紀錄其日常生活反應的訊息。注意視障者對於聽覺及觸覺上的刺激，是否有行為上的反應？是否有視覺功能的表現？頭部是否會偏斜？臉和頸部是否會緊張或扭曲？光線射向眼睛時是否會注視或有眼球震顫行為？動作是否穩定移動？行走時腳步是否遲緩？是否常低著頭？行進時會不會避開障礙物？是否會撞上器物？行為反應是否主要來自視覺？上述的觀察與鑑定和臨床的視覺功能檢查有所不同。因此驗光師除了具有視覺功能檢測能力外還需要有能力對患者進行功能性視覺評估。

難易度：□容易 ■適中 □困難

( ) 47. 視覺環境調整是居家生活改善常用的方式，針對強化對比的方法下列哪一項不符合原理原則？(A)調整光線到最亮 (B)使用濾光片調整 (C)強化物體與背景的顏色差異 (D)在白紙上使用中或粗級的簽字筆書寫 （108 特師）

解析 正確答案為(A)。強化視覺環境對比的方法中，有關照明光源須調整光線至合適亮度的狀態，若是太強的光線則可能會產生眩光干擾。

難易度：□容易 ■適中 □困難

(　) 48. 低視力者戴著+12.00 DS 的近方閱讀眼鏡，其正常閱讀距離為 8.3 cm，此患者卻得以 4 cm 距離閱讀。其可能的造成因素是：(1)未完全矯正的近視 (2)未完全矯正的遠視 (3)未完全矯正的散光 (4)為看清楚，多用點調節力。(A)(1)(3) (B)(2)(3) (C)(3)(4) (D)(1)(4)（107 專高）

解析 正確答案為(D)。近方閱讀眼鏡的放大原理是藉由閱讀距離縮短得到放大效果的，低視力者原本閱讀距離在 33 公分，若戴著+12.00 DS 的近方閱讀眼鏡，則閱讀距離應為 8.3 cm，此時可以得到 33 cm/ 8.3 cm＝4x 的放大效果，此時患者動用的調節力仍為 3.00D。若患者將閱讀物移近至眼前 4 cm，則抵達眼鏡之光線聚散度變為-25D，此時眼內需要再增加約+13D 的調節力，或是此眼有未完全矯正的近視，才可以看清目標。

難易度：□容易 ■適中 □困難

(　) 49. 有關非光學低視能輔具的敘述，下列何者錯誤？(A)可使用聲波頻率的改變來讓病患了解距離的變化 (B) GPS 定位導航工具可以幫忙病患到達目的地 (C)導盲犬與拐杖都是很好的非光學幫忙工具 (D)利用電腦軟體辨識字體並唸出來給病人聽屬於光學輔具的一種（107 專高）

解析 正確答案為(D)。利用電腦軟體辨識字體並唸出來給病人聽，這屬於非光學輔具的一種。

難易度：■容易 □適中 □困難

(　) 50. 有一病人因中風後發現左側視野缺損，最佳矯正視力為 0.6，下列何者較能幫忙此病人？(A) Fresnel 稜鏡基底向左 (B)一般鏡片稜鏡基底向右 (C)手持式放大鏡 (D)望遠鏡（107 專高）

解析 正確答案為(A)。偏盲視野缺損的低視力患者，可以選擇在框架眼鏡上貼上 Fresnel 膜狀稜鏡來改善，稜鏡的基底方向要朝向盲區，才能使得盲區的景象移向可見的視野內。

難易度：□容易 ■適中 □困難

(　) 51. 有關成人低視力以及兒童低視力比較的敘述，下列何者正確？(A)成人低視力患者罹患眼疾前，大多曾接觸過輔具使用技巧（如閱讀），但兒童低視力患者必須從零開始學習這些技巧 (B)相較於成人低視力者，兒童低視力患者較不會同時罹患生理或心理缺陷，融入社會的挑戰也較小 (C)成人低視力的輔導及協助，須注意每階段年齡會有不同需求，相對兒童低視力的輔導及協助較無此特色 (D)兒童低視力患者的復健需要團隊合作，相對之下成人低視力患者的復健則不需要（107 專高）

解析 正確答案為(A)。成人低視力者與兒童低視力患者都可能同時罹患生理或心理缺陷，融入社會的挑戰均很大；對於各年齡低視力者的輔導及協助，須注意每階段年齡會有不同需求，且需要需要團隊合作進行各項復健工作的。

難易度：□容易 ■適中 □困難

( ) 52. 低視力者其視野縮小到幾度角時，會影響其使用放大輔具的效果？(A) 5 度或小於 5 度 (B) 10 度 (C) 30 度 (D) 50 度 （107 特師）

解析 正確答案為(A)。低視力者其視野縮小≦5 度角時，使用放大輔具的辨識效果不佳。

難易度：□容易 ■適中 □困難

( ) 53. 對於患有巴金森氏症的老年低視力患者，下列哪一種輔具最有可能提供最好的幫助？(A)口袋式放大鏡(pocket magnifier) (B)雙筒式望遠鏡搭配閱讀鏡帽(reading cap) (C)手持式放大鏡 (D)眼鏡式(spectacle mounted)輔具搭配閱讀書架 （107 特師）

解析 正確答案為(D)。巴金森氏症(Parkinson’s disease, PD)是種影響中樞神經系統的慢性神經退化疾病，主要影響運動神經系統，症狀通常隨時間緩慢出現，早期最明顯的症狀為顫抖、肢體僵硬、運動功能減退和步態異常等問題。因此此類的老年低視力患者不宜採用手持式放大鏡。

難易度：□容易 ■適中 □困難

( ) 54. 下列增進低視力病人視覺的方法，何者無法增加對比度？(A)喝牛奶時使用黑色馬克杯，喝咖啡時使用白色咖啡杯 (B)閱讀一張文件時使用閱讀規(typoscope) (C)利用擴視機調整把白底黑字的文件改成黃底黑字 (D)電話按鍵的數字大小調整為一般的三倍 （107 特師）

解析 正確答案為(D)。電話按鍵的數字調整大小只能改善相對尺寸放大效果無法增加對比度。

難易度：■容易 □適中 □困難

( ) 55. 有關低視力輔具中的望遠鏡之敘述，下列何者正確？(A)對於較老年齡層的低視力病人來說，使用望遠鏡遠比放大鏡來得容易上手 (B)過馬路時，望遠鏡能幫助低視力患者看到遠處的路牌及標誌，因此宜配戴望遠鏡於路上行走散步 (C)望遠鏡提供的影像特色為視野寬、景深短 (D)望遠鏡的形式可以是單筒或雙筒，觀賞球賽或電影時雙筒比較合適 （107 特師）

解析 正確答案為(D)。低視力輔具中望遠鏡比放大鏡需要更多的教導使用與適應，使用時不宜配戴望遠鏡於路上行走；透過望遠鏡觀看遠處景象時視野會縮小、景深變短。

難易度：□容易 ■適中 □困難

( ) 56. 有關兒童低視力輔具的敘述，下列何者正確？(A)兒童使用手持式放大鏡時常遇到困難，故需使用最高倍率 (B)低視力兒童因有眩光欲配戴濾光眼鏡時，若希望色彩較不失真之考量下，配戴淺黃色之濾光眼鏡較灰色濾光眼鏡為佳 (C)兒童閱讀時有跳行跳字的問題時，可使用閱讀規此類非光學輔具協助閱讀 (D)兒童在進行電影欣賞、觀賞球賽時可使用高度正眼鏡輔具方便觀賞

（107 特師）

解析 正確答案為(C)。如果希望事物的顏色不要失真，可以優先選擇灰色鏡片為佳。閱讀規可以增加對比度避免擁擠現象，並改善閱讀時有跳行跳字的情形。

難易度：□容易 ■適中 □困難

( ) 57. 黃斑部病變患者，如其中心盲點為 4 度，建議字體在視網膜上成像的大小至少為何，患者始能分辨字形？(A) 2 度 (B) 4 度 (C) 8 度 (D) 16 度

（106 專高）

解析 正確答案為(C)。有中心盲點的低視力患者，建議字體在視網膜上成像的大小應該放大兩倍左右，以利分辨字體的形狀。

難易度：□容易 ■適中 □困難

( ) 58. 下列關於低視力病人的照護和輔具建議，何者正確？(A)為了預防白內障病人眩光的問題，室內光線越暗越好 (B)透過望遠鏡看物體，會覺得物體比原本的位置更為遙遠 (C)色素性視網膜病變的病人因為視力很差，配戴濾鏡(filter lens)沒有任何幫助 (D)對於視野偏盲的病人，可考慮將菲涅耳稜鏡(Fresnel prisms)加在鏡片上，稜鏡的基底(base)要朝向看不見的那一側視野（106 專高）

解析 正確答案為(D)。預防白內障病人眩光的問題可以配戴濾光眼鏡改善；透過望遠鏡看遠處物體，會覺得物體比原本的位置更為靠近眼前；色素性視網膜病變的病人視力很差，配戴濾鏡(filter lens)可以改善對比度。

難易度：□容易 ■適中 □困難

( ) 59. 下列何者為低視力輔具選擇原則？(1)對比敏感度及視野缺損是低視能閱讀時的重要因子 (2)閱讀時的輔助鏡片選擇為視力的倒數（例如：20/160＝選擇 8D 鏡片） (3)輔具選擇只需考慮視力因素 (4)望遠鏡放大倍率越大視野越大。(A)(1)(2)(3)(4) (B)僅(1)(2)(4) (C)僅(1)(2) (D)僅(3)(4) （106 專高）

解析 正確答案為(C)。輔具選擇除了考慮視力提升外還要兼顧視野範圍與閱讀效率等因素；望遠鏡放大倍率越大則視野會越小，景象會越暗。

難易度：□容易 ■適中 □困難

(　) 60. 下列關於電子式和電腦輔助低視力輔具的敘述，何者錯誤？(A)可使用電腦程式或閉路電視系統將字體放大　(B)可聲控的電子產品可以輔助病人的日常生活　(C)老人家和低社經地位者不必考慮電子式輔具　(D)可利用電腦程式辨識字體並唸出來給病人聽　（106 專高）

解析 正確答案為(C)。電子式輔具有許多優點，可以協助老人家和低社經地位者申請補助經費購置。

難易度：■容易 □適中 □困難

(　) 61. 下列哪一輔具較無法幫助視野缺損的病人擴大可見視野？(A)反向望遠鏡(reversed telescope)　(B)將凸透鏡(positively powered lens)放在眼前 20~30 cm 處　(C)利用鏡面反射將視野偏盲處的影像反射到視野正常處　(D)將稜鏡的基底(base)朝向看不見的那一側視野　（106 專高二）

解析 正確答案為(B)。以凸透鏡觀看近方物體若物置於焦點內，則會產生放大的正立虛像同時視野會縮小；以凸透鏡觀看焦點外之遠方物體時，則會產生倒立縮小實像。

難易度：■容易 □適中 □困難

(　) 62. 低視力患者使用的非光學輔具中，最重要的因素是：(A)聲音　(B)觸感　(C)光線　(D)平衡感　（106 專高二）

解析 正確答案為(C)。環境的光線強弱會影響視覺的對比敏感度；若眼內屈光介質不均勻也會因散射現象，產生眩光而影響視力。

難易度：■容易 □適中 □困難

(　) 63. 大明以文章式視力表所測得的近距離視力，右眼可在 30 cm 看到 6M 的文字，左眼可在 30 cm 看到 3M 的文字，則其優眼的視力為：(A) 0.05　(B) 0.1　(C) 0.2　(D) 0.18　（106 專高二）

解析 正確答案為(B)。右眼視力＝0.3 m/6M＝0.05，左眼視力＝0.3 m/3M＝0.1，所以優眼為左眼的視力為 0.1。

難易度：■容易 □適中 □困難

(　) 64. 承上題，若大明想要流暢地閱讀課本上約 2M 大小的文字，請問大明所需的等效放大度數（等效閱讀屈光度，equivalent viewing power）約為：(A) 4~5 D　(B) 10~12 D　(C) 15~16 D　(D) 20~22 D　（106 專高二）

解析 正確答案為(A)。要流暢地閱讀 2M 大小的文字所需目標視力＝(0.3 m/2M)＝0.15，放大倍率 M＝0.15/0.1＝1.5X，等效閱讀距離 d＝30 cm/1.5＝20 cm，等效閱讀屈光度 F＝1/d＝1/0.2 m＝+5.00D

難易度：□容易 ■適中 □困難

(　) 65. 承上題，請問大明的等效閱讀距離(equivalent viewing distance, EVD)為何？(A)約 10 cm (B)約 20 cm (C)約 30 cm (D)約 40 cm （106 專高二）

解析 正確答案為(B)。等效閱讀距離 d＝1/F＝1/5＝0.2 m＝20 cm

難易度：■容易 □適中 □困難

(　) 66. 在為左側偏盲的視野缺損患者配鏡時，可以用 Fresnel 稜鏡貼在眼鏡上來輔助，有關使用方法的敘述，下列何者正確？(A)在鏡片左半邊貼上基底朝右的稜鏡 (B)在鏡片右半邊貼上基底朝左的稜鏡 (C)在鏡片左半邊貼上基底朝左的稜鏡 (D)在鏡片左半邊貼上基底朝右的稜鏡 （106 專高二）

解析 正確答案為(C)。使用 Fresnel 稜鏡改善偏盲的情形，稜鏡的基底方向要朝向盲區，才能將盲區景象移至可視範圍內，因此左側偏盲的視野缺損患者需要將 Fresnel 稜鏡膜片貼在框架眼鏡的左半部，同時稜鏡基底要朝向左側。

難易度：□容易 ■適中 □困難

(　) 67. 有一低視力者，使用望遠鏡時，將其反向使用（將原本接目鏡向遠方，接物鏡向眼前），則他可能是下列哪種病患？(A)糖尿病玻璃體出血 (B)末期青光眼 (C)全熟型白內障(white cataract) (D)大疱性角膜水腫(bullous keratopathy) （106 專高二）

解析 正確答案為(B)。青光眼是一種進行性視神經病變，晚期時會導致發生視盤與視野進行性損害形成管狀視野。此類患者光學輔具可以選用反向望遠鏡讓注視目標縮小遠離，使患者在有限的視野範圍中就可以觀看更多的景物。

難易度：□容易 ■適中 □困難

(　) 68. 承上題，原本的接目鏡為-30 D，接物鏡為+10 D，將其反拿使用後，原本 3 m 的目標物看起來會有何變化？(A)拉近至 1 m (B)拉遠至 6 m (C)拉近至 30 cm (D)拉遠至 9 m （106 專高二）

解析 正確答案為(D)。反拿使用的望遠鏡倍率變為 10/30＝1/3X，原本 3 m 的目標物看起來會縮小，好像遠離至 9m 的位置。

難易度：□容易 ■適中 □困難

( ) 69. 承上題，此種反向望遠鏡的光學影像會有何特徵？(1)會看見倒立的影像 (2)影像會縮小 (3)視野範圍會變小 (4)周邊影像會扭曲。(A)(1)(2) (B)(2)(4) (C)(3)(4) (D)(2)(3) (106 專高二)

解析 正確答案為(B)。反向望遠鏡觀看時會產生正立縮小的影像、視野範圍會變寬以及周邊影像會扭曲。

難易度：□容易 ■適中 □困難

( ) 70. 關於非光學性低視力輔具的敘述，下列何者正確？(A)對所有低視力的病人來說，室內光線越亮越好 (B)一般來說，當光線不足時，視力和對比敏感度都會下降 (C)藍色鏡片可以提高對比度 (D)閱讀時光線一定要位於病人的背後 (106 專高二)

解析 正確答案為(B)。光線不足時，視力和對比敏感度都會下降，一般黃色鏡片可以提高對比度。對於有些低視力的病人，如白化症、青光眼、葡萄膜炎等畏光型眼疾，室內光線越亮視覺障礙程度越嚴重。

難易度：□容易 ■適中 □困難

( ) 71. 有關放大鏡型號的選擇，以下何者錯誤？(A) 6 歲的學童不適合用手持放大鏡 (B)帕金森氏症病患不適合用手持放大鏡 (C)倍數需求在 20 D 以上者不建議使用眼鏡型放大鏡 (D)眩光障礙病患不建議使用光源可集中的立式輔助燈源放大鏡 (106 特師)

解析 正確答案為(D)。眩光障礙病患建議使用光源可集中的立式輔助燈源放大鏡，可避免光線直射入眼產生眩光干擾。

難易度：□容易 ■適中 □困難

( ) 72. 若一低視力患者使用 20 D 手持型放大鏡，其原來有配戴+5.0 D 近用眼鏡，請問他該如何使用才能發揮最大效果？(A)將手持式放大鏡完全貼在近用眼鏡前使用 (B)將手持式放大鏡放在近用眼鏡前 10 公分使用 (C)將手持式放大鏡放在近用眼鏡前 20 公分使用 (D)將手持式放大鏡放在近用眼鏡前 30 公分使用 (106 特師)

解析 正確答案為(A)。合成等效鏡度 $F_e = F_1 + F_2 - dF_1 \times F_2 = 5 + 20 - d \times 5 \times 20 = 25 - 100d$，d 越大，等效鏡度 F_e 越小，若手持式放大鏡完全貼在近用眼鏡上時 $d = 0$，$F_e = +25D$ 等效屈光度最大。

難易度：□容易 ■適中 □困難

( ) 73. 有關低視力患者選用輔具的原則，以下何者錯誤？(A)以光學輔具為首要優先之考量 (B)矯正視力如在 0.1 至 0.3 左右者，輔以一些檯燈、大時鐘、大字鍵電話等非光學輔具即可完成日常生活作業 (C)使用光學輔具的先決條件是，患者需具備基本視覺能力，能夠定位或是能注意到特定目標的方位 (D)輔具的放大倍率愈高，可視的範圍就愈小 （106 特師）

解析 正確答案為(A)。低視力患者選用輔具的原則以非光學輔具為首要優先之考量。

難易度：□容易 ■適中 □困難

( ) 74. 低視能患者產生的失能眩光，主要是由於散射光線在眼內使視網膜成像產生重疊，成像的對比度下降，因而降低了視覺效能及清晰度，可建議此類患者使用何種光學輔具？(A)偏光鏡及濾鏡片 (B)放大鏡 (C)望遠鏡 (D)擴視機 （106 特師）

解析 正確答案為(A)。偏光鏡及濾光鏡片可以降低眩光干擾及提升對比度，進而增加患者的視覺效能及清晰度。

難易度：■容易 □適中 □困難

( ) 75. 有關擴視機的功能選擇，以下何者錯誤？(A)視力較差的病患適合選用放大鏡，而視力不錯的病患則可考量選用擴視機 (B)畏光型疾病患者須注意擴視機「亮度調整」的功能 (C)視網膜疾病與對比敏感不佳的患者須注意擴視機「燈光補強」及「對比色調整」的功能 (D)眼球震顫的患者須注意擴視機「閱讀定位線」與「遮蔽視窗」的功能 （106 特師）

解析 正確答案為(A)。擴視機可將目標以鏡頭拍攝後，在螢幕上放大顯示，具有可調放大倍率，及可將幕背景顏色改為黑底白字，可保有高對比以減少眩光。另外擴視機可以透過裂隙片看東西，只顯示一行文字，可幫助閱讀，因此擴視機適合視力較差的低視力患者。

難易度：□容易 ■適中 □困難

( ) 76. 一位青光眼病患，兩眼中心視力均達 0.9，但雙眼中心視野僅有 15 度左右，若想學開車，您給他的建議為何？(A)使用高倍眼鏡型望遠鏡 (B)使用偏光眼鏡 (C)使用立體眼鏡 (D)不建議開車 （106 特師）

解析 正確答案為(D)。此位青光眼患者之雙眼中心視野僅有 15 度左右，為隧道型視野，因為中心視力尚有 0.9，可以使用倒置望遠鏡將注視目標縮小移遠，在其有限的視野範圍可以收納更多的景物內容，但不建議其開車時使用倒置望遠鏡。

難易度：□容易 ■適中 □困難

( ) 77. 有一位雙眼視力 0.15 的病患想使用電腦，但覺得電腦螢幕太亮很刺眼，其正確建議為何？(1)使用擴視機 (2)調降電腦螢幕的亮度 (3)戴上適合的濾鏡眼鏡 (4)使用望遠鏡。(A)(1)(2) (B)(3)(4) (C)(2)(4) (D)(2)(3) （106 特師）

解析 正確答案為(D)。電腦螢幕太亮很刺眼，可以調降電腦螢幕的亮度或是戴上適合的濾鏡眼鏡，以降低眩光的干擾及增加對比度。

難易度：□容易 ■適中 □困難

(　) 78. 有關視野缺損的低視力患者，其閱讀時的調整方式，下列何者正確？(A)周邊視野缺損者，應將閱讀資料放大　(B)中心視野缺損者，應將閱讀資料縮小　(C)閱讀時，應使用望遠鏡輔助　(D)中心視野缺損者，應訓練偏心閱讀(eccentric viewing)的能力　（106 特師）

解析 正確答案為(D)。周邊視野缺損者，應將閱讀資料縮小，中心視野缺損者，可應將閱讀資料放大或訓練偏心閱讀。周邊視野缺損者可以選用倒置望遠鏡作為視覺輔具。

難易度：□容易 ■適中 □困難

(　) 79. 有關各類視覺缺損形態之處置，以下何者錯誤？(A)畏光型及明暗適應困難型可利用透光度低的濾鏡片，以減少室內與室外光線的落差對比　(B)眼球震顫型可藉由屈光矯正或濾鏡片提升其視力值或調整光線進入眼球的入光量，以降低眼球震顫之頻率與幅度　(C)配戴隱形眼鏡會強化眼球震顫之頻率與幅度　(D)視野限縮型可藉由稜鏡補足視野缺損，協助雙眼融像　（106 特師）

解析 正確答案為(C)。根據研究顯示配戴隱形眼鏡會降低眼球震顫之頻率與幅度。

難易度：□容易 ■適中 □困難

(　) 80. 因腫瘤壓迫導致視野的右側偏盲，右半身的視野是看不見的，建議採用稜鏡的原理來計算所需求的視野範圍，以下處置何者正確？(A)右眼稜鏡基底朝內，左眼稜鏡基底朝內　(B)右眼稜鏡基底朝內，左眼稜鏡基底朝外　(C)右眼稜鏡基底朝外，左眼稜鏡基底朝內　(D)右眼稜鏡基底朝外，左眼稜鏡基底朝外　（106 特師）

解析 正確答案為(C)。Fresnel 稜鏡貼片適合同側或異側偏盲者使用，稜鏡的基底方向需要朝向盲區，藉由稜鏡移像的作用將影像移至可察覺的視網膜區域。因此右半身的視野看不見，建議採用右眼稜鏡基底朝外，左眼稜鏡基底朝內的方式改善。

難易度：□容易 ■適中 □困難

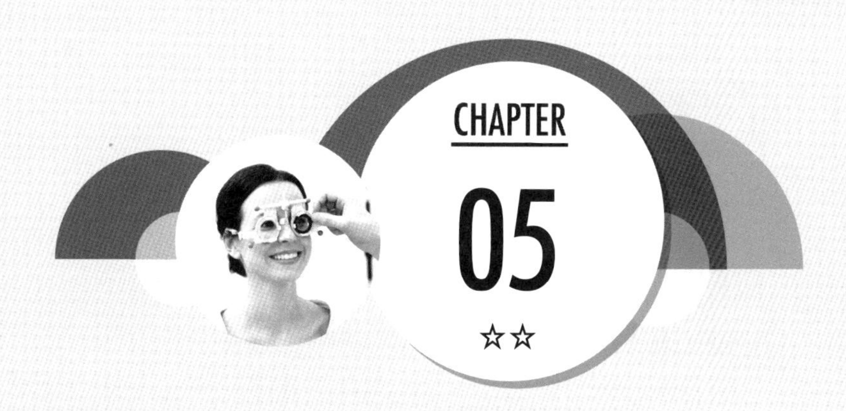

低視力的照護與重建

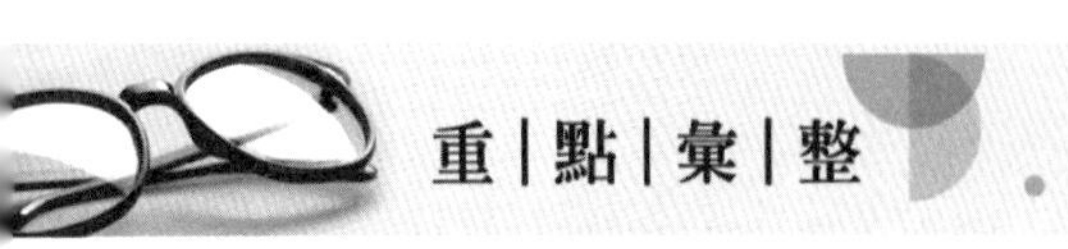

5-1 低視力照護

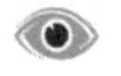

1. 低視力照護的目標：透過協調與合作的機制將各種服務資源整合，使低視力者可以獲得最佳的**獨立能力**與**生活品質**。

2. 身心障礙者各項服務措施及法令依據：
   (1) 身心障礙者權益保障法第 50 條：
      a. 直轄市、縣（市）主管機關應依**需求評估結果**辦理下列服務，提供身心障礙者獲得所需之**個人支持照顧**，促進其**生活品質**、**社會參與**及**自立生活**。
      b. 身心障礙者個人照顧服務辦法（2012 年 7 月 11 日施行），主要提供：居家照顧、生活重建、心理重建、社區居住、婚姻及生育輔導、日間及住宿式照顧、課後照顧、自立生活支持、其他服務。
   (2) 身心障礙者權益保障法第 51 條 1 項：
      a. 直轄市、縣（市）主管機關應依需求評估結果辦理下列服務，以提高身心障礙者家庭生活品質。
      b. 身心障礙家庭照顧者服務辦法（2012 年 7 月 11 日施行），主要提供：臨時及短期照顧、家庭托顧、照顧者支持訓練及研習、家庭關懷訪視及服務、其他。

3. 身心障礙者**輔具補助**基準：
   (1) 身心障礙者輔具費用補助辦法第一條，輔具補助基準如下：
      a. 低收入戶：最高補助金額之全額。
      b. 中低收入戶：最高補助金額之百分之七十五。
      c. 非低收入戶及非中低收入戶：最高補助金額之百分之五十。
   (2) 身心障礙者輔具費用補助辦法第四條第三項：輔具補助每人**每二年度**以補助**四項**為原則。同一項目於其使用年限內不得複補助。但輔其他機關（構）移轉使用或回收再利用者，得不計入補助項次計算。

4. 視障者可申請之輔具項目共計有 28 項次：
   (1) 第一大類「個人行動輔具」：視障用白手杖。
   (2) 第二大類「溝通及資訊輔具~視覺相關輔具」：收錄音機或隨身聽、點字手錶、語音報時器、特製眼鏡（含特製隱形眼鏡）、包覆式濾光眼鏡、手持望遠鏡、放大鏡、點字板、點字機、點字觸摸顯示器擴視機、螢幕報讀軟體、視訊放大軟體、語音手機。
   (3) 第八大類「身體、生理及生化試驗設備及材料」：含語音血壓計。
   (4) 第十二大類「個人照顧及保護輔具」：語音體溫計、語音體重計。
   (5) 第十四大類「矯及義具」：義眼。

5. 視覺障礙學生的定義與鑑定標準，依據身心障礙及資賦優異學生定標準第四條：本法第三條第二項第二款所稱視覺障礙，指由於先天或後天原因，導致視覺器官之構造缺損或機能發生部分或全部之障礙，經矯正後對事物之**視覺辨認仍有困難者**，其定標準如下：
   (1) 視力經最佳矯正後，依萬國式視力表所測定**優眼視力未達 0.3** 或視野在 **20 度以內**者。
   (2) 無法以前款視力表測定時，以其他方式測定後認定者。

6. 教育與學習上對於**視覺障礙**分為以下兩類：
   (1) 低視力：優眼視力測定值在 **0.03 以上未達 0.3**，或視野在 **20 度以內（直徑）**者，在學習活動中，需將教材字體適度放大，而仍然以**文字**為主要學習工具者，稱之為**低視力**。
   (2) 盲：優眼視力值**未達 0.03**，必須以點字為主要學習工興者，則稱之為盲。

7. 不同視覺障礙程度的學生在教育上與**輔具使用**上的需求，主要分為：**使用一般文字者、使用點字者、視覺皮質損傷**三類，以下將分別敘述。

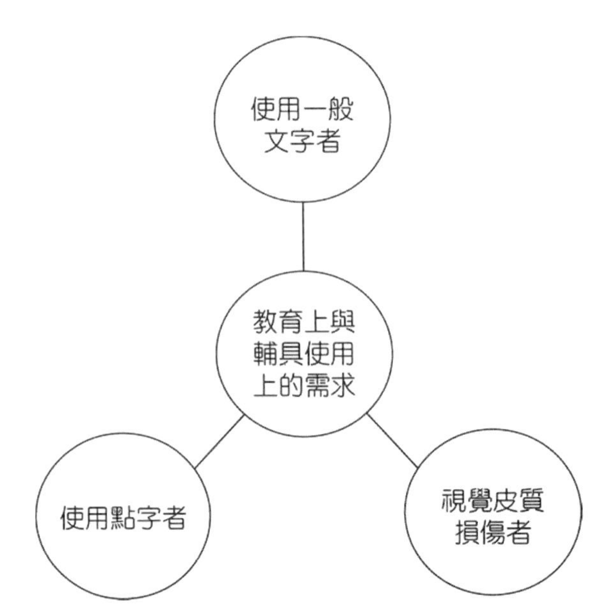

圖 5-1　視覺障礙學生在教育上與輔具使用上的需求

8. 使用一般文字者：低視力學生利用**視覺學習**，但個體視覺狀況差異相大，情形如下：
   (1) 可以閱讀一般文字，但閱讀時間很短就會感到疲累。
   (2) 需要將字體放大。
   (3) 閱讀一般字體或觀看板書時有困難，須透過特殊輔具（如：光學放大鏡、電子擴視機、望遠鏡等）。
   (4) 因缺乏立體感而對複雜背景感到困惑，必須增加顏色的對比度。
   (5) 有些畏光情形需配戴濾光眼鏡，另有些需充足的光線或加強照明。

9. 使用點字者：**無法利用視覺**或很難利用視覺分辨細微的事物，無法有效使用文字為主要閱讀媒介。
   (1) 可以透過**觸覺**（點字、體觸圖形等）或**聽覺**（錄音帶、CD、MP3 及電子合成語音等）獲取資訊。
   (2) 除了以觸覺與聽覺為主要學習媒介外，部分視障學生尚可透過輔具（光學放大鏡、電子擴視機等）協助，以殘餘視力進行簡單的閱讀與書寫。

10. 視覺皮質損傷者(cortical visual impairment, CVI)：CVI 是指由於**大腦受到傷害**（例如：衝撞、車禍等），而導致**視覺皮質區**受傷，使得視覺狀況受損，而導致視覺障礙。

CVI 一種比較特殊的視覺障礙類型，這類視障者有正常的瞳孔反應和正常的眼部檢查，且眼球運動也很正常，因大腦的問題，無法解釋眼睛看到什麼。視覺皮質損傷者主要發生的部位在**視覺傳導通路**和**大腦視覺處理部位**發生障礙，所以他們看四周環境就像照片一樣清晰，但大腦卻無法解釋看到什麼。由於他們缺乏視覺解讀能力，所以必須透過其他感覺系統進行學習。

11. 大腦皮質損傷性視障與眼睛功能性視障之特徵與差異（表 5-1）。

表 5-1　眼睛功能性視障與大腦皮質性視障之視覺行為與特徵

視覺行為與特徵	眼睛功能性視障	大腦皮質性視障
眼睛外觀	・看起來不正常 ・可能伴隨眼球震顫	・看起來正常 ・極少伴隨眼球震顫
是否可以盯著光源	否	是
是否會擠壓眼睛	是	否
是否對顏色有偏好	否	是
是否會將物件拉近觀看	放大影像會看得更清楚	需要減少擁擠效應以及簡化視覺畫面
學習環境調整	需要提供適當豐富的視覺學習環境	需要提供簡單的視覺學習環境

12. 視障者的行為特徵：
    (1) 眼球會震顫，常眨眼或斜視看人或物品。
    (2) 頭往前傾、瞇眼，並且非常貼近看目標物。
    (3) 視線無法正確對準物體。
    (4) 經常揉眼睛。
    (5) 需要手眼協調之作業或遊戲表現落後。
    (6) 有雲光現象、難辨色；行走時戰戰兢兢，非常小心謹慎。
    (7) 閱讀時除了速度較為緩慢外，偶爾還會看錯字。
    (8) 朗讀時會漏字、跳行、重讀；書寫時會有字體大小異常、漏寫筆劃。
    (9) 字體重疊等現象。
    (10) 在團體活動因動作緩慢因而產生退縮、自卑的現象。
    (11) 常被東西絆倒、或是碰撞人，以及碰掉他人的物品。
    (12) 行走緩慢，上下樓梯時會抓扶手、腳步遲疑。

13. 視野缺損也會產生不同視覺狀況：
    (1) 特定方位視野缺損：有可能是上方視野缺損（意即看不到或看不清楚在眼睛高度以上的物品）、有可能是下方視野缺損，也有可能是左或右方視野缺損。
    (2) 隧道視野：為可見視野狹小，經視野計檢查，視野在 20 度以內者，其視覺就像「以管窺天」，所以字體放大不可超過視野範圍。
    (3) 破碎視野：表示其視野缺損部位沒有特定排列規則，它的「視界」就好像一般人多了好幾個盲點一樣，有時候就是會看不到正常視野中特定位置的物品。

14. 低視力輔具評估的目的：
    (1) 開立適切的驗光矯正與視覺輔具處方，解決視力異常問題。
    (2) 選配低視力光學輔具及其他輔具。
    (3) 決定適當的環境調整，使視覺功能發揮最大效益。

15. 視覺功能評估的項目：
    (1) 視覺功能評估：在決定重返工作的建議時應該要有正確的診斷，診斷可以提供病因方面的資訊、病患的全身狀況及眼疾與其他醫學狀況的關係，可用視覺的評估項目包括：
        a. 視力：近距視力、中距視力、遠距視力以及對比感度視力。
        b. 視野：動態視野及靜態視野。
        c. 色盲檢查、視知覺、視認知。
    (2) 社區及室內的移動能力。
    (3) 職業、職業性向及專業技能。
    (4) 評估職業或潛在職業的視覺需求。
    (5) 決定視覺輔具或醫療介入對於個案發展完成工作所需技巧的協助。
    (6) 決定醫療或視覺方面的目標或已達成的目標。
    (7) 評估個案使用替代技巧在工作場所完成工作的能力，重返工作的建議全賴評估個案使用替代技巧或不需依賴視覺技巧從事工作活動的能力來決定。

16. 嬰幼兒之功能性視覺評估項目(Hatlen, 1994)：
    (1) 瞳孔遇光之收縮反應(pupillary response)。
    (2) 眨眼反射(blink response)。
    (3) 雙眼能注視近處物體的能力(convergence: the ability of eye to focus on an object at near distance)。
    (4) 眼睛外圍六條肌肉之平衡(muscle balance)可得知是否有斜視。
    (5) 近距離注視(near fixation)需於 20 公分至 45 公分內的距離。
    (6) 遠距離注視(distance fixation)需於 1.5 公尺處與 3 公尺處各測一次。
    (7) 追視能力(tracking skills)。
    (8) 水平追視(horizontal tracking)。
    (9) 垂直追視(vertical tracking)。
    (10) 注視力轉移(gaze shift)。

17. 視覺障礙者服務項目包括：視覺評估、眼睛照護、輔具提供、提升日常使用視覺的教學或使用其他替代感覺（如聽覺、觸覺）的策略教學、加強安全與有效的行走訓練、提供低視力者及其家屬的心理諮詢服務。

18. 視覺障礙者教育環境的調整：
    (1) 學習環境：使用大字體的指標、增加環境物體的對比度、調整照明光源等等。
    (2) 社交方面：協助視障者發展正面的社交能力。
    (3) 發展適應技能：一定行動技能、社交能力如姿勢、面部表情、自我表達能力、說話技巧等等。
    (4) 科技輔具：可以使用擴視機、行動定位與引導裝置等等。

19. 低視力的照護的流程（圖 5-2）。

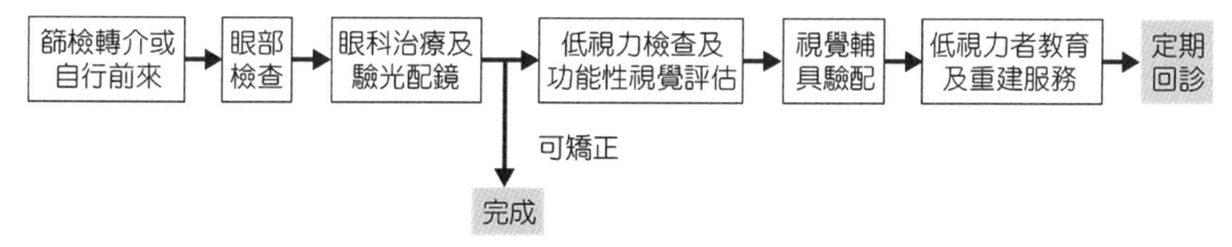

圖 5-2 低視力的篩檢與照護的流程

20. 要成功處理低視力患者的諮詢與服務，驗光師及低視力照護團隊必須了解視力喪失者的反應階段：**(1)否認(denial)；(2)悲傷(grief)；(3)憤怒(anger)；(4)沮喪(depression)；(5)接受(acceptance)**。

5-2 低視力復健

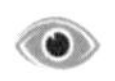

1. 低視力的照護團隊組成：
   (1) 眼部健康照護人員：
      a. 驗光師(optometrists, O.D.)。
      b. 眼科醫師(ophthalmologists, M.D.)。
      c. 臨床低視力專家(clinical low vision specialists, M.D. or O.D.)。
      d. 低視力治療師(low vision therapists, LVT)。
   (2) 人際服務／專職醫療人員：
      a. 職能治療師(occupational therapist, OT)。
      b. 物理治療師(physical therapist, PT)。
      c. 語言治療師(speech and language specialist)。
      d. 轉介協調員(transition coordinator)。
      e. 心理師、精神科醫師(psychologist, psychiatrist, M.D.)。
      f. 社工師(licensed clinical social worker, LCSW)。
   (3) 復健與教導專業人員：
      a. 特教（視障）老師(teacher of students with visual impairments, TVI)。
      b. 視覺康復治療師(vision rehabilitation therapist, VRT)。
      c. 職業康復輔導員(vocational rehabilitation counselor)。
      d. 定向行動專家(orientation and mobility (O&M) specialist)。

   儘管大多數低視力團隊不會包括所有這些專業人員，但每個類別通常都會有一名或多名此類專業人員。

2. 引導視障者行動的要訣：
   (1) 詢問協助：主動詢問視覺障礙者是否需要協助。
   (2) 輕拍手背：視覺障礙者若需要協助時，會以手背輕觸你的手背，然後將手輕扣在你的手肘部位，接受你的引導。
   (3) 引導行進：引導視覺障礙者應約略在前方保持半步至一步距離，並讓視障者走在引導者右後方。
   (4) 報導路況：引導時路況若有變化，應提前告知視障者衡量其步伐大小，告知通過方式。若有障礙物，應協助視障者以手觸摸邊緣引導通過。

3. 教導低視力者使用輔具的基本注意事項：
   (1) 建立正確的視物距離。
   (2) 運用對比板幫助集中焦點及目標。
   (3) 協調使用眼與手持放大鏡間的距離。
   (4) 如何正確地獲得手持放大鏡與觀視物體之間的距離。
   (5) 使用立式放大鏡時留意光源的照明及方向。
   (6) 可變焦之立式放大鏡需眼睛很靠近且支撐物的支持。
   (7) 眼鏡外加望遠鏡可以增長看東西的距離。
   (8) 擴視機對重度視障者有極大的幫助。
   (9) 望遠鏡瞄準遠處目標的練習。
   (10) 眼鏡外加望遠裝置的調焦練習。
   (11) 準備實際生活的標籤或收據等練習使用輔具。
   (12) 調整光源幫助練習看標籤等。
   (13) 多運用非光學輔具幫助生活的方便性。
   (14) 使用道路標誌，幫助練習使用遠望鏡時的目標對準。
   (15) 選配合宜的遮濾光鏡片減少眩光干擾。

4. 視覺障礙程度與合宜視覺輔具參考表 5-2。

表 5-2 視覺障礙程度與主要視覺輔具類型

視覺障礙程度	輕度	中度	重度
視力值	0.1~0.3	0.05~0.1	0.05~0.02
等效注視距離	10~16 cm	5~8 cm	2~4 cm
鏡片等效度數	＞+8.00D	＞+12~20D	＞+28.00D
可否單眼或雙眼使用	雙眼視	單眼視	單眼視
主要視覺輔具類型	半框眼鏡、放大鏡	放大鏡、望遠鏡	擴視機、有聲書
輔具使用的難易度	較容易	稍有困難	較困難、需學習與練習

5. 依據衛福部**新制溝通及資訊相關輔具的規範**，視障者可申請之視覺輔具項目：特製眼鏡（含特製隱形眼鏡）、包覆式濾光眼鏡、手持望遠鏡、放大鏡、可攜式擴視機 A、B 款、桌上型擴視機 A、B 款、視障用視訊放大軟體。

6. 特製眼鏡（含特製隱形眼鏡）：
   (1) 補助項次 63。
   (2) 最高補助金額：6,000 元
   (3) 輔助功能：屈光矯正、斜視矯正、放大、望遠、延伸視野（稜鏡貼片）、防眩光、遮光、色覺改善（色盲矯正片）及增強對比（淺色系染色鏡片）等功能。
   (4) 注意事項：特製眼鏡除了屈光矯正、防眩光、遮光及增強對比，可一副眼鏡同時用於近、中、遠距離。其他有特定功能者（如放大、望遠）多為定點使用，使用效果會受到使用距離影響，不一定能在不同距離使用，必須注意。
   (5) 項次 64 角膜疾病類隱形眼鏡：具改善角膜疾病或意外傷害之視覺障礙功能。

7. 包覆式濾光眼鏡：
   (1) 補助項次 65。
   (2) 最高補助金額：4,000 元。

(3) 輔助功能：防眩光、遮光及增強對比等功能。

(4) 注意事項：包式眼鏡框會受到無配戴眼鏡、原有眼鏡框型（尤其是寬度）臉型等不同而影響遮光的完整度，因此不可與他人共用。濾光眼鏡受到有偏光、顏色種類、透光度等不同影響，對使用者產生不同的效果，需先試用。在戶外與室內、晴天與陰天、夏天與冬天等氣候環境的差異也會影響光感需求，須就使用環境試用。

8. 望遠鏡：

(1) 補助項次 66。

(2) 最高補助金額：4,000 元。

(3) 輔助功能：將較遠處的影像達到拉近、放大的功能。

(4) 注意事項：

a. 望遠鏡上的倍率與視野的標示，如：4×12，12.5° 表示此望遠鏡能將物體放大 4 倍，接物鏡的直徑為 12 mm，看出去最大視野為 12.5 度。

b. 一般目標為提供 0.5 的視力值，但也視狀況與需求而定。例如：遠距離視力為 0.1 者，可能需要的望遠鏡倍率為 5 倍(0.5÷0.1)。

c. 用望遠鏡看到的影像會比實際上暗一些，所以接物鏡的直徑大小是選擇時的考量之一，因為若以同倍率看，接物鏡直徑較大者，能讓較多的光進入鏡筒，看到的影像會較亮，但有個缺點是當接物鏡越大時，相對的重量就會越重。

d. 望遠鏡的缺點是看出去的視野會縮小，所以有視野缺損者較難成功地使用。以相同款式來看，倍率越大視野越窄，且移動時產生的影像晃動程度也會越明顯。

e. 在使用方式部分，要視屈光異常狀況與使用的望遠鏡款式（如開普勒或伽利略式），來決定是否需配戴眼鏡，才能讓望遠鏡達到最佳功能。此外要盡可能將望遠鏡靠近眼睛，才可使視野變得較大。

f. 因低視力者的視覺功能影響，不一定第一次使用就能上手，建議需經專業人員的指導與練習。

9. 放大鏡：

(1) 補助項次 67 放大鏡～低倍率：倍率低於 2.5X 及屈光度未達 10D。

(2) 補助項次 68 放大鏡～高倍率：倍率高於 2.5X 及屈光度大於 10D。

(3) 最高補助金額：2,500 元

(4) 輔助功能：放大目標物影像，一般來說放大鏡有以下常見的種類：手持式、手持照明式（白光、黃光、綠光等不同光源）、文鎮式、尺狀、站立式、檯燈型、頸掛式等等。

(5) 注意事項：放大鏡的規格數據標示方式為「倍率／度數」。如一個 5 倍 20D 的放大鏡標示為 5X/20D。

(6) 光學特性：

a. 倍率越高，可以把字體放得越大。

b. 因為放大鏡是凸透鏡，倍率越高表示鏡片的度數越高，所以外觀會越凸，且相對的放大鏡的鏡面直徑較小，一次能夠容納的字數也比較少，因此閱讀一篇文章要多次移動鏡面。

c. 倍率越高的鏡片焦距越短，使用時要越靠近文字，而且移動時影像晃動越大，有些人會感覺頭暈。

d. 選擇放大鏡的倍率並非越高越好，而是要找到最適合的倍率，考量能看清楚文字且盡量不必頻繁地移動放大鏡。「效率」及「舒適度」均達到時，可提升低視力者的使用意願。

(7) 使用技巧教學：將放大鏡貼在文件上，慢慢提高，當看到放大鏡將文件內容放大到最大時停止（控制放大鏡與文件的距離），接著將頭部（眼睛）慢慢地調整與放大鏡的距離（通常是往放大鏡方向靠），此時能看到被放大的文件呈現出最清楚的狀態（控制放大鏡與眼睛的距離）。這就是該支放大鏡與個案最適合的使用距離。

10. 可攜式擴視機 A、B 款：

(1) 補助項次 73。

(2) 最高補助金額：A 款 20,000 元、B 款 40,000 元。

(3) 輔助功能：

a. 利用影像投射放大的原理（就像使用投影機一樣），將目標物放大並在顯示器（螢幕）上呈現，也附帶改變顏色、對比模式、增減亮度等功能，可提供協助。

b. 可攜式擴視機體積小，外出使用方便，因螢幕小一次能顯示的字數較少，較適合短暫的閱讀。

c. 附支架功能的可以用於書寫。

(4) 注意事項：

a. 操作擴視機時必須把文字對準到鏡頭，然後可自在地閱讀螢幕，因此手眼協調能力是基本考量。

b. 不同牌的鏡頭能力、螢幕解析度、文字縮放尺寸、顏色、亮度呈現等都有差異，應實際試用才能確認最適合自己視覺的機型。

c. 選用時建議配合要看的目標物、使用環境、手持輕鬆度、鏡頭位置（中間、側邊）、移動時的殘影、電池續航力等各種因素，試用時最好帶自己常看的物品或文件。

d. 可攜式擴視機最容易耗損的部位為電池及常用的按鈕，此外螢幕要小心外力傷害。

11. 桌上型視機 A、B 款：

(1) 補助項次 74。

(2) 最高補助金額：A 款 50,000 元、B 款 75,000 元。

(3) 輔助功能：

a. 利用影像投射放大的原理（就像使用投影機一樣），將目標物放大並在顯示器（螢幕）上呈現，也附帶有改變顏色、對比模式，增減亮度等功能，可提供協助。

b. 桌上型擴視機體大，主要在特定區域使用、螢幕大一次能呈現的畫面也較多，適合長時間的搜尋、閱讀和書寫。

(4) 注意事項：

a. 操作擴視機時必須把文字對準到鏡頭，然後可自在閱讀螢幕，因此手眼協調能力是基本考量。

b. 不同品牌的鏡頭能力、螢幕解析度、文字縮放尺寸、顏色、亮度呈現等都有差異，實際試用才能確認最適合自己視覺的機型。

c. 選用時建議須配合要看的目標物、使用環境、使用舒適度、鏡頭與螢幕的空間配置（中間、側邊）、移動時的殘影、手控目標物的順暢度等各種因素，試用時最好帶自己常看的物品或文件。

d. 桌上型擴視機容易耗損的部位是補充光源的燈泡、常用的按鈕隨著使用時間越來越久、顯示器色彩逐漸失真、鏡頭呈現出的聚焦點也會模糊。

12. 視障用視訊放大軟體：
   (1) 補助項次 76。
   (2) 最高補助金額：18,000 元。
   (2) 輔助功能：
      a. APP 版：如行動裝置 iOS 系統可安裝 Zoom Reader 軟體；Android 系統可安裝放大鏡 Magnifier 軟體。
      b. 某些版本連結 HD 視訊鏡頭可增加簡易的桌上型視機功能。
      c. 提供語音報讀功能（目前中文字無法全面辨識閱讀）。

5-3 視障鑑定基準

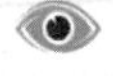

1. 在 WHO 的國際分類，**健康狀況（疾病、疾患、傷害等）**，主要在 **ICD-10**（國際疾病分類第十版的簡寫）分類，它提供**病因學架構**。至於**機能和失能關聯健康狀況**分類在國際健康功能與身心障礙分類系統，簡稱 **ICF**；ICD-10 和 ICF 因而互補。ICD-10 提供**疾病**、疾患或其他健康狀況的「診斷」，而這資訊能豐富 ICF 在**機能**賦予的附加資訊。兩者併用，診斷加上機能的資訊提供人們或族群健康更廣泛及更有意義的圖畫。

2. 國際健康功能與身心障礙分類系統(ICF)：是由 WHO 於 2001 年正式發表，其前身即為 1980 年發展的國際損傷、障礙及殘障分類(ICIDH)。ICF 重新看待「身心障礙」的定義，不再僅將身心障礙侷限於個人的**疾病及損傷**，同時須納入**環境因素**與**障礙後的影響**，使服務提供者更可貼近身心障礙者的需求。

3. ICF 將身心障礙的評估分為兩大部分：
   (1) 第一層次：包含**身體功能與結構**的損傷情形，以及因為以上的損傷所致的**活動**(activity)限制與**參與**(participate)侷限的潛能與現況，在每個身體功能與結構損傷類別下，再分別觀察、測量活動(activity)、參與(participate)面向。

(2) 第二層次：是指**環境因素**與**個人特質**這兩種因素跟障礙互動的情形。藉由這兩個部分的評估，幫助身心障礙者能獲得更貼近自己需求的服務。

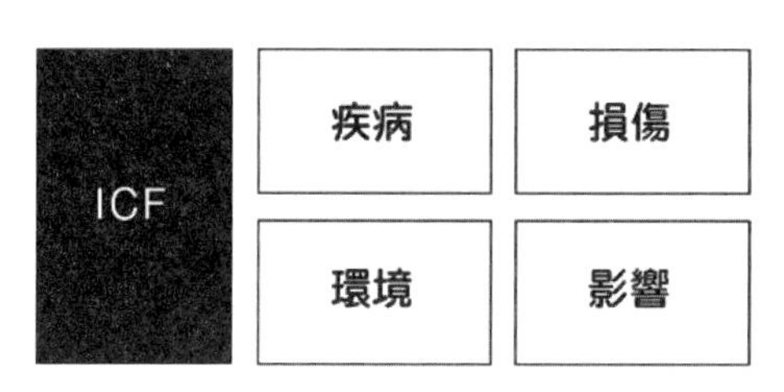

圖 5-3 ICF 身心障礙的評估分類

4. ICF 組織資訊成兩分部。第一分部處理**機能和失能**，而第二分部涵蓋**情境**因素。每一分部有兩個要素：
   (1) 機能和失能的要素：身體要素包含兩分類，一是**身體系統**的**功能**，另一是**身體結構**。這兩分類章節係按照身體系統來編排。活動和參與要素涵蓋代表從個體和社會兩者觀點的機能方面範疇的完整範圍。
   (2) 情境因素的要素：環境因素表單是**情境**因素的第一個要素。環境因素衝擊機能和失能的所有要素，而且從個體最近周遭環境到一般環境的次序來組織。個人因素也是情境因素的要素，但它並未在 ICF 分類，因為關聯它們有很大的社會和文化差異。

5. ICF 分類系統之內涵（圖 5-4）。

6. ICF 要素概述在健康情境：
   (1) 身體功能：係指身體系統的生理功能（包括心理功能）。
   (2) 身體結構：係指身體的解剖部分，如器官、肢體與其要素。
   (3) 損傷：係指身體功能或結構的問題，如顯著偏差或喪失。
   (4) 活動：係指個體執行任務或行動的能力。
   (5) 參與：係指涉及生活所處環境的互動與參與。
   (6) 活動限制：係指個體執行活動時可能有的困難。
   (7) 參與受限：係指個體涉及生活處境時可能經歷的問題。
   (8) 環境因素：係指構成人們生活與引導其生活的自然、社會和態度環境。

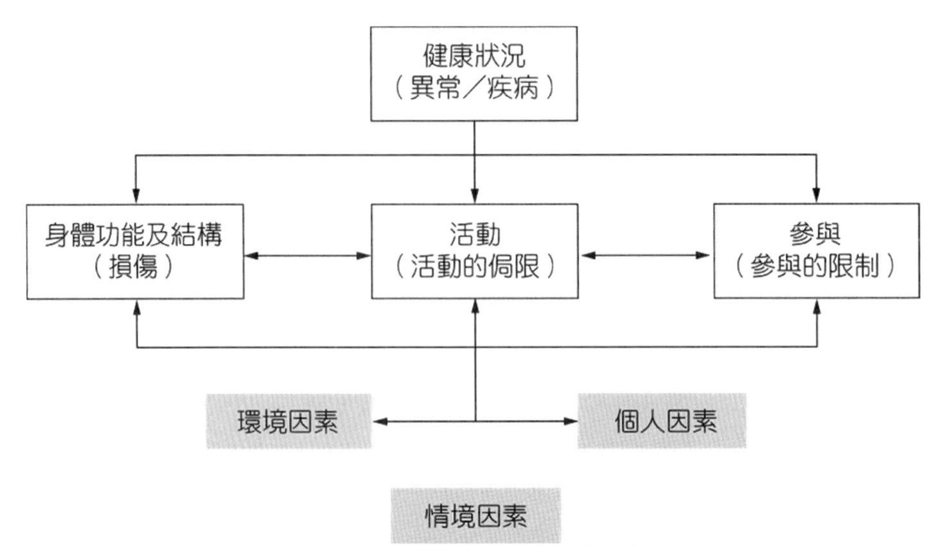

圖 5-4　ICF 健康狀況分類系統之內涵

http://www.unescap.org/stat/meet/widd/icfcommon.htm

7. ICF 使用字母數字系統以字母 b、s、d、e 來代表**身體功能、身體結構、活動和參與**及**環境因素**（表 5-3）。

表 5-3　ICF 的要素與評估者

ICF 要素	代碼	評估者
身體功能	b	醫師 （其他醫事專業人員輔助）
身體結構	s	
活動和參與	d	社工師 （其他醫事專業人員輔助）
環境因素	e	

8. 臺灣身心障礙鑑定及需求評估新制於 2012 年 7 月 11 日起將以 ICF 做為評估方式，改為 ICF 之八大系統。
   (1) 第一類：神經系統構造及精神、心智功能。
   (2) 第二類：**眼、耳及相關構造與感官功能及疼痛**。
   (3) 第三類：涉及聲音與言語構造及其功能。
   (4) 第四類：循環、造血、免疫與呼吸系統構造及其功能。
   (5) 第五類：消化、新陳代謝與內分泌系統相關構造及其功能。

(6) 第六類：泌尿與生殖系統相關構造及其功能。
(7) 第七類：神經、肌肉、骨骼之移動相關構造及其功能。
(8) 第八類：皮膚與相關構造及其功能。

9. ICF 分類編碼原則（圖 5-5）。

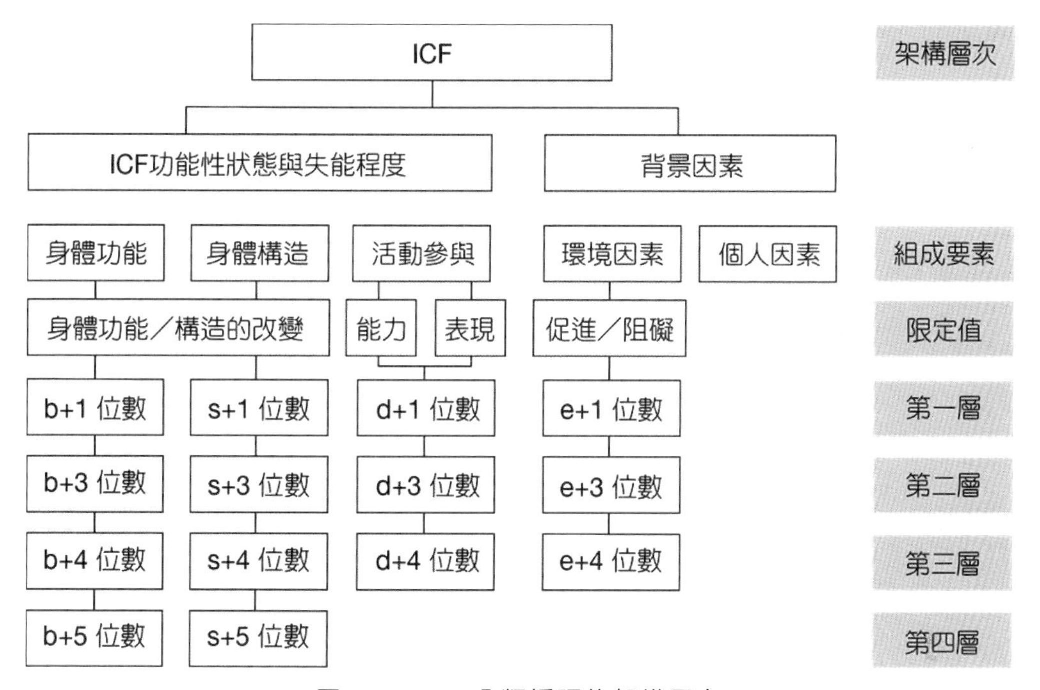

圖 5-5　ICF 分類編碼的架構層次

10. 在 ICF 分類系統的組成要素之下，可再分為 4 層分類：以第 2 層分類的一組 3~18 個編碼，通常足夠描述一個人的健康狀態。第 3 層分類多用於調查統計及評估健康結果；而最詳細的第 4 層分類是用於專業服務（如復健結果、老人病學等）。下列以身體功能（b 碼）為例：

編碼	身體功能	分類
b2	感官功能與疼痛	第一層分類
b210	視覺功能	第二層分類
b2102	視力品質	第三層分類
b21022	對比敏感度	第四層分類

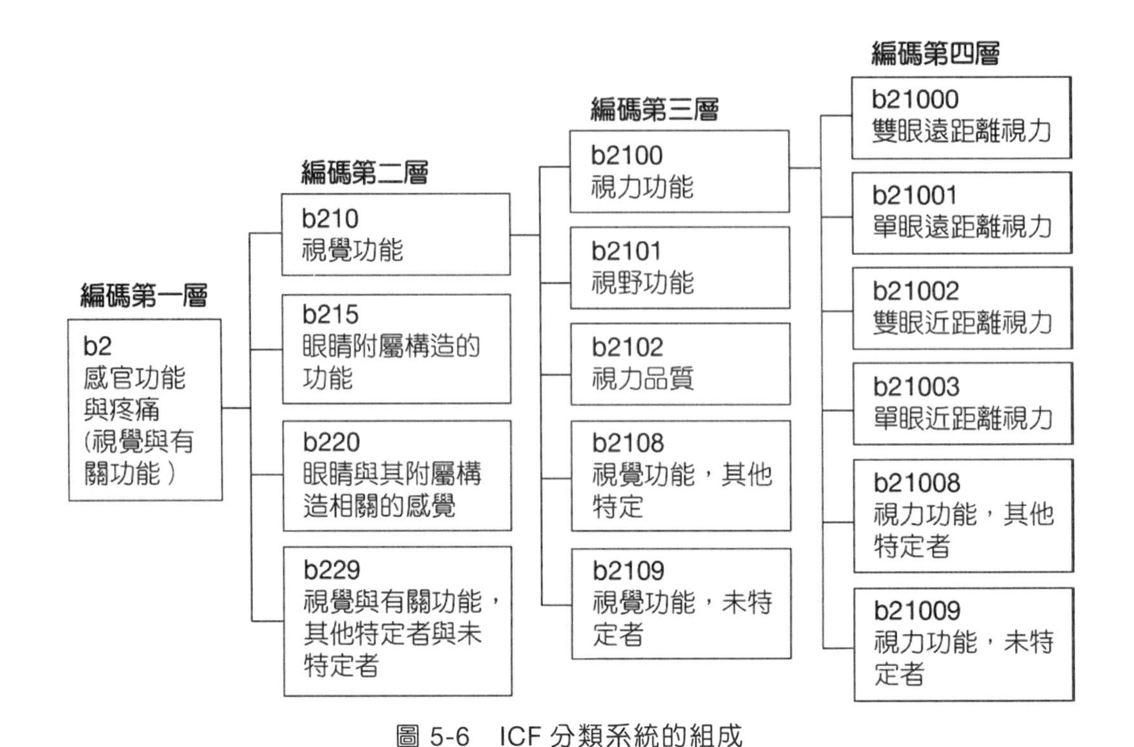

圖 5-6　ICF 分類系統的組成

10. **身體功能的限定值**與出現比率以及對問題對日常生活的影響（表 5-4）。

表 5-4　身體功能的分類等級與對日常生活的影響

等級	問題程度	問題出現比率	問題對日常生活的影響
0	完全沒問題	0~4%	問題出現的頻率低於 5%的時間
1	有輕微問題	5~24%	在 30 天之內問題出現的頻率低於 25%時間，且該程度是當事者能忍受的情況
2	有中度問題	25~49%	在 30 天之內問題出現的頻率低於 50%時間，且該程度偶爾干擾當事者日常生活
3	有嚴重問題	50~95%	在 30 天之內問題出現的頻率高於 50%時間，且該程度經常干擾當事者日常生活
4	完全有問題	96~100%	在 30 天之內問題出現的頻率高於 95%時間，且該程度完全干擾當事者日常生活

身體功能為例：b21000.3 雙眼遠距離視力

→ 嚴重損傷（損傷程度）

b2100.2 視力功能

→ 中度損傷（損傷程度）

11. **身體構造限定值**依損傷程度、性質及位置做區分（表 5-5）。

表 5-5　身體構造限定值的分類

第一級限定值	第二級限定值	第三級限定值
損傷程度	損傷性質	損傷位置
0 無損傷	0 無構造改變	0 多於一個區域
1 輕度損傷	1 全部損失	1 右邊
2 中度損傷	2 部分缺損	2 左邊
3 重度損傷	3 增生或增加部分	3 雙邊
4 完全損傷	4 異常尺寸	4 前面
8 不特定	5 斷裂	5 後面
9 不適用	6 異常姿勢	6 近端
	7 值性結構改變、包含液體堆積	7 遠端
		8 不特定
		9 不適用

身體構造為例：

S2202.2 2 2 虹膜

→ 中度損傷（損傷程度）

→ 部分缺損（損傷性質）

→ 左邊（損傷位置）

S2203.2 2 1 視網膜

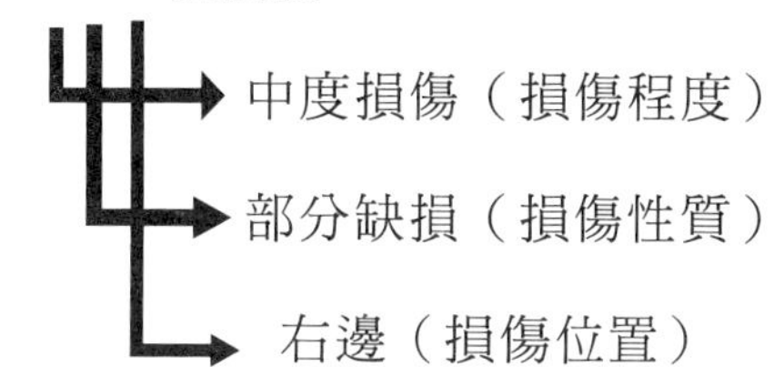

12. 障礙等級**對活動參與**和限定值（表 5-6）。

表 5-6　障礙等級對活動參與和限定值

等級	問題程度	內容
0	無問題	沒有損傷的問題
1	輕微問題	在 30 天之內問題出現的頻率低於 25%的時間，且該程度是當事者能忍受的情況
2	中度問題	在 30 天之內問題出現的頻率低於 50%時間，且該程度偶爾干擾當事者日常生活
3	嚴重問題	在 30 天之內問題出現的頻率高於 50%的時間，且該程度經常干擾當事者日常生活
4	完全有問題	在 30 天之內問題出現的頻率高於 95%的時間，且該程度完全干擾當事者日常生活
8	不特定	意指沒有足夠資訊可具體說明困難程度
9	不適用	意指該情況並不適用於特定編碼

活動參與舉例：

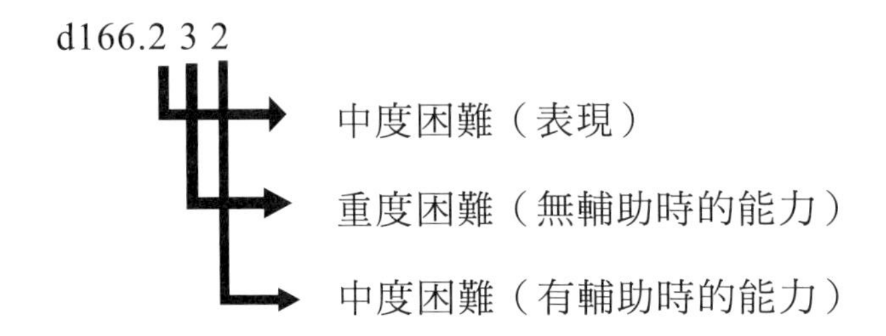

13. 障礙等級對**環境因素**的限定值（表 5-7）。

表 5-7　障礙等級對環境因素限定值

編碼後放「點號」為阻礙	編碼後放「加號」為促進
xxx. 0 沒有阻礙	xxx+ 0 沒有促進
xxx. 1 輕度阻礙	xxx+ 1 輕度促進
xxx. 2 中度阻礙	xxx+ 2 中度促進
xxx. 3 重度阻礙	xxx+ 3 重度促進

表 5-7 障礙等級對環境因素限定值（續）

編碼後放「點號」為阻礙	編碼後放「加號」為促進
xxx. 4 完全阻礙	xxx+ 4 完全促進
xxx. 8 不特定阻礙	xxx+ 8 不特定促進
xxx. 9 不適用	xxx+ 9 不適用

環境因素為例：

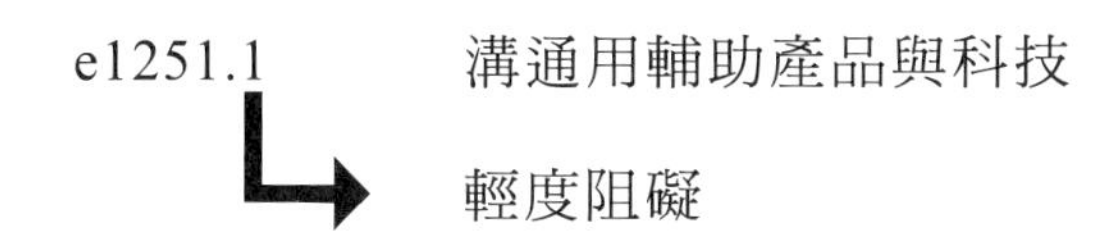

14. ICF 視覺功能及相關損傷（表 5-8）。

表 5-8 ICF 視覺功能項目分類與相關功能損傷

ICF 視覺功能項目				相關功能損傷
b210	視功能	視力	–	近視、遠視、散光、偏盲
		視野	–	中央與周邊視野盲點、隧道視野
		視覺技巧	視覺品質	夜盲症、恐光症
			色覺	色盲
			對比敏感度(CSF)	CSF 下降、眩光
			立體視覺	深度覺
			視覺圖像品質	物體扭曲變形、眼前出現亮點或閃光、飛蚊症
			其他視覺品質	視覺記憶下降、閱讀障礙等
		其他特定與非特定的視覺感覺		–
b215	眼睛相鄰構造功能	眼睛內部與外部肌肉功能、眼瞼功能、淚腺功能		眼球震顫、乾眼症、眼瞼下垂
b220	眼睛和相鄰構造感覺	眼睛疲勞、乾燥、刺痛等相關感覺		異物感、眼睛疲勞、灼熱感、刺痛感
b229	視覺和特定與非特定感覺			

15. 臺灣身心障礙之分類：依據身心障礙者權益保障法第五條，本法所稱身障礙者，指下列各款身體系統構造或助能，有傷或不全導致顯著偏離或喪失，影

響其活動與參與社會生活。經醫事、社會工作、特殊教育與職業輔導評等相關專業人員組成之專業團隊鑑定及評估，領有身心障礙證明者。

(1) 神經系統構造及精神、心智功能。

(2) 眼、耳及相關構造與感官功能及疼痛。

(3) 涉及聲音與言語構造及其功能。

(4) 循環、造血、免疫與呼吸系統構造及其能。

(5) 消化、新陳代謝與內分泌系統相關構造及其功能。

(6) 泌尿與生殖系統相關構造及其功能。

(7) 神經、肌肉、骨骼之移動相關構造及其功能。

(8) 皮膚與相關構造及其功能。

16. 臺灣身心障礙分類之演進（圖 5-7）。

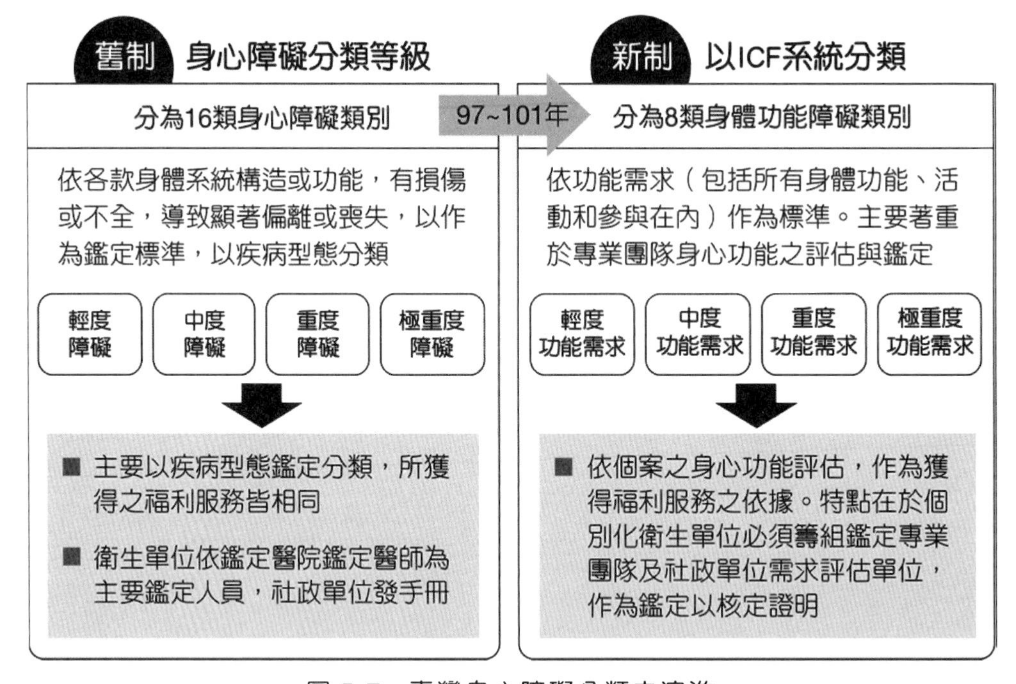

圖 5-7　臺灣身心障礙分類之演進

17. 視覺障礙者之分級與鑑定基準：

(1) 身心障礙之核定標準：視力以**矯正視力**為準，經治療而無法恢復者。

(2) 由於先天或後天原因導致視覺器官（眼球、視覺神經、視覺徑路、大腦視覺中心）之構造或機能發生部分或全部之障礙，經治療仍對外界事物無法（或甚難）作視覺之辨識而言。

18. 身心障礙等級判定原則：
   (1) 同時具有二類或二類以上不同等級之身心障礙類別時：綜合等級以較重等級為準。
   (2) 同時具有二類或二類以上相同等級之身心障礙類別時：綜合等級應升一級，以一級為限。
   (3) 同一類別中同時具有二項或二項以上不同程度之定向度時：以較重程度為準。
   (4) 同一類別中時具有二項或二項以上相同程度之定向度時：
      a. 除第二類及第七類鑑定向度同時具有上及下之最高障礙程度相等之外，其餘身心障礙類別以此障礙程度為準。
      b. 第二類身心障礙類別中，若評定鑑定向度係因不同感官功能或結構所致且最高障礙程度相同時。
      c. 等級應升一級，但以一級為限。

19. 伴隨視覺障礙的多重障礙者，稱為**視覺多重障礙**者，簡稱**視多障**者(multiple disabilities including visual impairments)。 教育部(1992)所界定之多重障礙者是指兼具二種或二種以上的障礙者並將多重障礙依主障礙分為下列五類：
   (1) 以智能不足為主之多重障礙：除了智能缺陷以外，同時含有聽覺障礙、視覺障礙、說話缺陷、癲癇、知覺異常等障礙中的一種、多種或全部。
   (2) 以視覺障礙為主之多重障礙：除了視覺障礙以外，同時含有聽覺障礙、肢體障礙、說話缺陷、情緒障礙、癲癇、知覺異常等障礙中的一種、多種或全部。
   (3) 以聽覺障礙為主之多重障礙：除了聽覺障礙以外，同時含有智能障礙、視覺障礙、肢體障礙、說話缺陷、情緒障礙、癲癇、知覺異常等障礙中的一種、多種或全部。
   (4) 以肢體障礙為主之多重障礙：除了肢體障礙以外，同時含有智能障礙、視覺障礙、聽覺障礙、說話缺陷、情緒障礙、癲癇、知覺異常等障礙中的一種、多種或全部。
   (5) 以其他某一顯著障礙為主之多重障礙。

20. 身體功能及結構障礙鑑定基準：

(1) 身心障礙類別及向度：

a. 鑑定醫師應依其專業判定決定適當之**身心礙類別**及其**向度**。

b. 另經器官移植或裝替代器材後，應依矯治後實際狀況進行重新鑑定。

(2) 適合接受身心障礙鑑定者：

a. 因創傷或罹患慢性精神、神經系統或內外科疾病，以致身體功能及構造損傷，經積極治療，仍無法矯治使其脫離顯著失能狀態。

b. 或有足夠學證據推斷將造成長期（一年以上）顯著失能者。

(3) 鑑定向度：

a. 閱讀功能及書寫功能限制，年滿八歲，且被診斷為發展性或腦傷導致者。

b. 應排除因視力、聽力、智能、動作、教育或社會文化等不利因素所導致者。

21. 身心障礙證明核發流程（圖 5-8）。

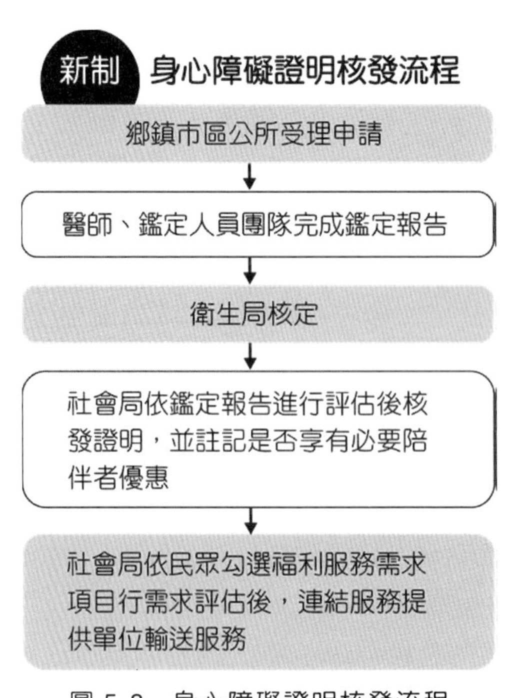

圖 5-8　身心障礙證明核發流程

22. 國內現行身心障礙鑑定與需求評估流程（圖 5-9）。

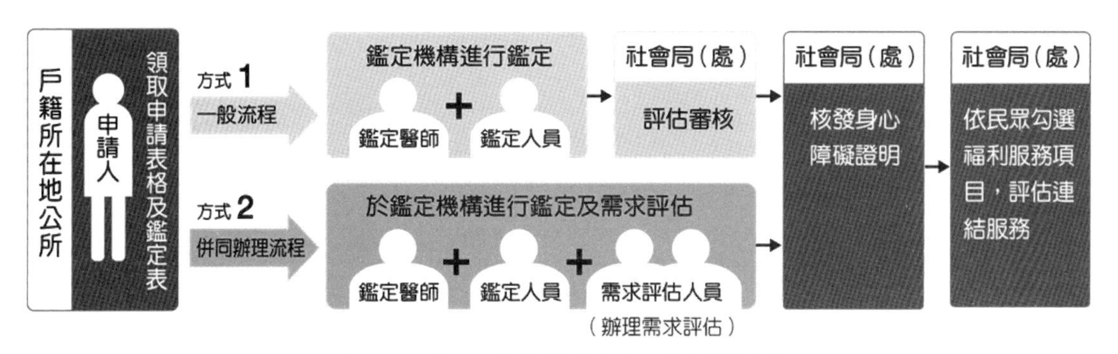

圖 5-9 身心障礙鑑定與需求評估流程

(1) 醫院在完成鑑定報告後 10 日內將鑑定報告送達申請人戶籍所在地之縣市衛生主管機關，該衛生主管機關接獲鑑定報告後，亦將在 10 日內核轉縣市社政主管機關。
(2) 主管機關應於取得核轉之鑑定報告後將主動進行必要陪伴者優惠措施復康巴士服務及行動不便資格的評估判定，作業時間以 15 個工作天為限。
(3) 從鑑定報告完成到核發身心障礙證明最長作業時間為 35 日。
(4) 身心障礙證明的申請方式分為兩種：
   a. 方式 1「一般流程」及方式 2「併同辦理流程」。
   b. 「併同辦理流程」必須配合公告指定醫院門診時間與診次，不能指定特定醫師進行鑑定。

23. 身心障礙證明手冊：
(1) 無永久有效。
(2) 最常有效期間為 5 年。
(3) 舊制為身心障礙手冊。
(4) 障礙等級分為四級：輕度／中度／重度／極重度。
(5) 以 ICD 疾病編碼。
(6) 保障隱私。
(7) 以 ICF 代號編碼，替代原始障礙敘述不貼標籤。
(8) 陪伴者優惠項目明列於後（圖 5-10）。

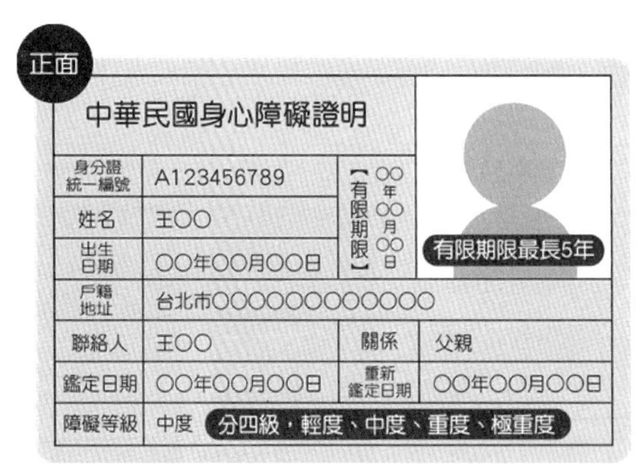

背面
戶籍遷移註記
鄉鎮市區
村里
鄰
街路門牌
遷入日期
承辦人核章
殘障類別
第8類【s810】
第2類【b210】
代表障別，保護隱私
ICD診斷
141.2, 360.4,366.16【01,08】
疾病代號保護隱私
必要陪伴者優惠措施
國內大眾運輸工具
入公民營風景區、康樂場所與文教設施
註記必要陪伴者優惠措施

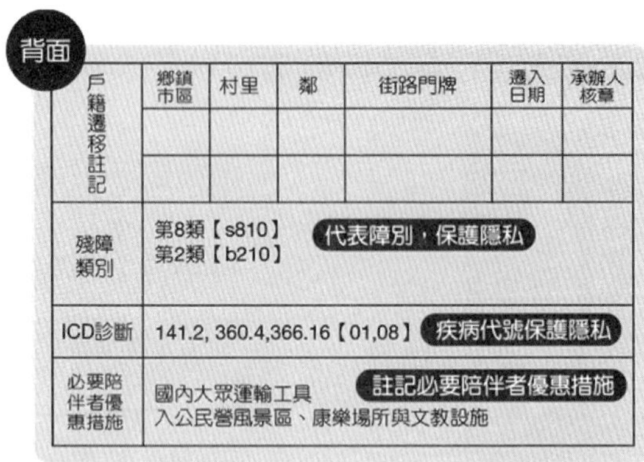

圖 5-10 身心障礙證明手冊

5-4 輔具服務資源

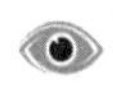

1. 視覺輔具服務資源：視覺輔具的取得，有幾個主要的管道：
   (1) 教育階段從學前（幼兒園）到國中、小，視障學生的輔具資源可向所在**縣市的教育局（處）**或所屬**特教資源中心**洽詢；高中職與大學階段以上的輔具資源則來自於**大專校院及高中職視障教育輔具中心**，教育體系輔具均為評估後免費借用。
   (2) 視障者在職場工作時，也可以經由各縣市政府**勞工相關局處**（多為勞工（動）局，少數為社會局），透過**「職務再設計」**服務改善職場工作所需，獲得視覺相關輔具及相關服務。
   (3) 若為一般生活用途者，只要領有視覺障礙手冊或證明的民眾，則可以透過**各縣市政府社會局（處）**獲得補助，其轄下設有**輔具資源中心**，可以提供視覺輔具的相關服務。

2. 輔具申請方式與流程：若要透過各縣市政府社會局（處）取得輔具，除了可以洽詢各縣市戶籍所在地公所外，也可以向**輔具資源中心**提出補助服務申請。衛福部規定的評估服務流程主要以輔具中心為窗口，而行政流程則是以公所為窗口，少數輔具資源中心也可以直接受理申請補助。分階段說明如下（圖 5-11）：
   (1) 準備階段：現階段的輔具補助申請可以至公所提出，亦可至部分縣市輔具中心申請。輔具中心會針對個人給予服務建議，協助確認需求與服務方向；需評估後補助的輔具給予評估與諮詢服務，不須評估的輔具項目則可直接至完成送件申請；未達服務資格者則提供其他資源。輔具評估依規定可由輔具中心專任或委託的甲、丁、戊類評估人員進行，也可至醫療院所接受醫師診斷，以取得診斷證明。

(2) 初審、複審階段：完整資料備齊後，公所端進行資格審核，確認個人的輔具申請情形（是否符合申請條件、欲購置的輔具是否到期、年度申請件數是否用罄、個人經濟條件如是否為低收入戶等），後將相關資料轉呈至各縣市政府社會局（處）。社會局待收齊相關評估報告後，進行行政及專業複審。

(3) 核定階段：此階段以公文告知申請人申請結果，內容則敘明是否通過申請及此次的補助項目及金額及注意事項。

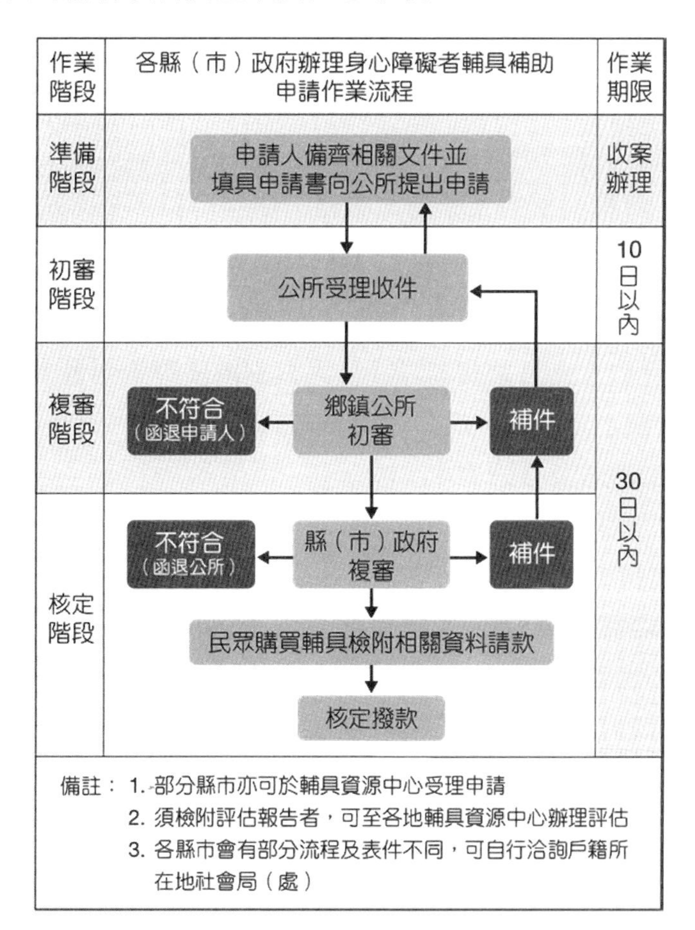

圖 5-11　輔具申請方式與流程

(4) 輔具取得：請注意自 2012 年 7 月 11 日後，輔具補助皆需經過事先申請，核定後始得購買輔具；目的希望透過需求評估協助確認所購買輔具是否符合需求，也保障障礙者能真正得到合適之輔具。因此，取得公文後再自行採購輔具，或有合適者經由輔具中心媒合二手輔具。經由購置輔具者，後續再將發票、切結書及輔具保固書等文件送至或寄至社會局（處）完成請款。

(5) 撥款補助：社會局（處）確認發票等規定文件符合後，再將補助金額匯入個人帳戶。而後續將由輔具中心協助後續使用指導及追蹤，可以讓輔具使用發揮至最大效益。

3. 各縣市輔具資源中心：全國計有中央級別及地方級別的輔具中心提供相關服務，目前中央級別提供視覺輔具服務的單位有兩個，一個是多功能輔具資源整合推廣中心、另一個為溝通與資訊輔具推廣中心，這兩個中心扮演著推廣視障輔具、培訓專業人員和支援地方輔具中心等地任務；透過輔具中心或機構轉介困難個案時提供輔具評估等服務。各縣市的輔具中心主要職責為輔具評估、諮詢、借用、維修及訓練等服務，辦理單位則依承接縣市政府的輔具委辦計畫而每年會略有不同（圖 5-12）。

4. 視覺障礙輔具評估人員：依據「身心障礙者服務人員資格訓練及管理辦法」第 14 條輔具評估人員應領有輔具評估人員訓練結業證明書，並具下列各類輔具評估人員資格之一。其中**戊類輔具評估人員**應具下列資格之一：

(1) 領有驗光師考試及格證書。

(2) 國內外大專校院視光學系畢業，並實際從事驗光工作二年以上。

(3) 曾任職於視覺功能障礙服務提供單位、醫療機構，實際從事定向行動訓練、視覺功能障礙生活技能訓練或視覺功能障礙輔具訓練服務二年以上。

(4) 曾任職於政府主辦、委託或補助辦理之特殊教育或職業重建之服務單位，實際從事視覺功能障礙服務二年以上。

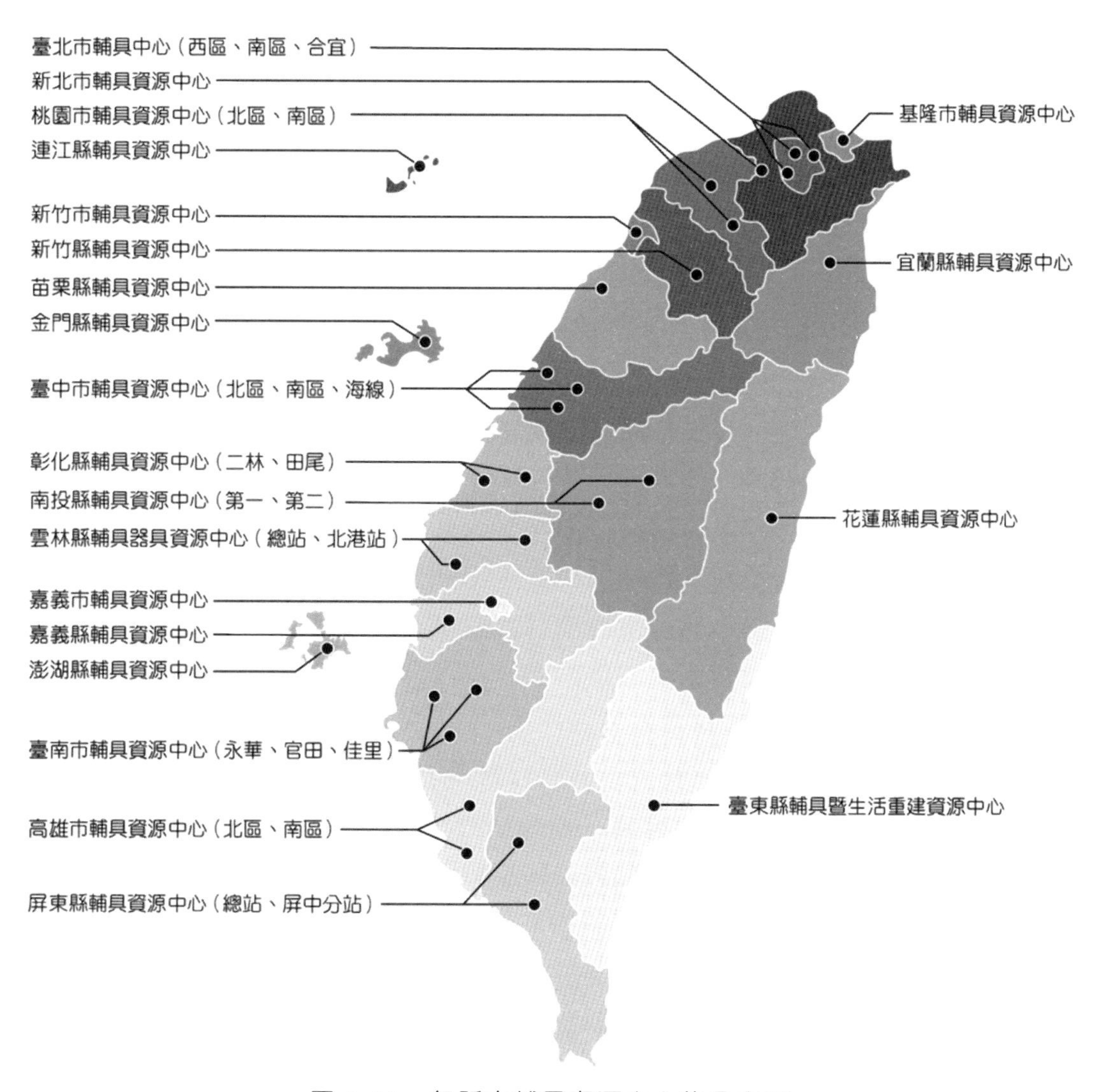

圖 5-12　各縣市輔具資源中心的分布圖

5. 國內視障輔具主要查詢之線上資源：

(1) 衛生福利部社會及家庭署「輔具資源入口網」(http://repat.sfaa.gov.tw/)。為多功能輔具資源整合推廣中心受託建置並管理之全國性輔具相關資源整合平臺。自 2007 年 10 月正式上線至今，已逾 5 億次點閱流量，並超過 3 萬份電子報訂閱量。網站係以輔具用者與專業服務人員之需求為設置出發點，涵蓋輔具相關法規、輔具服務單位、輔具補助、輔具廠商、輔具產品、輔具人才、輔具研究成果等多元豐富的輔具資訊。

(2) 衛生福利部社會及家庭署溝通與資訊輔具資源推廣中心
(https://newrepat.sfaa.gov.tw/home/repat-integration)
內政部為達成「利用各項溝通與資訊輔具，提供身心障礙者生活、就學及就業之資訊，提升並促進其生活與社會適應能力」，特委託民間機構成立此中心，整合視覺功能障礙、聽語功能障礙、資訊科技類等輔具業務，以落實身心障礙者溝通與資訊無障礙的理想。視障服務部分提供地方輔具中心的評估工具、技術及試用輔具的諮詢與支援。

(3) 教育部大專校院視障輔具及高中職視障學生教育輔具中心
(http://assist.batol.net)
教育部委託成立大專院校身心障礙學生學習輔具中心，服務對象為大專院校及高中職視障學生，輔具中心會於新學期開始時聘請專家學者與個案進行諮詢，具體建議適用的學習輔具，幫助學生快速取得輔具。其提供大專及高中職視障學生取得學習輔具、盲用電腦相關軟體（含智慧型手機）教育訓練、點字書籍製作出版。

(4) 財團法人愛盲基金會(http://www.tfb.org.tw)
基金會正式成立於 1991 年底，原隸屬臺北市政府教育局，1997 年底改制為全國性的社會福利團體，2006 年改隸於內政部，2013 年 8 月主管機關改為「衛生福利部社會及家庭署」，是國內第一個為視覺障礙朋友以及其他身障朋友，在文教、職訓與視障福利政策方面，提供全面性服務的基金會。其提供低視能評估及輔具試用、低視能輔具免費借用、盲用電腦相關軟體（含智慧型手機）教育訓練、點字書籍製作出版。

(5) 中華民國無障礙科技發展協會(http://www.twacc.org/)
協會承接勞動部勞動力發展署視障職業重建中心，協助視障者就業服務。提供有就業需求或在職中的視障者免費的輔具諮詢與借用服務、盲用電腦相關軟體（含智慧型手機）教育訓練、點字書籍製作出版。

(6) 臺北市視障者家長協會(http://www.forblind.org.tw/)
基於視障家長需自我充實、視障家庭須互相扶持的前提，於 1996 年 7 月成立「臺北市視障者家長協會」，以爭取視障者合法權益、促進視障者福利、服務視障者，使之更加適應社會生活為宗旨。針對待業及在職之視障者提供盲用電腦相關軟體（含智慧型手機）教育訓練。

6. 視障重建中心：大部分的縣市均有公（自）辦或委託辦理的視障重建中心（或方案），除了生活自理及生活輔導外、在輔具相關服務面主要提供訓練服務，多為定向行動訓練、盲用電腦教學及語音手機等教學，聘有專業老師負責訓練。由於視障重建中心的承辦單位會因各縣市規劃的視障服務方案略有所變動，有關各縣市負責的視障重建業務單位（視障重建中心），可洽各縣市政府社會局（處）。

歷屆試題

( ) 1. 有關視覺損傷患者的心理層面及復健，下列敘述何者正確？(A)視覺損傷發生的年齡與後續的失能(disability)有重要的相關性，一般而言，後天或是老年的視覺損傷較容易適應，因為他們對視覺環境比較熟悉 (B)視覺損傷患者不像一般的重大傷病的患者，會經歷幾個心理階段，包括拒絕接受，憤怒，憂鬱等 (C)通常患者在視覺損傷初期常不了解自己的病況，復健團隊需要提供正確的資訊以及溝通合理的期待以訂定復健目標 (D)復健團隊不需要提供友善、安全的環境，復健動機要靠視覺損傷患者自行覺醒 （113 專高）

解析 正確答案為(C)。視覺損傷患者會像一般的重大傷病的患者，經歷：否認(denial)、悲痛(grief)、憤怒(anger)、憂鬱(depression) 、接受(acceptance)五個心理階段。

難易度：□容易 ■適中 □困難

( ) 2. 關於低視力病人的敘述，下列何者正確？(A)導盲杖必須經由適當的訓練才能夠使用 (B)所有低視力病人皆需學習點字才能與他人溝通 (C)高亮度的環境適合所有低視力病人 (D)照顧低視力病人僅需驗光師即可，不需要多團隊合作 （113 專高）

解析 正確答案為(A)。盲（視力值未達 0.03）必須以點字為主要學習工具能與他人溝通。有些畏光類型的低視力病人需配戴濾光眼鏡或調降光線照明來改善。

難易度：■容易 □適中 □困難

( ) 3. 有一先天中樞性視覺障礙(cerebral visual impairment)低視力幼兒為其查瞳孔的光反射，最有可能的結果是：(A)異常的瞳孔反應(paradoxical pupillary response) (B)雙測遲純的瞳孔反應(bilateral sluggish reactive pupils) (C)單側相對性瞳孔傳入障礙(unilateral reactive afferent pupillary defect) (D)正常的瞳孔反應(normal pupillary response) （112 專高）

解析 正確答案為(D)。先天中樞性視覺障礙(cerebral visual impairment, CVI)是一種比較特殊的視覺障礙類型，這類視障者有正常的瞳孔反應和正常的眼部檢查，且眼球運動也很正常，因大腦的問題，無法解釋眼睛看到什麼。視覺皮質損傷者主要發生的部位在視覺傳導通路和大腦視覺處理部位發生障礙，所以他們看四周環境就像照片一樣清晰，但大腦卻無法解釋看到什麼。

難易度：□容易 ■適中 □困難

(　) 4. 有關兒童低視力概況的敘述，下列何者正確？(A)兒童低視力或致盲的病因與國家經濟發展情況無明顯相關　(B)臺灣兒童低視力常見原因為維生素 A 缺乏、麻疹眼病變　(C)兒童低視力的病因無論是先天遺傳或是後天獲得，都對兒童日後的生理及心理發生重大影響　(D)早期預防治療，對於防治兒童低視力沒有改善效果　(112 專高)

解析 正確答案為(C)。根據世衛組織調查兒童低視力或致盲的病因與國家經濟發展情況有明顯相關。臺灣兒童低視力常見原因為先天遺傳性眼病為主。早期預防與治療，對於防治兒童低視力將有顯著改善效果。
難易度：■容易 □適中 □困難

(　) 5. 有關低視力視覺損傷的定向行動(orientation and mobility)的敘述，下列何者錯誤？ (A)學習定向行動技巧，能夠幫助低視力者，在其生活環境中安全活動　(B)定向行動技能學習，無需了解和使用剩餘視力、距離以及視力輔具　(C)對無行動視覺低視力者，可使用白手杖當視覺行動技能，或作為確保安全接觸周遭環境的工具　(D)定向行動訓練需學習空間和環境概念，及使用感官接收到的信息建立、保持或重新獲得方向和行進路線　(112 專高)

解析 正確答案為(B)。視覺有障礙的低視力與盲的患者均適合學習定向行動，所謂定向行動訓練除了手杖教學外，剩餘視覺的應用在定向行動中非常重要。定向行動訓練更包含包含其他感官功能訓練，如觸覺、聽覺、運動覺、障礙覺等，來協助自己了解環境與自己的關係。
難易度：□容易 ■適中 □困難

(　) 6. 下列專業職責何者不屬於身具戊類輔具評估人員資格的驗光人員？(A)完成「輔具評估報告書」　(B)確認負責個案輔具使用教導的計畫轉銜　(C)確認建議配適的輔具有連結個案的活動及參與　(D)確認個案的輔具是向驗光師指定的廠商購買　(112 專高)

解析 正確答案為(D)。個案的輔具需向指定的廠商購買，此項非具戊類輔具評估人員資格之驗光人員的專業職責。
難易度：□容易 ■適中 □困難

(　) 7. 對於低視力病患的心理變化、家庭及照護機構關懷，下列敘述何者錯誤？(A)過度積極照護的家庭可能導致低視力患者無法成功獨立、失去自我價值及自信　(B)對低視力病患不夠了解的家庭，可能會認為低視力患者的需求只是在博取同情、或是為自己尋找藉口偷懶　(C)即使沒有良好的家庭支持系統，低視力患者仍能由朋友的支持、或是專業照護機構的支持，找回自信與獨立性　(D)照護員訪視低視力病患時，多多給予視力進步的讚美，使病患對每次訪談有更大的信心並相信視力終究會進步　(111 專高)

解析 正確答案為(D)。眼部疾病導致視力缺損，經治療後通常是不可逆的，因此照護員訪視低視力病患時不宜讓患者對視覺功能的復健（恢復正常）存有不實際的幻想。

難易度：□容易 ■適中 □困難

(　) 8. 有關兒童低視力復健的敘述，下列何者錯誤？(A)兒童低視力復健的進行，需要跨領域的團隊合作，如職能治療師、心理師、復健師、定向行動訓練師等 (B)透過復健，大多數低視力兒童的視力都能顯著提高 (C)低視力兒童常意識不到自己有視覺障礙，甚至家長也不一定察覺患童視力低下 (D)低視力兒童易於成長環境受到歧視或特殊對待，復健計畫應注意涵蓋心理活動（111 專高）

解析 正確答案為(B)。兒童產生低視力的原因主要都是先天性眼病，如先天性白內障、先天性小眼球小角膜、視網膜色素變性、白化病、先天性視神經萎縮等。因此，無法透過復健方式就能使低視力兒童的視力顯著提高。

難易度：□容易 ■適中 □困難

(　) 9. 當一位病人突然遭逢視力喪失，其心轉變的順序，何者正確？1.否認(denial) 2.悲痛(grief) 3.憤怒(anger) 4.憂鬱(depression) 5.接受(acceptance)。(A)12345 (B)31245 (C)51234 (D)23154（111 專高）

解析 正確答案為(A)。

突然遭逢視力喪失，其心轉變的順序：1.否認(denial) →2.悲痛(grief) →3.憤怒(anger) →4.憂鬱(depression) → 5.接受(acceptance) 。

難易度：□容易 ■適中 □困難

(　) 10. 下列何者適合轉介定向行動師進行專業的訓練？1.全盲或視力低於 0.05 的視障者 2.左或右半側視野缺損 3.偏盲 4.上視野缺損轉介使用手杖 5.對比敏感度不佳 6.立體視不佳。(A)僅 2 (B)僅 1456 (C)僅 12356 (D)123456（111 專高）

解析 正確答案為(C)。「定向行動訓練」讓視障者學習如何建構心理地圖，了解方向與方位、空間概念等能力，讓視障朋友可以隨時知道自己身在何處，所欲前往的目的地，並且能夠獨立且安全地到達目的地。因此，上視野缺損也可以轉介定向行動師進行專業的訓練。

難易度：□容易 ■適中 □困難

(　) 11. 視覺能力在定向行動中所扮演的角色，下列敘述何者正確？(A)利用視覺來閃避障礙物 (B)利用視覺來找出地面落差處（如：紅磚道與柏油路面之高度差） (C)利用視覺來找出標的物（如：桌上的課本） (D)訓練過程中，有剩餘視覺的患者在學習上是比較占優勢的 （111 專高）

解析 正確答案為(D)。「定向行動訓練」除了使用手杖教學外，更包含視覺以外其他感官功能訓練，如觸覺、聽覺、運動覺、障礙覺等。因此，有剩餘視覺的患者在學習上是比較占優勢的。
難易度：□容易 ■適中 □困難

（ ） 12. 針對低視力患者於社會心理學的變化，下列敘述何者錯誤？(A)由於視覺喪失的緣故，大多數低視力患者其他感官如味覺、嗅覺、觸覺等會補償性的增長，讓低視力患者得到適應 (B)低視力患者在人際溝通方面的受限，來自於不能讀取對方的臉部表情以及嘴型，以至於容易會錯意或錯誤理解溝通的內容 (C)對低視力患者來說，世界彷彿縮小了，原本能輕易到達的生活場景，都需要陪伴才能安心前往，甚至有些患者只願意待在家中 (D)低視力患者恐懼疾病最後導致全盲，或是被社會及家人遺棄，有較高比率發展為憂鬱傾向 （110 專高）

解析 正確答案為(A)。由於視覺喪失的緣故，大多數低視力患者其他感官如聽覺或觸覺等會逐漸補償性的增長，協助低視力患者得到適應。
難易度：■容易 □適中 □困難

（ ） 13. 以政府所提供的資源來看，一位剛升小學六年級初發病而導致視障的學生，且疾病還在確認的過程中，該名學生在社會資源的取得上，下列敘述何者錯誤？(A)經鑑輔會（鑑定及就學輔導會）評估為身心障礙學生，可取得教育相關的資源 (B)因無身心障礙證明，無法取得教育相關的資源 (C)因無身心障礙證明，無法取得社政輔具補助的相關資源 (D)若疾病尚未確認，但有性質未明的視力喪失與視野檢查明顯缺損，可申請身心障礙證明 （110 專高）

解析 正確答案為(B)。透過學校轉介至各縣市輔具資源中心所聘請的專家學者與個案面對面諮詢，可更了解個案之需求，進而更具體建議應提供何種學習輔具給個案。因此，經鑑輔會（鑑定及就學輔導會）評估為身心障礙學生，可快速取得教育學習相關的輔具資源，不需要具有身心障礙證明。
難易度：□容易 ■適中 □困難

（ ） 14. 有關青少年低視力患者輔具使用的敘述，下列何者正確？(A)青少年低視力患者常不願意使用輔具的原因來自於同儕壓力(peer acceptance) (B)同儕壓力是指真實有發生衝突的情況，而不是指一種心理感受 (C)青少年低視力患者在同儕前為了表現自己與一般青少年沒有不同，因此願意使用輔具，私下時使用意願則不高 (D)針對青少年低視力患者的輔具選擇，因青少年要面對就業

及融入社會，應該要考量最有視力幫助效益的選擇，而不該考量美觀性（109 專高）

解析 正確答案為(A)。根據研究統計「同儕壓力」是青少年低視力患者不願意使用輔具的主要原因。

難易度：■容易 □適中 □困難

(　) 15. 目前臺灣輔具資源中心評估的流程為：(1)區公所或鄉公所申請 (2)審核 (3)採購 (4)輔具評估 (5)核銷。(A)(1)(4)(2)(3)(5) (B)(1)(2)(4)(3)(5) (C)(4)(2)(3)(1)(5) (D)(2)(1)(4)(3)(5)（109 專高）

解析 正確答案為(A)。輔具評估的流程為：區公所或鄉公所申請→輔具評估→審核→採購→核銷。

難易度：□容易 ■適中 □困難

(　) 16. 有關低視能者的敘述，下列何者正確？(A)低視能者由於尚有視力，並不符合領取白手杖的資格 (B)常用的光學輔具有放大鏡、望遠鏡、濾光眼鏡等，可於適當時間與地點選取使用 (C)低視能者加上聽損及肢體平衡不良，屬多重障礙身分，若符合居家照顧資格者，不可獨自外出 (D)臺灣法律已針對低視能者實施領有視障證明時即吊銷駕照的規定（109 專高）

解析 正確答案為(B)。常用的光學輔具有放大鏡、望遠鏡、濾光眼鏡等等，可依低視力者使用的目的與需求於適當時間與地點選取使用。

難易度：■容易 □適中 □困難

(　) 17. 一位 22 歲正在就讀私立大學研究所的低視能者，當他需要使用擴視機作為閱讀之用時，可透過哪一個資源獲得實物或經費的支援？(1)各縣市生活重建中心 (2)大專校院及高中職視障學生教育輔具中心 (3)各縣市輔具資源中心 (4)長期照顧管理中心 (5)各縣市勞工局或勞動處。(A)(1)(4) (B)(1)(3) (C)(2)(3) (D)(4)(5)（109 專高）

解析 正確答案為(C)。低視力者若具有學生身分可以至各大專校院及高中職視障學生教育輔具中心或是各縣市輔具資源中心尋求實物或經費的支援。

難易度：□容易 ■適中 □困難

(　) 18. 對於視覺損傷的低視力患者，下列何者還不是正式行動技能的學習？(A)他人導引的技能 (B)自我保護的技能 (C)白手杖使用的技能 (D)電子行動輔具的技能（109 特師二）

解析 正確答案為(D)。常見的電子行動輔具是以聲納或超音波的方式讓使用者了解環境障礙、物體偵測及距離探測，對於視覺損傷的低視力患者，這部分還不是迫切需求的行動技能輔具。

難易度：■容易 □適中 □困難

( ) 19. 下列行動定向系統種類中，目前哪一種系統是盲者或低視力患者，仍未能普及使用的一種方式？ (A)電子行動定向輔具系統 (B)白手杖行動定向系統 (C)導盲犬行動定向系統 (D)人導引定向行動系統 （109 特師二）

解析 正確答案為(A)。電子定向行動輔具多從國外進口，除價格昂貴之外也未必符合視障者需要，故仍未能普及使用。

難易度：■容易 □適中 □困難

( ) 20. 有關視覺皮質損傷患者的行為特徵，下列敘述何者錯誤？(A)視力值無法精準的被量測，可能每次量測的結果有很大的差異 (B)用眼傾向注視遠方目標多過於近方目標 (C)依賴視覺之學習活動會使他們容易很累 (D)坐在移動中的車內比較容易看到東西 （109 特師）

解析 正確答案為(B)。視覺皮質損傷(CVI)定義為在前視覺傳導路線（指角膜到視網膜）沒有受到傷害或其他眼疾的情況下，視交叉神經通道(retro-chiasmatic visual pathways)受損或功能不健全所造成的視覺功能障礙(Swaminathan, 2011)，CVI 患者的行為特徵：

(1) 顏色偏好：固定喜歡某種顏色，研究顯示 55%為紅色、34%為黃色、11%為綠、粉紅、藍色。

(2) 移動的物體較能引起視覺注意：CVI 患者對於固定不動的物品較少有反應，他們對於移動的物品表現出反應，特別是有閃光或反光的移動物品。

(3) 視覺延宕：CVI 患者在發現物品後，作出反應的時間會比我們想像的時間還要久。

(4) 視野偏好：CVI 患者在視野上有其喜愛的方位，大部分會喜愛周邊視野。

(5) 在視覺環境複雜的情形下，辨識有困難：CVI 患者喜歡簡單的顏色、排列、背景等，對於複雜的視覺排列有其辨識上的困難。

難易度：□容易 □適中 ■困難

( ) 21. 所有政府提供輔具服務的專業人員當中，需要進修戊類人員課程並取得戊類人員資格的單位為：(A)生活重建中心 (B)特教中心 (C)輔具中心 (D)職務再設計中心 （109 特師）

解析 正確答案為(C)。依據「身心障礙者服務人員資格訓練及管理辦法」第 14 條輔具評估人員應領有輔具評估人員訓練結業證明書，其中戊類輔具評估人員應具下列資格之一：

(1) 領有驗光師考試及格證書。

(2) 曾任職於視覺功能障礙服務提供單位、醫療機構，實際從事定向行動訓練、視覺功能障礙生活技能訓練或視覺功能障礙輔具訓練服務二年以上。

(3) 曾任職於政府主辦、委託或補助辦理之特殊教育或職業重建之服務單位，實際從事視覺功能障礙服務二年以上。

輔具評估依規定可由輔具中心專任或委託的戊類評估人員進行專業評估。

難易度：■容易 □適中 □困難

( ) 22. 小明是滿 18 歲的低視力全職大學生，其所能獲得的輔具資源有下列何者？(1)各縣市特教中心 (2)各縣市輔具資源中心 (3)高中職及大專院校輔具中心 (4)職務再設計中心 (5)各縣市生活重建中心。(A)(1)(2)(5) (B)(1)(3)(4) (C)(2)(3)(4) (D)(2)(3)(5) （109 特師）

解析 正確答案為(D)。具大專學生身分的低視力患者能獲得的輔具資源單位有：

(1) 各縣市輔具資源中心：透過輔具中心所聘請的專家學者與個案面對面諮詢，可更了解個案之需求，進而更具體建議應提供何種學習輔具給個案。

(2) 高中職及大專院校輔具中心：快速提供身心障礙學生必要之教育輔助器材。

(3) 各縣市生活重建中心：培養自我照顧及居家生活能力，進行定向行動訓練及資訊溝通訓練，辦理資訊溝通（盲用電腦、低視能軟體訓練等）訓練服務。

難易度：□容易 ■適中 □困難

( ) 23. 有關低視力者心理復健議題，下列何者正確？(1)教育及社經背景較高的低視力者，其心理健康能持較正向的態度 (2)對視力恢復抱持大量幻想的低視力者，較容易達到滿意的復健目標 (3)視力退化後的持續變動往往是造成恐懼的原因 (4)視覺障礙本身並不會直接造成憂鬱，而是其所導致的日常生活能力喪失引起。(A)(3)(4) (B)(1)(4) (C)(2)(4) (D)(1)(3) （109 特師）

解析 正確答案為(A)。教育及社經背景較高的低視力者，其心理健康不一定能持較正向的態度，對視力恢復抱持大量幻想的低視力者，比較不務實因此不容易達到滿意的復健目標。

難易度：□容易 ■適中 □困難

(　) 24. 有關對定向行動的定義敘述，下列何者正確？(A)定向行動是指教導患者學習使用手杖行動的能力 (B)視覺功能在定向行動中的角色相對不是那麼重要 (C)定向行動是指教導引導者使用人導法引領視障者的技巧 (D)使用望遠鏡不包含在定向行動的教學內容之中 (109 特師)

解析 正確答案為(A)。定向行動的定義：所謂定向(orientation)是運用各種感官能力，了解及掌握處於環境中的位置。而行動(mobility)則是移動的能力。定向行動能力訓練服務：包含 11 種感官知覺開發及運用訓練、資訊搜尋能力訓練、室內外人導法、手杖技能訓練等。

難易度：□容易 ■適中 □困難

(　) 25. 某兒童的視覺路徑前段（眼至外側膝狀體 lateral geniculate nucleus）未見損傷，然有明顯的視覺引導功能受損，你受命觀察該兒童視覺行為並記錄，下列各項觀察何者與兒童或有感知運動視物(perception of moving target)的障礙最可能有關？(A)兒童常被地上的玩具絆倒 (B)與家中小狗玩你丟我撿時常被跑回眼前的小狗嚇一跳 (C)無法在班級團體照中找出自己的朋友 (D)和父母散步同時聊天時，容易撞到明顯的障礙物 (108 專高)

解析 正確答案為(B)。感知運動視物(perception of moving target)障礙者容易對眼前移動中的物體無法正確分辨其方位與型態。

難易度：□容易 □適中 ■困難

(　) 26. 人導法是常使用於引導視障者的方式，下列哪一種引導模式不妥當？(A)引導時，引導人應該距離視障者約半步走在前方 (B)引導視障者入座時，引導人應將視障者的手引導至椅背上，他即可自行檢查入座 (C)引導人宜扣住視障者的手肘，與其相鄰，以輕推方式引導 (D)上下樓梯或路面變化時，宜先停頓，輔以口頭提示再行動 (108 專高)

解析 正確答案為(C)。覺障礙者若需要協助時，會以手背輕觸你的手背，然後將手輕扣在你的手肘部位，接受你的引導。引導視覺障礙者應約略在前方保持半步至一步距離，並讓視障者走在引導者右後方。

難易度：□容易 ■適中 □困難

(　) 27. 低視力患者領取身心障礙證明後，可直接申請哪些福利與服務而不需要再經過評估？(1)輔具 (2)社會保險自付額減免 (3)長期照護服務 (4)生活補助 (5)購屋貸款利息補貼 (6)必要陪伴者優惠 (7)日間、住宿式照顧服務及費用補助。(A)(1)(2)(3)(4)(5)(6)(7) (B)僅(2)(4)(5)(6) (C)僅(1)(2)(4)(5)(6) (D)僅(2)(3)(4)(5)(6)(7) (108 專高)

解析 正確答案為(B)。低視力患者申請輔具時需要再進行評估。

難易度：□容易 ■適中 □困難

(　) 28. 若未合併其他眼睛疾病，下列何者不是視覺皮質損傷患者的特質？(A)眼球震顫　(B)手眼協調有問題　(C)複雜背景辨識困難　(D)視覺延宕　(108 特師)

解析 正確答案為(A)。視覺皮質損傷(CVI)患者的特質：(1)顏色偏好；(2)移動的物體較能引起視覺注意；(3)視覺延宕；(4)視野偏好；(5)在視覺環境複雜的情形下，辨識有困難；(6)手眼協調有問題

難易度：□容易 □適中■困難

(　) 29. 低視力患者吳先生是 40 歲某科技公司員工，他所能獲得的輔具資源有？(1)各縣市特教中心 (2)各縣市輔具資源中心 (3)高中職及大專院校輔具中心 (4)職務再設計中心 (5)各縣市生活重建中心。(A)(1)(4)(5)　(B)(2)(3)(5)　(C)(2)(4)(5)　(D)(2)(3)(4)　(108 特師)

解析 正確答案為(C)。低視力患者若已非在學學生之身分，則無法尋求各縣市特教中心與高中職及大專院校輔具中心的輔具資源協助。

難易度：□容易 ■適中 □困難

(　) 30. 有關視障者定向行動之敘述，下列何者較為合適？(A)剩餘視覺會干擾定向行動技能的學習　(B)剩餘視覺的應用在定向行動中非常重要　(C)任何剩餘視覺的持杖法都是一樣的　(D)只有全盲（優眼視力未達 0.05）的人適合學習定向行動　(108 特師)

解析 正確答案為(B)。視覺有障礙的低視力與盲的患者均適合學習定向行動，所謂定向行動訓練除了手杖教學外，剩餘視覺的應用在定向行動中非常重要。定向行動訓練更包含包含其他感官功能訓練，如觸覺、聽覺、運動覺、障礙覺等，來協助自己了解環境與自己的關係。

難易度：□容易 ■適中 □困難

(　) 31. 臨床上，低視力病患在申請各項輔具時，大抵會依下列哪一種順序來考量：(1)視覺類輔具 (2)觸覺類輔具 (3)聽覺類輔具。(A)(1)→(2)→(3)　(B)(3)→(1)→(2)　(C)(1)→(3)→(2)　(D)(3)→(2)→(1)　(107 專高)

解析 正確答案為(C)。視障者可以申請補助的輔具項目共 28 項。主要分布在：「個人行動輔具」、「溝通及資訊輔具—視覺相關輔具」、「身體及生化試驗設備及材料」、「個人照顧及保護輔具」與「矯具及義具」這幾大類中。低視力病患在申請各項輔具時，大抵會依：視覺類輔具、聽覺類輔具及觸覺類輔具的順序來考量。

難易度：■容易 □適中 □困難

(　) 32. 中途因疾病或意外導致視覺功能缺損的病患，驗光師對病患未來工作的態度，下列敘述何者較為合適？(A)以協助換工作並提供新工作環境所需的視覺輔具協助為第一目標　(B)以協助病患回到原來的工作崗位為優先目標　(C)應

暫緩工作，立即轉介社會局進行補助津貼的申請 (D)應轉介病患學習按摩的課程 （107 專高）

解析 正確答案為(B)。驗光師可以結合勞動部之職務再設計方案，讓視覺功能缺損的工作者，能夠適才而用，重新規劃原來工作崗位的工作流程、重新設計工作環境、提供科技輔具等，讓視障者能夠發揮本身潛能與潛質，並以回到原來的工作崗位為優先目標。

難易度：☐容易 ■適中 ☐困難

( ) 33. 對低視力學生的輔具安排，下列敘述何者正確？

甲生：右眼矯正後視力 0.01，左眼矯正後視力 0.3，視野正常

乙生：左右眼矯正後視力 1.2，中央視野小於 20 度

丙生：左右眼矯正後視力 0.03，視野正常

丁生：左右眼雖被定義全盲，仍可在 5 cm~10 cm 處勉強數手指

(A)甲生可以使用望遠鏡做黑板抄寫，並用放大鏡看課本的文字 (B)乙生無輔具可以使用，需訓練其視物的技巧 (C)丙生與丁生均需以點字代替以眼睛閱讀的方式 (D)丙生視力太差，要減少使用眼睛的頻率 （107 專高）

解析 正確答案為(A)。

乙生：左右眼矯正後視力 1.2，中央視野小於 20 度，建議可以採用反轉望遠鏡的輔具來改善。

丙生：左右眼矯正後視力 0.03，視野正常，建議可以採用倍率較高的望遠鏡做黑板抄寫，及高倍率的放大鏡看課本的文字。

丁生：左右眼雖被定義全盲，仍可在 5 cm~10 cm 處勉強數手指，建議可以採用以點字代替以眼睛閱讀的方式。

難易度：☐容易 ■適中 ☐困難

( ) 34. 小華是 8 歲的低視力小學生，他所能獲得的輔具資源有？(1)各縣市特教中心 (2)各縣市輔具資源中心(3)高中職及大專校院輔具中心 (4)職務再設計中心 (5)各縣市生活重建中心。(A)(1)(2) (B)(2)(3) (C)(1)(5) (D)(4)(5) （107 特師）

解析 正確答案為(A)。低視力的小學生可以由各縣市特教中心與各縣市輔具資源中心獲得輔具的資源。

難易度：☐容易 ■適中 ☐困難

( ) 35. 針對視障者手杖的敘述，下列何者正確？(A)手杖長度以到患者胸口為主，長度可略減 3~5 cm 以方便收納 (B)手杖使用以杖身全白設計為主，國際通用不可改變 (C)手杖具有探索、保護及身分識別等作用 (D)如果有導盲犬的帶領，為避免影響導盲犬的行徑，手杖則可暫時不用 （107 特師）

解析 正確答案為(C)。視障者持「白手杖」行動時，具有探測、辨識、防護等三項功能。手杖在於協助視障者，利用非身體直接接觸的方式，感知前方週遭的路況，因為運用手腳能夠伸+展的範圍有限，且利用肢體去接觸週遭環境有潛在的危險性，藉由手杖可加長感知距離且不會使身體受傷。由於要與其他物體及地面敲擊接觸，手杖必需有一定的剛性，一般常見的是以金屬為材質，外觀為白色以增加能見度，且為了能便於攜帶，通常也都做成可折疊的型式。

難易度：■容易 □適中 □困難

(　) 36. 目前臺灣低視力照護的服務敘述，何者正確？(A)提供低視力照護服務的專業人員只以醫事人員為主　(B)政府提供的低視力照護服務只以各縣市的輔具中心為主　(C)專業的醫事人員是低視力照護的起點，在初步處理後即不屬醫事人員的服務範疇　(D)低視力照護服務在各種專業的合作下，依個案的主訴需求為主　(107特師)

解析 正確答案為(D)。低視力照護服務的專業人員涵蓋眼科醫療、視（驗）光、輔具、社會福利資源等各領域的專業人員，以低視力朋友為中心，協助提升其生活品質為目標，並提供連續且完整的服務。

難易度：□容易 ■適中 □困難

(　) 37. 有關視皮質損傷患者之典型視覺行為特徵，以下何者錯誤？(A)多數患者對特定顏色有所偏好，尤其是紅、綠兩種顏色　(B)移動物品能引起視覺注意　(C)觸摸額頭或有視覺威脅下，會延遲甚至沒有眨眼保護反應　(D)凝視光源或無目的的凝視　(106特師)

解析 正確答案為(A)。視皮質損傷(CVI)患者的行為特徵中，他們固定喜歡某種顏色，研究顯示55%為紅色、34%為黃色、11%為綠、粉紅、藍色。

難易度：□容易 ■適中 □困難

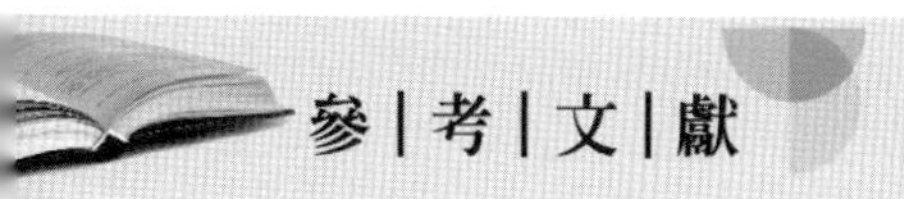

參｜考｜文｜獻

1. 亢曉麗(2016)．*低視力與視覺輔具技術*．新文京。
2. 王怡婷等人(2015)．*視覺輔具評估工作手冊*．衛生福利部社會及家庭署。
3. 楊熾康等人(2015)．*溝通輔具服務工作手冊*．衛生福利部社會及家庭署。
4. 許明木等人(2017)．*低視力學*．五南圖書。
5. 阿曼達、霍路克、林弘娟(2012)．*功能性視覺：實務工作者評估與介入指南*．愛盲基金會。
6. 築島謙次、林弘娟(2012)．*低視能照護：以認識視覺障礙與提升照護品質為目標*．財團法人愛盲基金會。
7. 萬明美(2015)．*視障教育*．五南圖書。
8. 李英琪(2012)．*更好的改變、還是更多的限制？國際健康功能與身心障礙分類系統(ICF)概念與應用*．財團法人愛盲基金會。
9. Macnaughton, J. (2005). Low Vision Assessment, Elsevier Butterworth Heinemann.
10. Jackson, A. J., & Wolffsohn, J. S. (2007). Low vision manual , Elsevier Butterworth Heinemann.
11. Corn, A. L. & Erin, J. N. (2010). *Foundations of Low Vision：Clinical and Functional Perspectives*. AFB Press.
12. Manduchi, R. & Kurniawan, S. (2013). *Assistive technology for blindness and low vision*. CRC Press.
13. Lueck, A. H. (2004). *Functional vision: A Practitioner's guide to evaluation and intervention*. AFB press.
14. World Health Organisation (1973). *The prevention of blindness. Report of a WHO study group. WHO Technical Report Services 518*. WHO.
15. World Health Organisation (1979). *Guidelines for programmes for the prevention of blindness*. WHO.

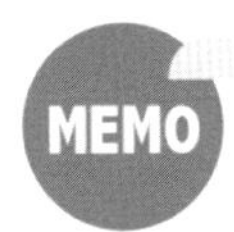
MEMO

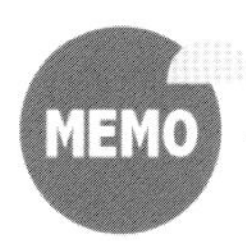
MEMO

國家圖書館出版品預行編目資料

全方位驗光人員應考祕笈:低視力學/卓達雄編著. --
三版. -- 新北市 : 新文京開發出版股份有限公司,
2024.11
面； 公分

ISBN 978-626-392-077-4（平裝）

1.CST：視力問題 2.CST：眼部疾病

416.701 113015727

2025 全方位驗光人員應考祕笈：
低視力學
（書號：B446e3）

編 著 者	卓達雄
出 版 者	新文京開發出版股份有限公司
地 址	新北市中和區中山路二段 362 號 9 樓
電 話	(02) 2244-8188（代表號）
F A X	(02) 2244-8189
郵 撥	1958730-2
初 版	西元 2023 年 03 月 20 日
二 版	西元 2023 年 09 月 10 日
三 版	西元 2024 年 11 月 20 日

建議售價：420 元

法律顧問：蕭雄淋律師

ISBN 978-626-392-077-4

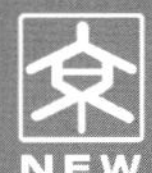

NEW WCDP
新文京開發出版股份有限公司
新世紀・新視野・新文京 — 精選教科書・考試用書・專業參考書